中医非物质文化遗产临床经典读本

辨证奇闻

清·陈士铎 著

柳长华 柳璇 宋白杨 校注

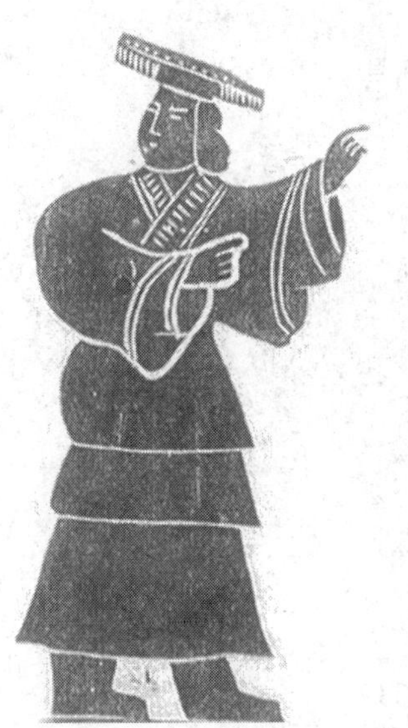

中国医药科技出版社

图书在版编目（CIP）数据

辨证奇闻／（清）陈士铎著；柳长华等校注．—北京：中国医药科技出版社，2011.1

（中医非物质文化遗产临床经典读本）

ISBN 978-7-5067-4631-1

Ⅰ.①辨… Ⅱ.①陈…②柳… Ⅲ. ①医案-中国-清前期 Ⅳ.①R249.49

中国版本图书馆CIP数据核字（2010）第097025号

版式设计 郭小平

出版 中国医药科技出版社

地址 北京市海淀区文慧园北路甲22号

邮编 100082

电话 发行：010-62227427 邮购：010-62236938

网址 www.cmstp.com

规格 710×1020mm 1/16

印张 21 1/4

字数 233千字

版次 2011年1月第1版

印次 2024年6月第3次印刷

印刷 北京印刷集团有限责任公司

经销 全国各地新华书店

书号 ISBN 978-7-5067-4631-1

定价 32.00元

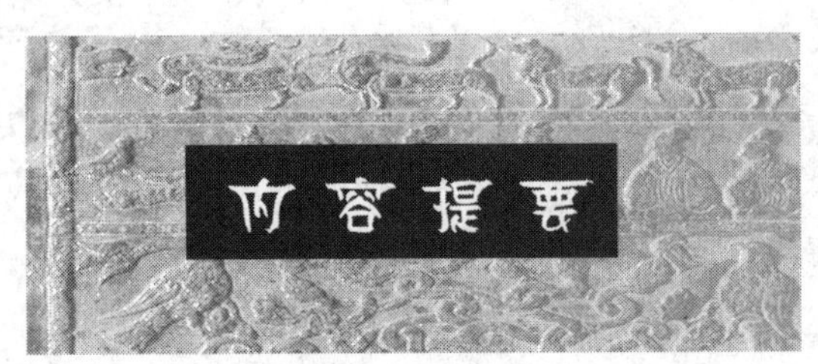

内容提要

《辨证奇闻》又名《辨证录》、《辨证冰鉴》，全书共十五卷，清·陈士铎著。陈士铎，字敬之，号远公，别号朱华子，又号莲公，自号大雅堂主人，浙江绍兴人，生卒年代约为公元1627~1707年。陈士铎是有反清思想的人，以道者自居，好游历，遍访名人，并与傅青主有密切交往，因此，在他的书中常用隐语表示与诸多人物的关系，如“吕道人岩”、“汉长沙守张机”等，读者勿以为怪。这次分别整理出版了陈士铎的《外经微言》、《本草新编》、《脉诀阐微》、《石室秘录》、《辨证玉函》、《辨证奇闻》、《辨证录》、《洞天奥旨》，是存世的陈士铎全部著作，可以系统反映陈士铎的医学思想和临证治验。

《辨证奇闻》载162证并700余则临证经验，内容涉及内、外、妇、儿、五官等证。其辨证用药多以五行生克之理立论。每证附一医案，详列病状、病因、立法和处方，详述方药作用和配伍机理，辨证用药多有独特见识，故称“奇闻”。

《辨证奇闻》与《辨证录》乃一源而二歧。一是《辨证录》较《辨证奇闻》增出近20万字，主要是附方的内容；二是《辨证录》因避讳删除了部分文字。二书有如此差异，表明今存之《辨证奇闻》乃是原本，《辨证录》应是后之增删本，读者可以相互参考。

《中医非物质文化遗产临床经典读本》

编 委 会

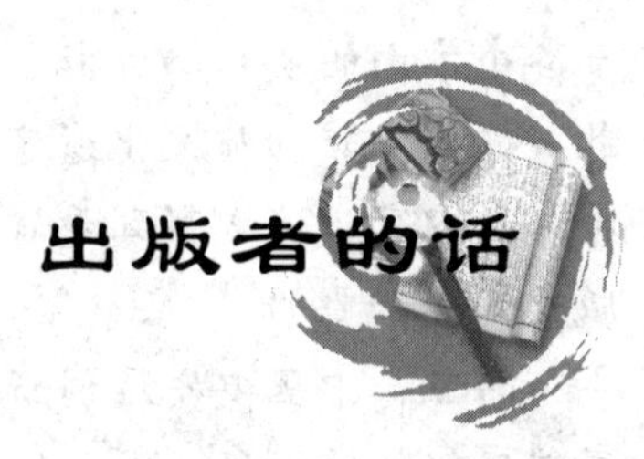

出版者的话

中华医学源远流长，博大精深。早在西汉时期，中医就具备了系统的理论与实践，这种系统性主要体现在中医学自身的完整性及其赖以存续环境的不可分割性。在《史记·扁鹊仓公列传》中就明确记载了理论指导实践的重要作用。在中医学的发展过程中，累积起来的每一类知识如医经、方剂、本草、针灸、养生等都是自成系统的。其延续与发展也必须依赖特定的社会人文、生态环境等，特殊的人文文化与生态环境正是构成中医学地域性特征的内在因素，这点突出体现在运用“天人合一”、“阴阳五行”解释生命与疾病现象。

但是，随着经济全球化趋势的加强和现代化进程的加快，我国的文化生态发生了巨大变化，中国的传统医学同许多传统文化一样，受到了严重冲击。许多传统疗法濒临消亡，大量有历史、文化价值的珍贵医药文物与文献资料由于维护、保管不善，遭到损毁或流失。同时，对传统医药知识随意滥用、过度开发、不当占有的现象时有发生，形势日益严峻。我国政府充分意识到了这种全球化对本民族文化造成的冲击，积极推动非物质文化遗产保护。2005年《国务院办公厅关于加强我国非物质文化遗产保护工作的意见》指出：“我国非物质文化遗产所蕴含的中华民族特有的精神价值、思维方式、想象力和文化意识，是维护我国文化身份和文化主权的基本依据。”

中医药是中华民族优秀传统文化的代表，是国家非物质文化遗产保护的重要内容。中医古籍是中医非物质文化遗产最主要的载体。杨牧之先生在《新中国古籍整理出版工作的回顾与展望》一文中说：“古代典籍是一个民族历史文化的重要载体，传世古籍历经劫难而卓然不灭，必定是文献典籍所蕴含精神足以自传。……我们不能将古籍整理出版事业仅仅局限于一个文化产业的位置，要将它放到继承祖国优秀文化传统、弘扬中华民族精神、建设有中国特色的社会主义的高度来认识，从中华民族的文化传统和社会主义精神文明建设的矛盾统一关系中去理解。”《保护非物质文化遗产公约》指出要“采取措施，确保非物质文化遗产的生命力，包括这种遗产各个方面的确认、立档、研究、保存、保护、宣传、承传和振兴”。因此，立足于非物质文化遗产的保护，确立和展示中医非物质文化遗产博大精深的内容，使之得到更好的保护、传承和利用，对中医古籍进行整理出版是十分必要的。

而且，中医要发展创新，增强其生命力，提高临床疗效是关键。而提高临床疗效的捷径，就是继承前人宝贵的医学理论和丰富的临床经验。在中医学中，经典之所以不朽是因其经过了千百年临床实践的证明。经典所阐述的医学原理和诊疗原则，已成为后世医学的常规和典范，也是学习和研究医学的必由门径，通过熟读经典可以启迪和拓宽治疗疾病的思路，提高临床治疗的效果。纵观古今，大凡著名的临床家，无不是在熟读古籍，继承前人理论和经验的基础上成为一代宗师的。因此，“读经典做临床”具有重要的现实意义。

意识到此种危机与责任，我社于2008年始，组织全国中医权威专家与中医文献研究的权威机构推荐论证，按照“中医非物质文化遗产”分类原则组织整理了本套丛书。本套丛书包括《中医非物质文化遗产临床经典读本》（70种）与《中医非物质文化遗产临床经典名著》（30种）两个系列，共100个品种。其所选书目精当，涵盖了大量为历代医家推崇、尊为必读的经典著作，也包括近年来越来越受关注的，对临床具有很好指导价值的近代经典作品。

本次整理突出了以下特点：①力求准确；每种医籍均由专家遴选精善底本，加以严谨校勘，为读者提供准确的原文。②服务于临床，在书目选择上重点选取了历代对临床具有重要指导价值的作品。③紧密围绕中医非物质文化遗产这一主题，选取和挖掘了很多记载中医独特疗法的作品，尽量保持原文风貌，使读者能够读到原汁原味的中医经典医籍。

期望本套丛书的出版，能够真正起到构筑基础、指导临床的作用，并为中国乃至世界，留下广泛认同，可供交流，便于查阅利用的中医经典文化。

本套丛书在整理过程中，得到了作为本书学术顾问的各位专家学者的指导和帮助，在此表示衷心的感谢。本次整理历经数年，几经修改，然疏漏之处在所难免，敬请指正。

中国医药科技出版社

2010年12月

校注说明

《辨证奇闻》后世鲜有著录，今存最早的版本是乾隆二十八年（1763 年）的刻本，内题“积善堂藏版”，前有乾隆癸未（1763 年）鹅溪欧刚晟序、同里天留客引、乾隆癸未南塘刘浩序。卷首题：山阴陈士铎远公父原本、宁乡文守江南纪氏敬述。根据欧阳晟的序，知文南纪曾亲受陈士铎之传，故称敬述。凡十五卷，花口，单鱼尾，左右双边，半页十行，行二十二字。根据天留客引中所说“惜原版浸淫，久无重刻”，知此本已不是初刻木。原版为何人所刻，已不可详考。又考今存《伤寒辨证录》年希尧刻书之序，是否为年氏所刻之本，俟后证之。因此本内容犯清讳之处甚多，后之好事者遂将此部分内容删去，引增附大量方剂，名为《辨证录》。又有道光三年（1823 年）钱松自刻本之十卷本，则又是在《辨证录》之基础上重刻者。此本后世版刻较多，流通亦较前者广。今所收《辨证奇闻》，版刻较少，后世尚有道光六年（1843 年）经元堂刻本、同治六年（1867 年）刻本等，均是在乾隆本的基础上重刻。此次整理，即以积善堂本为底本，另以《辨证录》与钱松刻本作为校本。

《辨证奇闻》与《辨证录》乃一源而二歧，凡《辨证录》所补或因避讳而删者，均不出校。底本中的脱误衍倒等问题，均据别本予以校正，并出校记说明。原书之眉批，均移于相应的正文之后，首以“批”字标示。凡缺文无从补入者，均以“□”标示。原书无标点，今采用国家颁布的《中华人民共和国国家标准标点符号用法》进行标点。

校注者

2009 年 10 月

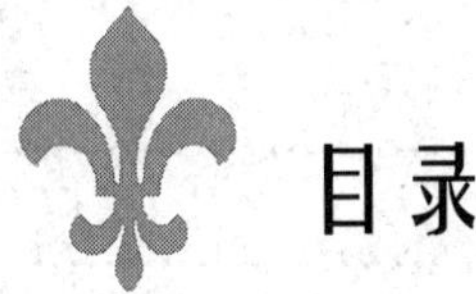

目录

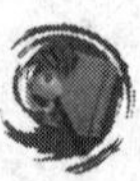

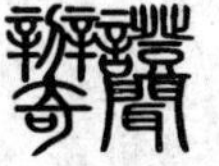

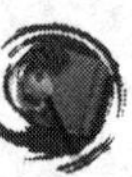

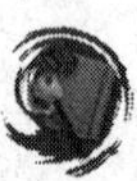

卷　一

山阴　陈士铎远公父原本
宁乡　文守江南纪氏敬述

伤　寒

一冬月伤寒，发热头痛，汗出口渴，人谓太阳证，谁知太阳已趋阳明。若徒用干葛汤治阳明，则头痛不能除；若徒用麻黄汤治太阳，则汗不能止，口渴不能解，势必变症多端。法宜正治阳明，兼治少阳。盖邪入阳明，留于太阳者，不过余邪，治太阳反伤太阳矣。故太阳不必治，宜正治阳明。盖阳明多气多血，邪足恣其凶横，如贼入通都大邑，其抢掠之势，较穷乡僻壤自不同，所得之物，足以供其跳梁。故邪入阳明，挟其腑之气血，炎氛烈焰，往往然也，岂可以轻小之剂望其解散，必须大剂凉药始可袪除其横暴。用：石膏一两，知母二钱，麦冬二两，竹叶二百片，茯苓、人参三钱，甘草、柴胡、栀子一钱。一剂头痛除，二剂身热退，汗止，口不渴。此即白虎汤变方。用石膏、知母泄阳明火邪；柴胡、栀子断少阳路径；妙在用麦冬至二两，以清补肺气，使火邪不上逼；更妙用茯苓引火下趋膀胱，从小便出，太阳余邪尽随外泄。至于人参、甘草、竹叶，取其调和藏腑，所谓攻补兼施也。

或惧前方太重，则**清肃汤**亦可，兼载以备选用。石膏五钱，麦冬一两，知母、甘草、人参、柴胡、栀子一钱，独活、半夏五分。［批］集中未注煎法者，俱系水煎服，各卷仿此。

一冬月伤寒，发热口苦，头痛，不欲饮食，腹中时痛，人谓太阳症，谁知是少阳症乎。伤寒未有不从太阳入者。由太阳入阳明，由阳明入少阳者，传经次第也。何以初入太阳，即越阳明而入少阳？人谓隔经之传，孰知不然。盖少阳乃胆经，胆属木，木最恶金，肺属金，主皮毛，风邪之来，肺金先受，肺欺胆木之虚，即移邪于少阳。故太阳往往多兼少阳同病者，此耳。然此症乃二经同感，非传经之症。治法似亦宜兼[1]二经同治，而又不然，单治少阳，太阳之病自愈。方用：柴胡二钱，白芍五钱，甘草、陈皮一钱，黄芩、神曲一钱，白术、茯苓三钱。一剂热止，二剂腹不痛，头不疼，口亦不苦。此即逍遥散之变方，何治伤寒如此之神？不知病在半表里，逍遥解散实邪，表里之邪既解，太阳膀胱之邪何能独留。况方中原有白术、茯苓三钱以利腰脐，通膀胱之气乎？余所以止加神曲、黄芩，少解胃火、和脾气，诸症所以尽除。

此用**舒经汤**亦佳。薄荷、白术二钱，白芍、茯苓五钱，甘草八分，黄芩一钱，桂枝三钱。

一冬月伤寒，发热口渴，谵语，时发厥，人谓热深厥亦深，疑厥阴症，谁知太阴症乎。夫太阴土与阳明胃相表里，表热里亦热，此胃邪移于脾经也，此症最危。盖人以脾胃为主，脾胃尽为火邪所烁，肾水有不熬干乎？宜急救脾胃。然救脾而胃火愈炽，救胃而脾土立崩，此中消息最难，然终何以救？必速救肾水之枯。玄参三两，甘菊、熟地一两，麦冬二两，芡实五钱。名**救枯丹**。用玄参以散脾胃浮游火，甘菊以消胃邪，麦冬以滋肾液，熟地以生肾水，庶几滂沱大雨自天而降，大地焦枯立时优渥，何旱魃之虑哉。又恐过于汪洋，加芡实以健土，又仍是肾经药，则脾肾相宜，得其灌溉之功，绝无侵凌之患，此立方之所以神也。故一剂谵定，再剂渴除，三剂厥止身凉[2]。

此症用**清土散**亦效。石膏、麦冬、生地一两，甘草一钱，银花五钱，白术三钱。

---

[1] 兼：原作“间”，义晦，声之误，今改。钱本无“兼”字。

[2] 身凉：《辨证录》卷一此下有“此症世人未知治法，即仲景张使君亦未尝谈及，天师因士铎之请，物传神奇治法，以为伤寒门中之活命丹也”四十三字。

一冬月伤寒，大汗而热未解，腹又痛不可按，人谓邪发在外未尽，内结腹中，阳症变阴之候，余以为不然。伤寒汗大出，邪必随出，宜无邪在中，何又腹痛？此乃阳气尽亡，阴亦尽泄，腹中无阴相养，有似邪之内结作痛，此阴阳两亡急症。夫痛可按为虚，不可按为实，何以此不可按又谓虚？不知阴阳两亡，正在将绝，不按痛且难忍，况按又伤肠胃，安得不重增其苦，所以不可按也。此急症，不可缓，用**急救阴阳汤**。人参、白术、熟地二两，当归、甘草三钱，黄芪三两。一剂腹痛止，身热解，汗尽止。方用参、芪补气，使阳回于阴内；归、地补血，使阴摄于阳中；术、草和脾胃而通腰脐，使阴阳归于气海、关元，则亡者不亡，绝者不绝。倘认是阳症变阴，纯用温热，加肉桂、姜、附，虽能回阳于顷刻，然内无阴气，阳回阴不能摄，亦旋得而旋失。

用**救亡汤**亦效。人参、当归、熟地各一两，甘草二钱，熟附一片。[批] 后方更稳。

一冬月伤寒，大汗热解，腹微痛，腰不可俯仰，人谓邪在肾经，欲用**豨莶丸**加防己，不知此乃发汗亡阳，阳虚阴不能济也。阴阳互为其根，无阳阴不生，无阴阳不化，此症汗泄过多，阳气无几，阴又自顾不遑，不敢引阳入室，阳无所归，故行于腹，孤阳无主而作痛；肾中之阴，因阳气不归，孤阴无伴，不敢上行于河车之路，故腰不可俯仰。用**引阳汤**：杜仲、甘草一钱，山药五钱，茯苓二钱，芡实、人参三钱，肉桂三分，白术五钱，一剂腹痛止，二剂腰痛轻，三剂俯仰自适。方妙在助阳气不去助阴。盖阴之所以杜阳者，欺阳衰也。譬之夫妇好合，岂忍永绝良人。因夫不慎，外侮相争，焦头烂额，狼狈逃回，因羞变怒，杜绝不许入房。倘夫得良朋之益，捆载而归，见金多有不变色者乎？知必开门迎笑，所以助阳兼助阴者，此耳。倘用豨莶、防己，重损阴阳，则夫贫妇贫，彼此成仇，终身反目。

济阳汤亦可。杜仲二钱，山药一[1]两，甘草、故纸一钱，人参、白术五钱。[批] 加故纸甚当。

---

[1] 药一：原倒作“一药”，今乙正。钱本一作二。

一冬月伤寒，大汗，气喘不能息，面如朱红，口不能言，呼水自救，人为热极，欲用白虎解阳明火，而不知此乃戴阳症，上热下寒，若用白虎，虽多加人参，下喉即亡。用**八味地黄汤**半斤，煎汤，恣其渴饮，必熟睡半日，醒来汗必止，气必不喘，面必清白，口不渴。此原不必汗而汗，必致大汗。汗既大出，阳邪尽泄，阳尽散，阴亦随之上升，欲尽从咽喉外越。以皮毛出汗，阴气奔腾，不得尽随汗泄，故直趋咽喉大路，不可止抑。阴既上升，阳又外泄，不能引阳回气源源，阳亦随阴而上，阴气逼之不可下，故气喘不能息。且阳在上，火亦在上者，势也。况阴尽上升，则肾宫寒极，下既无火，上火不归源，故面赤。上火不散，口亦渴，呼水自救者，救咽喉热，非救肠胃热。实热多成于胃火，胃热必号咷狂呼，今虽喘，形症尚宁，口欲言而不得，非虚热而何？此真上假热下真寒。八味汤妙在补水仍补火，下喉，火得水而解，入胃，水得火而宁，调和上下，灌溉肺肾，实有妙用。夫发汗亡阳，本是伤气，何以治肾而能奏功？不知亡阳症内无津液，致内火沸腾，大补真阴，胃得之而息焰。胃火息，肾之关门闭矣。肾关闭，胃土气自生。胃气生，肺气不因而得养乎。肺气生，清肃之令行，母呼子归，同气相招，势必下引肾经，自归子舍。肾气既归，而肾中又有温和春色以相熏，汪洋春水以相育，则火得水生，水得火悦，故奏功。

返火汤亦神。熟地三两，肉桂三钱，枣皮一两。

一冬月伤寒，发厥，面青手冷，两足又热。人谓直中阴寒，宜理中汤。不知此乃肝气抑郁不散，风邪在半表里，若用理中，必发狂死。夫直中阴寒，未有不从足先冷者，今足既热，非直中肝经明矣。邪既不在肝，似不可径治肝。然邪虽不在肝经内，未尝不在肝经外。邪在门外，与主何与，而现发厥、面青、手冷？不知震邻之恐，犹而警惕，岂贼在门外，主人有不张惶者乎。势必执枪刀思御侮。此时而能登高号召，劝谕高呼，贼知内有防护，外恐有应援，自易解散。倘用理中，是以火攻杀贼，贼未擒，房舍先焚，贼且乘火突入，杀主而去。法用**小柴胡汤**加减，

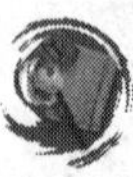

以散半表里之邪，肝气自安，外邪化为乌有。柴胡二钱，白芍五钱，甘草、黄芩、半夏一钱，当归钱半。一剂手温，再剂厥止身热，面青自愈。

一冬月伤寒，身热，汗自出，恶寒不恶热。人谓阳明之症，欲用石膏汤，不知非阳明也。汗出似阳明，然阳明未有不恶热者。今不恶热而恶寒，此阳气甚虚，邪欲出不出，内热已解，内寒未散，必因误汗所致。用**补中汤**：人参、黄芪三钱，白术、当归二钱，柴胡、甘草、陈皮一钱，升麻四钱，桂枝五分。一剂汗止身凉，寒亦不恶。补中汤东垣用治内伤，实有神功，不见讥长沙张使君乎？不知伤寒亦有内伤，不可拘于伤寒，不思治变症之方。况症因误汗而成，汗已出，邪存于经络者必浅，即畏寒，寒邪亦不重，是外感而兼内伤。此方补正有祛邪，故兼用成功，况又加桂枝散寒乎。倘作阳明症，用白虎，少投石膏，鲜不变虚寒而死。

温正汤亦可。人参、当归五钱，黄芪一两，柴胡、神曲一钱，甘草五分，桂枝三分。

一冬月伤寒，身热五六日不解，谵语声低，口渴，小便自利，欲卧。人谓阳明余热未解，余谓不然。夫谵语虽属胃热，然声必高，拂意必怒，今谵语低声，非胃热。既非胃热，何口渴欲饮水自救耶？然口渴饮水，水不能化痰上涌，直奔膀胱，小便自利，其非胃热又明矣。阳明火盛多发狂，今欲卧，岂是胃热。但非胃热，何谵语、口渴不解至五六日耶？不知此乃心虚症，心虚神不守舍而谵语，火起心包而口渴。心与小肠相表里，水入心，心即移水于小肠[1]而小便自利。用**清热散**：茯苓五钱，麦冬一两，丹皮二钱，柴胡一钱，甘草五分。一剂谵止，二剂渴除热解。用麦冬补心，茯苓分消火热，柴胡、丹皮、甘草和解邪气。心气足，邪不能侵，尽从小肠[2]以泄，中心宁静，津液自生，故渴除，

---

[1] 小肠：此二字原无，今据钱本与《辨证录》补。

[2] 小肠：原作“少阳”，据《辨证录》改。

肾气上交于心，精神自长，不思卧。倘疑胃热而用白虎，鲜不败衄。

凉解汤亦可。茯神三钱，玄参一两，柴胡一钱，甘草二分，砂仁❶二钱，麦冬五钱

冬月伤寒五六日，往来寒热，胸胁痞满，或呕吐，或渴或不渴，或烦或不烦，人谓少阳症，宜小柴胡和之。小柴胡，少阳药，少阳居表里之间，邪入而并于阴则寒，邪出而并于阳则热，故痰结于胸而苦满，欲吐不吐，欲渴不渴，烦闷生。用之自易奏功，然不可常用，何也？盖少阳胆木，最喜水，其次喜风。柴胡风药，得之解愠，然日以风药投之，枝叶条达，终必干燥，一旦大雨则郁郁葱葱，其扶疏青翠为何如耶。故用柴胡汤后，必须补水。用**济生汤**：熟地、玄参五钱，麦冬、白芍三钱，枣皮一钱，山药、茯苓二钱，柴胡五分，神曲三分，竹叶一团。一剂烦闷除，再剂寒热止，三剂愈。方多直补肾水，直补其胆木之源，则胆汁不枯，足以御侮。况加柴胡，仍散半表里之邪，安得不收功速乎。倘疑伤寒后不宜纯用补肾药，恐胃气有伤，难以消化。不知少阳之症，由太阳、阳明传来，火燥水涸，不但邪逼胆汁，半致熬干，五藏六府尽多火烁，是各经无不喜盼霖雨，非惟少阳胆木喜水也。补水之药，又何有停隔哉。

和隔散亦妙。柴胡一钱，白芍一两，生地五钱，玄参三钱，麦冬、茯苓二钱，竹茹一团、芥子一钱，水煎。

一冬月伤寒，发热至六七日，昼则了了，夜则谵语，如见鬼状，按腹痛欲死。人谓热入血室，然不止此。虽因经水适来，感寒而血结，故成疟状。然未伤寒前，有食未化，血包其食而为疟母。论理小柴胡为正治，然此汤止能解热，使热散于血室中，不能化食，使食消于血块内。一方最神，治热入血室正相宜。用**两消丹**：柴胡、炒栀仁二钱，丹皮、白芍五钱，鳖甲、当归三钱，楂肉、甘草一钱，枳壳五分，桃仁十粒。一剂痛轻，二剂鬼去，

❶ 砂仁：《辨证录》作“炒枣仁”。

谵语止，腹安，杳无寒热。此方既和表里，血室之热自解。妙在用鳖甲直攻血块内，以消宿食，所谓直捣中坚，虐母何有而作祟乎。服吾药，实可作无鬼论。

清白散亦妙。丹皮、当归、茯苓三钱，柴胡、前胡、青皮、炒栀仁二钱，白芍一两，白术五钱，人参、半夏、甘草一钱。

一冬月伤寒，项背强几几，汗出恶风，服桂枝加葛根汤不愈，人谓太阳阳明合病，舍前方无药治。不知太阳邪既入阳明，自宜专治阳明，不必又顾太阳。况葛根汤仍用桂枝以祛太阳邪，是太阳邪轻，阳明邪重。方用**竹叶石膏汤**以泄阳明火，前症自愈。但不必重用石膏。石膏、麦冬三钱，知母八分，半夏、甘草二钱，竹叶五十片。一剂汗止，再剂项背强几几尽去，风亦不畏。倘仍用前方，病虽愈，消烁津液必多。予更示方法使治伤寒者宜思变计，而不可死于古人文内。

清胃汤亦佳。玄参、生地五钱，知母二钱，半夏一钱，甘草五分。

一冬月伤寒，头痛几几，下利。头痛，太阳症；几几，阳明症。二经合病无疑，似宜两解，然不可两治，以其下利耳。阳明胃土，今挟胃中水谷下奔，其势欲驱邪而尽入于阴经，若不专治阳明，急止其利，则阳变为阴，热变为寒，害不可言。方用**解合汤**：葛根二钱，茯苓五钱，桂枝三分。一剂利止，二剂头痛几几愈。盖葛根乃太阳、阳明圣药，况加桂枝，足散太阳之邪，茯苓不独分消水势，得桂枝且能直趋膀胱。夫膀胱，太阳本宫，得茯苓淡泄，葛根亦随之同行，祛逐其邪尽从小便出，小便利，大便自止。此不止利正所以止利，不泄阳明正所以泄阳明，两解之巧，无过于此。

葛根桂枝加人参大妙。葛根三钱，桂枝五分，人参一钱。

一冬月伤寒，六七日后头疼目痛，寒热不已。此三阳合病，法不可合三阳统治。然治何经，三阳之邪尽散？邪之来者，太阳；邪之去者，少阳。欲去者使归，来者使去，必须调胃气。胃气一生，阳明之邪自孤，势必太阳、少阳之邪尽趋阳明以相援，可因其众而使散。如贼散四方，擒巢甚难，诱其蚁会一城，合围守困，一举受缚。用**破合汤**：白芍、石膏、粉葛、茯苓三钱，柴胡、陈皮、甘草一钱。方治阳明十七，治太阳十一，治少阳十二，虽三经同治，实专治阳明。故一剂目愈，再剂头痛除，三剂寒热解。皆胃气得生，故奏功速。倘不治阳明，惟治少阳，损伤胃气，少阳且引二经之邪尽遁阴经，反成变症。

和阳汤亦妙。石膏五钱[1]、葛根、白芍二钱，麻黄三分，柴胡、甘草一钱，花粉五分。

一冬月伤寒五六日，吐泄后又大汗，气喘不得卧，发厥，此因误汗，人谓坏症，不可治。大汗后宜身热尽解，今热不退，现此恶症，诚坏症也。欲于不可治中施治，庶几于不宜汗中救其失汗。伤寒至吐泄后，上下之邪必散，热未解者，邪在中焦也。理宜当时用柴胡汤和解，自然热退身凉，无如误汗何。误汗，热仍不退，身仍不凉，邪仍在中焦。此时用前方则虚虚，不死何待？必大补中气，使汗出亡阳仍归腠理，少加柴胡以和解，则转败为功，实有妙用。救汗，用**救汗回阳汤**：人参三两[2]、当归二两，柴胡一钱，白芍一两，陈皮五分，甘草一钱，冬麦五钱。一剂汗收，再剂喘定，三剂厥不作。去柴胡，将此方减十之六，渐渐调理，此救坏症一法也。人见人参多用，未必不惊，不知阳已尽亡，非多用参，何以能回。恐参回阳不能回阴，故又佐当归助参奏功。至于多用白芍、麦冬，恐参、归勇猛，使调和藏府，二经不相战克，阳回阴中，阴摄阳内，听柴胡解纷，有水乳之合也，何必以多用参、归为虑哉。

救败散亦妙。当归、麦冬、人参一两[3]、白芍五钱，柴胡、甘草五分，北五味五粒[4]，神曲三分。

---

[1] 五钱：此下《辨证录》有"人参二钱"。
[2] 三两：原作"三钱"，据钱本、《辨证录》改。
[3] 一两：《辨证录》作"五钱"。
[4] 五粒：《辨证录》作"十粒"。

一冬月伤寒，汗吐后加大下，身热如火，发厥，气息奄奄欲死，人谓坏症，然亦有可救者，其误下也。夫误下必损胃气，未必不增风寒之势。必须救脾胃又不助邪，乃为得。方用**援下回生丹**：人参❶、茯苓五钱，白术一两，柴胡五分，甘草、赤石脂一钱。水煎调服。一剂泄止厥定，再剂身热解，思饮食。此时止可少与米汤，渐加米粒。若骤用饮食，必变结胸，断难救。同是坏症，何前多用参，此条少用？盖大汗亡阳，势甚急；大下亡阴，势少缓。亡阳者，阳尽散；亡阴者，阴难尽。亡阳，遍身之阳皆泄，非多用参不能挽回于顷刻；亡阴，脾胃之阴尽而后及于肾，故少用参即救死于须臾。方妙参、术以固脾、胃、肾，茯苓分消水湿，柴胡、甘草以调和于邪正之内，赤石脂收涩其散亡之阴，此又救坏症法也。

定乱汤亦神。人参、山药一两，茯苓、薏仁五钱，甘草、黄连五分，陈皮、神曲三分，砂仁一粒。

一冬月伤寒，汗下后又加大吐，吐后遂呕逆饱闷，胸中痞满，时时发厥，昏晕欲死，谵语见鬼，且知人出入，此亦坏症也。然因误吐以成，于误吐后思安吐之方，舍**转气救吐汤**不可。方用：人参一两，旋覆花、石脂末一钱，茯神五钱。一剂气逆转。

另用**招魂汤**。麦冬、人参、茯苓、山药、芡实三钱，陈皮、神曲三分，柴胡一钱，白芍五钱。一剂身凉，神魄宁，前症尽愈。汗下后身热未解者，邪在半表里，宜和解，乃不用，而妄吐，邪随气涌。气升不降者，汗下后元气大虚，又加大吐，五藏反覆，自然气逆不能顺，气既逆，呕吐何能遽止。胸中无物而作虚满、虚痞，神不守舍，随吐越出，故阴阳人鬼尽见。似宜追魄招魂为急，何必先转气？盖气不转，则神魄终不能回，所以必先转气，气顺而神归也。况转气仍佐定神之品，安得不奏功如响？至后反用招魂者，非神魄用此招，盖气虚极，用药顺之，苟非和平之剂调之，未必不仍变为逆。招魂汤健脾理胃，土气既生，安

❶ 人参：此下《辨证录》有“三钱”二字。

魄定魂，神自长处于心宫。然则招魂汤亦养神汤也，此又救坏症一法也。

救逆汤亦可。人参二两，白芍、茯苓各一两，故纸、附子一钱，麦冬五钱，牛膝二钱。

一冬月伤寒，目不见人，自利不止，此亦坏症。此乃误汗下，一误再误，较前三条更重，本不治。内有生机者，以胃未经吐，胃气且未伤，扶胃气以回阳，助胃气以生阴，未必非可救。方用**渐生汤**：人参三钱，白芍、黄芪、白术五钱，茯苓、山药、芡实一两，甘草一钱，砂仁三粒。一剂目见，二剂利止，三剂身凉体轻。方妙在缓调胃气，胃气生，脏府俱有生气。阴阳衰者，生其阴阳。夫衰与绝不同，坏症乃阴阳绝，非衰也。衰易生，绝难救。不知一线未绝，仍是生气，非坏极。此正在欲绝未绝，故用参、苓、芪、术，得以回春。倘阴阳已绝，安能续乎？此又救坏症一法。

一冬月伤寒，误吐，误汗，误下，身热未退，死症俱现，人谓必死。法在不救，吾再传一方，名**追魂丹**。人参、山药、生枣仁一两，茯神五钱，附子一分，甘草一钱。一剂，或大便，或汗吐，三症止一，便有生机。盖阴阳未绝，得一相接，自能相生。如星星之火，引之可以焚山。误吐，误下，误汗，阴阳未绝，因其误而亡耳。阴阳之根自在，故得一相引，生意勃然。服之大便止，肾阴未绝；吐止，胃阳未绝；汗止，脏府之阴与阳未绝，何不可生。倘三不一应，是阴阳已绝，无方可救。或问方中纯回阴、回阳之药，绝不顾邪者，岂无邪可散乎？使无邪，宜热尽退，何又热如故？嗟乎！经汗吐下后，何邪在身？热未退者，因阴阳之虚耳，使早用补剂，何至如此。故只大补其阴阳，阴阳回，已无余事。若顾邪用解纷之药，又安能回阴阳。

一冬月伤寒八九日，腹痛，下利便脓血，喉痛，心内时烦，本少阴症，治法不可纯治少阴，然舍少阴必生他症。使治便脓，用桃花汤，则心烦不宜；治喉痛，用桔梗汤，则腹痛不宜。我谓

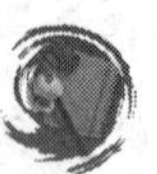

二方未尝不可选用。酌定一方，名**草花汤**：甘草、赤石脂二钱，糯米一撮。一剂腹痛除，二剂喉痛止，三剂利愈烦安。盖少阴症，脾气拂乱也，故走下便脓血，奔上伤咽喉，今用甘草和缓之，则少阴之火不上，后以赤石脂固滑。又糯米之甘以益中气，则中气不下坠，滑脱自止，又何必用寒凉泄火而化脓血？脓血即化，中焦又何邪作祟，使心中烦闷乎？

一冬月伤寒，一二日即自汗，咽痛，吐利交作。人谓太阴病，不知此乃少阴肾寒，非太阴脾虚也。盖伤寒初起宜无汗，今反汗出者，无阳固外，故邪不出而汗先出。此证实似太阴，以太阴亦有汗自出之条。但太阴出汗，因无阳自泄；少阴出汗，因阳虚自越。夫少阴邪既不出肾经，不能从皮毛分散，势必随任、督上奔咽喉，咽喉之窍甚小，如奔马不能尽泄，又下大肠，下焦虚寒，复不能传送以达肛门，又逆冲胃脘作吐。用**温肾汤**：人参三钱，熟地、白术一两，肉桂二钱。一剂汗止，吐泻愈，咽痛亦除。此下部虚寒，温其经可也。用参、术回阳，肉桂助命门火，则虚火自归经，安于肾藏。然肉桂辛热，雷火速甚，有助热之虞，得熟地相制，则水火既济。

一冬月伤寒五六日，腹痛，利不止，厥逆无脉，干呕。人谓直中阴寒，不知直中乃冬月一时得之，身不热，腹痛呕吐，发厥者为真。今身热五六日后见前症，乃少阴传经，非直中也。虽传经阴症，可通以治直中，辨症终不可不清。此症自然用白通加猪胆汁汤。本阴寒，何以加人尿、胆汁？不知白通汤乃纯大热，治以阴寒，反相格，而岂藉人尿、胆汁为向导乎？正阴盛格阳，用以从治之为得也。盖违其性则背，顺其性则安。此症往往脉伏不见，服此脉暴出者，大非佳兆。缓出转有生机，何也？此病是假热，药是假寒，取其相畏相制，有调剂，不取其相争相逐，竟致败亡。

一冬月伤寒，四、五日后腹痛，小便利，手足沉重而疼，或咳、呕。人谓少阴症，宜真武汤是矣。所以用此汤之故，世尚未知。四五日后腹中作痛，此阴寒入腹犯肾也。小便利，膀胱肾气尚通，可消寒邪从小便出。倘小便不利，则膀胱内寒无肾火之象矣。火微不能运动四肢，手足所以沉重作疼。火既不能下通膀胱，引寒邪下出，势必上逆为咳为呕。真武汤补土药，土健水不泛滥，仲景制此方，火中补土，土热水亦温，消阴摄阳，神功不可思议。

一冬月伤寒，四五日后手足逆冷，恶寒身倦，脉不至，躁扰不宁。人谓少阴阳绝，不知阴亦将绝，盖恶寒身蜷，脉更不至，阳已去矣。阳去不加躁扰，阴犹未绝，尚可回阳以摄之。今躁扰不宁，基趾已坏，何以回阳。然人阴阳未易遽绝，一线未泯，可援可救。阴阳有根，非后天有形之物，实先天无形之气。补先天而后天自续。用**参附汤**：人参二两，附子二钱。虽此方，难必效。然宁尽心不济，不可置方听死。况参能回阳于无何有之乡，附子夺神功于将离之际，魂魄重归，阴阳再长，原有奇功，乌可先存必死之心。

一冬月伤寒，六七日经传少阴而息高。人谓太阳症未除作喘，不知太阳之喘与少阴之息高状似实殊。太阳喘，气息粗盛，邪盛也；少阴息高，气息缓漫细小，真气虚不足以息，若高非高也。故太阳喘宜散邪，少阴息高宜补正。何也？少阴肾火衰，不能藏于气海，上奔欲散，症至危，宜**朝宗汤**。人参、麦冬、熟地三两，枣皮、山药一两，故纸一钱，胡桃一枚。一剂息平，再剂息定。此补气填精，不治息自平者，气得补有所归也。如败子田园消尽，逃外岂不欲归？计无复之耳。倘骤获多金，自然耀乡里，宁岂乞食戚党？或曰下寒，火必上越，此息高独非肾气虚寒乎？何不用肉桂引火归源？嗟乎！肾气奔腾，实本因肾火上冲所致，然不用桂、附，亦有说。肾火必得肾水以养，不先补水遽助火，火无水济，龙雷反上升，转不收息，所以先补水，不急补火。况故纸亦补火，更能引气入气海，又何必用桂、附之跳梁哉。

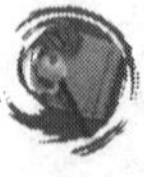

一冬月伤寒，太阳麻黄汤症。元气素薄，尺脉迟缓，不敢用前方，人谓宜建中汤。以国弱兵微，宜守不宜战❶。建中能守而不能战，且贼盛围城，城中又有奸细，安能尽袪而出。症本太阳伤荣❷，舍麻黄终非治法。加人参一两，则麻黄汤散邪，人参助正，补攻兼施，正不伤，邪尽去。或谓麻黄症不得已而用参，可少用否？不知元气大虚，非参不能胜任，故必用一两，庶元气无太弱之虑，且能生阳于无有之乡，可以御敌逐寇。倘不多加人参，则邪留胸中，元气未复，安能背城一战乎？或曰：无气大虚，直用参，何以又用麻黄？似麻黄断不可少，何不以麻黄为君？嗟乎！麻黄为君，人参为佐使，必偾事。今人参一两，麻黄止一钱，是以人参为君，麻黄转作佐使，正正奇奇，并而用之，此兵道可通医道。

一冬月伤寒，汗吐下后虚烦脉微，八九日，心下痞硬，胁痛❸，气上冲咽喉，眩冒，经脉动扬❶必成痿症。人谓太阳坏症，然不止于太阳之坏。伤寒经汗吐下后虚烦，虚之至也。况脉微，非虚而何？宜现各症。痿症责在阳明，岂未成痿前反置阳明不问乎？治阳明火，宜用人参石膏汤。然汗下后，石膏峻利，恐胃难受，方用**青蒿防痿汤**：人参一两，青蒿五钱，半夏、干葛一钱，陈皮五分。连服二剂，胃气无伤，胃火自败，诸症渐愈，痿症自可免。盖此症不独胃火，肾、肝之火亦起，青蒿去胃火，且散肾肝火，一举三得。然非用参之多，则青蒿力微，不能分治藏腑。尤妙在佐之半夏、陈皮，否则痰未能全消，而气不能遽下，痞硬、胁痛乌能尽除？然恐青蒿力微，故佐干葛以共泄阳明火，则青蒿更能奏功。况干葛不甚散气，得人参以辅青蒿，尤有同心之妙。

一冬月伤寒，谵语潮热，以承气下，不应，脉反微涩，是里

---

❶ 宜守不宜战：原作“宜战不宜守”，今据《辨证录》改。

❷ 伤荣：荣上原有“寒”字，《辨证录》无，今删。

❸ 胁痛：此二字原无，今据《辨证录》补。

❶ 扬：《辨证录》作“惕”。

虚。仲景谓难治，不可更用承气，岂承气固不可用乎？既用承气不大便，是邪盛烁干津液，故脉涩而弱，非里虚表盛明验乎？倘攻邪，邪未去，正益虚，故难治。此时不妨明言坏症。有一法，或可望生，恐难必效，病家请治，则用**人参大黄汤**救之。人参一两，大黄一钱。一剂得大便，气不脱即生，否则死矣。苟大便气不脱，再用：人参、甘草三钱，陈皮三分，芍药一钱。煎服二剂，可全生。

一冬月伤寒，发热而厥，厥后复热，厥少热多，病当愈。厥后热不除，必便脓血，厥多热少，寒多热少，病皆进也。厥少热多，邪渐轻，热渐退。伤寒厥深热亦深，何厥少热反深？此邪不能与正争，正反凌邪作祟。譬贼入人家与主斗，贼弱逃遁，主人愈加精神以壮威，正气旺，邪势自衰，故病当愈。至于厥后热不除，如贼首被获，余党未擒，贼知势败，必带伤而战。贼既受伤，主亦必损，故热势虽消，转不尽散，更坚无生之气，虽不敢突入经络，必至走窜肠门，血污狼藉成脓血。法不必用大寒药，只用和解，贼自化为良民，何有余邪成群以作祟。用**散群汤**：甘草二钱，黄芩三钱，当归五钱，白芍一两，枳壳一钱。一剂，未成脓血必无，既成脓自止。妙在归、芍活血，加甘草、黄芩和血凉血，所以邪热尽除，非单用枳壳之攻散耳。至于厥多热少，无非正气之虚。正虚则邪盛，邪盛凌正，正敢与战，安得不病进。治法宜大补正气，少加祛邪，自然热变多，寒变少，用**祛厥汤**：人参、当归五钱，白术一两，甘草二钱，柴胡一钱，附子一分。一剂转热，二剂厥定寒除。热深厥亦深，似消热即消厥，何以反助热？不知此二症，非热盛而厥，乃热衰而厥。热衰正衰，非邪衰。吾以参助正气，非助邪热也。正旺则敢与邪争作热，一战而胜，故寒热尽除。方加附子尤妙，参、术未免过于慈祥，非附子将军，则仁而不勇，难成迅扫之功，加一分以助柴胡，则无经不达，寒邪闻风尽散，所谓大勇济其仁。

一冬月伤寒四五日，下利，手足逆冷无脉。人谓厥阴寒症，急灸之，手足不温，脉不还，反作微喘，人谓死症，吾谓可救，

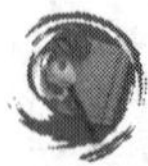

盖因无脉耳。人必死后无脉，今未死乃脉伏不现，非真无脉。无脉固不可救，伏有可救，用灸亦救其无脉。今灸之脉不还，反作微喘者，正生机也。盖脉欲应灸，无如内寒极，止藉艾火，何能遽达，是微喘脉欲出明矣。急用**参附汤**助阳气，脉自出。但宜多用。人参二两，附子三钱。一剂手足温，再剂脉渐出，三剂利止。附子斩关夺门，人参回阳续阴，然非多用，寒邪势盛，不能陷阵突围。遇此症，必信深见到，用勇任大始济。倘徒施灸法，或参、附不多用，皆无识也。死台号冤，慎之。

一冬月伤寒，身热一日即谵语。人谓邪传阳明，谁知素有阳明胃火，风入太阳，胃火即沸腾矣。兼治阳明泄胃热，亦无差。然太阳邪炽，不专治太阳，则卫邪不能救，营邪不能解。先治阳明，必引邪入门，反助腾烧。不若单治太阳，使邪不深入阳明，火不治自散。用**争先汤**[1]。桂枝三分，麻黄、甘草、花粉一钱，青蒿三钱。一剂热退谵止。此桂枝少，麻黄多，以寒轻热重也。青蒿为君者，能退热，又散寒，且入膀胱，又走胃，既解膀胱邪，又解胃火，不特不引邪入阳明，且散邪出阳明。加花粉，以谵语必带痰气，花粉消膈中痰，复无增热之虑，入诸药中，通上达下，消痰消邪，又何谵语。

一冬月伤寒，身热二日即如疟，人谓证传少阳，谁知少阳原有寒邪，一遇伤寒，因之并见。小柴胡亦奏功，但法非宜。必重治阳明，兼治少阳为是。盖阳明火邪未散，虽见少阳症，邪仍留阳明，寒热谵狂，必因而起。惟重治阳明，则胃火自散，使邪不走少阳，少阳原存之寒邪孤立，何能复煽阳明之焰。阳明火息，少阳之邪自解。用**破邪汤**：石膏、玄参、茯苓三钱，柴胡、半夏、甘草、陈皮一钱，麦冬一两。一剂热解，疟状愈。方妙在石膏、玄参治阳明火，尤妙在用麦冬滋肺燥，恐肺燥不能制肝胆，且肺燥必取给于胃，则胃枯，火愈炽。今多用麦冬使肺润，不藉胃土，肺气得养，自能制木，少阳之邪，何能附和胃火作祟？况

[1] 争先汤：《辨证录》作“平阳汤”。

柴胡足舒少阳气，苓、草二陈调和阳明，少阳邪无党援，安得不破。

一冬月伤寒，身热三日，腹满自利，人谓阳传于阴，孰知腹满自利，少阳太阴皆有，不辨阴阳，鲜不误事。夫太阴自利，寒极而痛；少阳自利，热极而痛。手按愈痛者少阳，按不痛者太阴。此仍须和解少阳邪，不可误认太阴。用**加减柴胡汤**：柴胡、陈皮、甘草一钱，白芍五钱，茯神、栀子二钱，当归三钱，枳壳、大黄五分。一剂腹满除，二剂利止。此和解寓微攻，分消兼轻补，所以火邪易散，正又不伤。若大承气，过于推荡，大柴胡，重于分消，故定此方以治腹满自利。

一冬月伤寒，身热四日，畏寒不已，人谓太阴转少阴，谁知仍是太阴症。太阴脾、少阴肾似不同。然脾乃湿土，土中带湿，则土原有水象，故脾寒即水寒，所以不必邪传于肾，早有畏寒。法不必治肾，专治脾，寒症自消。用**理中汤加减**治。白术一两，人参、茯苓三钱，肉桂、附子一钱。一剂寒热解。方用桂、附，似仍治少阴肾，然参、术为君，仍治脾。况脾、肾原可同治，参、术治脾亦治肾；况得桂、附，无经不达，安在独留于脾。

一冬月伤寒，身热五日即发厥，人谓邪入厥阴，谁知肾水干燥不能润肝。厥本厥阴症，邪未入于厥阴何发厥？盖肝血燥极，必取给于肾，肾水枯，又受风邪，肝无所养，故发厥，母病子亦病。法但治肾，厥症自定，母安子亦安。用**子母两快汤**：熟地、麦冬、玄参五钱，当归、茯苓、山药二钱，枣皮、芡实三钱，山药二钱。一剂厥定，再剂身热愈。方纯补肾，惟当归滋肝血，治肾，肝在其中。所以不用芍药者，过于酸收，不若单用补水，水足制火，为更胜耳。故子母两快汤不用白芍，单用当归也。且当归善助地、枣生水，生水滋肝，即补肾肾制肝。

一冬月伤寒，身热五六日，汗不解，仍有太阳症，人谓邪反太阳，谁知邪欲反不能反乎。邪不能反太阳，当无太阳症，宜不

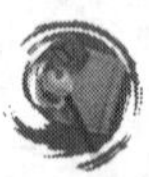

治太阳。然不治太阳转多变。盖邪不能返，窥门而入，已过势也。太阳曾传，用药引归，邪走原路，反易散。少用桂枝汤散之，一剂邪尽除。倘多用则焦头烂额，易胜祛除？此用药机权，不可不知。

一冬月伤寒，至七日热犹未解，谵语不休，人谓复传阳明，谁知邪欲走阳明，阳明不受乎。阳明已经前邪，见邪则拒，似乎难入。然切肤之痛，前已备经，见邪再入太阳，震邻之恐，号呼谵语，非若前邪实作谵语者比。治法不必专治阳明，以截阳明之路，散太阳之邪，断不复入阳明。用桂枝汤。一剂谵语自止，何必用石膏汤重伤胃气。

一冬月伤寒，至八日潮热未解，人谓邪再传少阳，谁知邪在阳明，欲出未出乎。阳明多气多血，气血既多，藏痰[1]亦不少。痰在胃膈，自发潮热，不必假借少阳。况邪又将出，少阳前受阳明贻害，未免寒心，故现潮热，其实未入少阳。法不须治少阳邪，宜解阳明热。阳明热解，少阳邪自散。用**解胃汤**：青蒿、麦冬五钱，茯苓二钱，甘草五分，玄参三钱，竹叶五十片。一剂胃热解，再剂潮热退，不必三剂。此方息阳明焰，又解少阳氛。倘徒治少阳，阳明愈炽，倘息阳明，少阳又燥。有偏胜必有独干，自然轻变为重，邪传无已。今单治阳明，已有少阳治法，故收全功。

一冬月伤寒，九日利不已，人谓邪入太阴，阳变阴症，谁知是阳辞阴症乎。变阴、辞阴何辨？变阴，阳传于阴；辞阴，阳传出于阴也。入阴自利，岂出阴亦自利？不知阴阳不接，多泄利不已，但入阴自利，腹必痛；出阴自利，腹不痛。至九日利不已，腹不痛者，离阴自利也。切戒太阴止利药，用之邪传入阴，危矣！法仍治少阳，解表里则利止，寒热之邪亦散。用**小柴胡汤**加

---

[1] 痰：《辨证录》作“邪”。

减治之。柴胡、甘草[1]一钱，茯苓三钱，陈皮五分。一剂利止，寒热解。此专治半表里邪，又分消水湿，既不入阴，又善治阳，故取效独捷。

一冬月伤寒十日，恶寒呕吐，人谓邪再传少阴，谁能知邪不欲入少阴乎。不入少阴何恶寒呕吐？不知传经再入太阴，中州之气已经刻削，脾气已虚，必耗肾中火气，肾又曾经邪犯，自顾不遑，故邪入脾，脾甘自受，恶寒呕吐，不待传少阴始见。法单治太阴脾土，呕吐可止。然不治肾，肾火不生脾土，恶寒终不愈。寒不除，呕吐亦暂止。用**脾肾两温汤**：人参、巴戟、芡实、山药三钱，白术、肉桂一钱，丁香三分，肉蔻一枚。一剂寒止，二剂呕吐除。方用参、术补脾，巴戟、芡实、山药补肾，肉桂、丁香辟寒气、旺肾火，以生脾土，则土气自温。

一冬月伤寒，十一日热反更盛，发厥不宁，一日三四见，人谓邪再传厥阴也，谁知邪不能传肝乎。少阴寒水未入厥阴，何以发厥见热症？然厥似热非热也。内寒甚逼阳，外见发厥，故不待传入厥阴先发厥。此本死证，仲景无方，非无方也，以灸法神奇，示人以艾灸少阴者，正不必治厥阴也。虽灸之可，汤药又安不可？用**回生至神汤**：人参三两，肉桂三钱，白术二两，姜汁一合、葱十条，用姜葱汁同水煎服。一剂厥止，二剂身热解。方用参、术虽多，苟非姜、葱，不能宣发。邪伏肾中不得出，惟参、术得姜、葱导之出外，不必走肝，厥自安。此治之巧也。

一冬月伤寒，十二日热不退，不见发厥，人谓伤寒至厥阴，不发厥，热自退。谁知虚极欲厥不得乎。热深厥亦深者，元气足以致之，此热深不发厥，元气不足以充也。传经至十二日，已入肝，厥不应者，非热之不深，乃元气甚困焉，可因不厥即厥疑阴之不热？治法补其肝气，辅以解热，则厥阴不燥，木气又舒，邪不能留，非惟热解而见厥，抑亦邪散而消厥。用**消厥散**：白芍、

[1] 甘草：此下《辨证录》有“黄芩一钱”。

当归五钱，丹皮、黑荆芥三钱，生地、花粉二钱，甘草、人参、炒栀子一钱。一剂厥止，再剂厥定。此补肝凉血以治传经伤寒。世无其胆，然肝燥内热，因虚厥伏，非滋肝血，则热深者何能外见？故必补虚而发厥，随可弃厥而散热，人可闻吾言而放胆。

一冬月伤寒，十二日后忽厥去如死状，但心中大[1]热，四肢如冰，至三四日，体不腐，人谓尸厥。谁知邪火犯包络，坚闭其气以护心乎。伤寒未有传心者，传心即死。然邪传心，因包络虚不能障心也。若包络无损，邪虽直捣心宫，膻中膜膈自足相拒。然邪遍传六经，各各损伤，包络相臣出死御敌，号召勤王，绝不一应，惟坚闭宫门，与君同殉。各脏腑见君相号令不宣，自然解体，所以肢体先冷如死。苟有将斩关夺门，扫群妖，救君相，外藩响应，自必归诚。治法惟助包络加祛邪，可回死为生。用**救心神丹**：人参一两，白芍一两，黄连、半夏三钱，菖蒲二钱，茯苓五钱，附子一分。水煎，以竹筒通喉中，令人含药送下，无不受。一剂气苏，再剂心热自解，肢温。厥症多热，肢冷如冰，正心热如火也。热极反为寒颤，颤极人死，心实未死。方以人参固生气，黄连清心中包络火，附子为先锋，菖蒲为向导，引参、连突入心中，又得芍、苓、半夏平肝不助火，利湿共消痰，则声援势盛，攻邪尤易。或疑黄连清热，何用人参？既用参，何必许多？孰知六经遍传以攻心，脏腑自虚，用连不用参，则有勇无谋，必斩杀过甚，反伤元气。主弱臣强，虽救君不能卫君，不几虚用奇兵哉。

中 寒

一严寒忽感阴冷，直入腑，肢体皆冷，目青，口呕清水，腹中雷鸣，胸胁满逆，体寒发颤，腹中有凉气一股直冲而上，猝不知人，此寒气直中七腑也。中寒与伤寒大异。盖伤寒由表入里，中寒由腑入脏。虽入腑、入脏同是直中，治法终不同。盖入腑寒

---

[1] 大：《辨证录》作“火”。

轻，治入腑之寒，乌可重于治脏哉。惟腑有七，中腑药似宜别。然阴寒中人，必乘三焦之寒而先入，温三焦，七腑之寒尽散。然三焦所以寒，又由胃气虚。徒温三焦而不急补胃气，则气虚不能接续，乌能回阳于顷刻？用**救腑回阳汤**：人参五钱，附子、肉桂一钱，巴戟一两。方用参扶胃，桂、附回阳，更借巴戟补心肾火，心肾火旺，三焦火更旺，且生胃气回阳，故用为君，尤统三位健将扫荡祛除，所以一剂奏功，阳回阴邪立散。

一严冬忽感阴寒，唇青身冷，手足筋脉拘急，吐泻，心腹痛，囊缩，指甲青，腰艰俯仰，此阴寒中脏。中脏重于中腑，寒入五藏，似宜分治，然不必分，直温命门火，诸脏寒尽散。盖命门为十二经主，主不亡，心君无下殿；肝木无游魂，肺金不为魄散，脾土不崩解。惟命门既寒，阳为阴逼，越出肾外，五藏不能独安，各随阳而俱遁。故中脏不必治五脏，温命门寒邪可解。虽然，五脏苟虚，大兵到处，扫荡群妖，苟无粮草，何以供命？此命门宜温，五脏之气亦当补。用**荡阴救命汤**：人参一两，白术、熟地、附子、茯神三钱，肉桂一钱，枣皮二钱。水煎服。一剂阳回，再剂全愈。何神速？盖寒入五脏，由命门阳外出，一回其阳，寒气不留于脏。方用参、术为君，似救心、脾，附、桂、枣皮，肾亦救之，肺肝独缺，何以斩关直入，回阳顷刻？不知五脏为寒邪所犯，大约犯肾之后即犯脾、犯心，至犯肺、肝无多。故专固心肾脾，肺肝已寓，况参、附并用，无经不达，有肝肺不入乎？况补肝、补肺皆收敛药，祛邪使出，乌可留邪使入？倘用收敛补肝肺，反制参、附之手，不迅荡阴。此用药不杂，有秘义也。或曰收敛既不可以补肝肺，岂熟地、枣皮又可补肾？嗟呼！此又不通之论也。肾中水火原不相离，附、桂大热回阳，未免肾中干燥，与其回阳后补肾水以济阳，何如用火之时防微之为得。所以少用熟地、枣皮于附、桂中，以制火横。且火得水归源，水招火入宅。

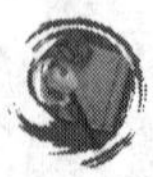

一冬月直中阴寒，吐泄，身发热，人谓伤寒传经症，不知寒直中少阴，非传经也。直中阴寒，原无身热，兹何以热？此正阳

与阴战，邪旺正不安于弱，以致争斗而成热。若传经少阴症，必数日后始吐泻，未有初感一日即身热，上吐下泻者，故乃直中，非传经也。直中，邪即入里；传经，由表入里。用**人参附子茯苓汤**：人参一两，茯苓五钱，附子一钱。一剂吐泻止，身热退。何其速也？此症原因阳气弱，阴气盛，故发热。助阳气，阳气旺，阴自衰。又佐附子勇猛，突围破敌，转易成功。且茯苓分消水气，胃土得安，上下之间无非阳气升降，阴邪何能冲决。

一直中阴寒，肾独受，身颤手颤，人谓寒入骨中，谁知命门火冷，不能外拒阴寒。盖命门十二官[1]主，人有此火则生，无之则死，火旺运用一身，手足自温；火衰不能通达上下，一身皆冷，何能温手足？故命门火旺，可拒寒邪，惟火衰极，阴寒内逼，直入肾宫，命门火畏寒邪盛，几乎不敢同居。身颤难以自主，手颤难以外卫。法宜温补命门火。主不弱而后阳气旺，通达上下，阴消寒散，不致冲犯心宫。用直中阴脏第一方治之。附子、丁香一钱，肉桂、白术二钱。一剂寒祛，身手定。方尽阳药，以治阴症固宜，然急症何以少用分两，成功至神？盖因火欲外越，一助火即回宫。火既归，又有余火相助，则命门火旺，毋论祛寒，寒已望火遁矣。

一少阴肾感中邪气，小肠[2]作痛，两足厥逆，人谓寒邪直入肾，孰知入肾兼入小肠腑乎。肾，脏也，脏重于腑，何必辨其邪入小肠？然辨症不清，药定寡效。虽肾开窍于二阴，又曰肾主大小便，肾寒小肠亦寒，治肾小肠亦愈，终不知小肠与肾同感寒也。盖寒客小肠则腹痛脉不通，脉既不通，安得两足不厥逆？法不必治小肠，仍治肾。治肾者，温肾也，温肾即所以温小肠。用**止逆汤**：附子一钱，白术三钱，前子三分，吴萸五分。一剂痛除厥止。方用附子祛寒，吴萸通气，加白术、车前利腰脐消湿，虽治小肠，实温肾宫。命门热，小肠之气化自行，又焉有不通。故

---

[1] 官：原作“关”，声之误，今改。
[2] 肠：钱本作“腹”。

不治痛痛除，不转逆逆定。

一猝中阴寒，身不能动，人谓寒中脾，谁知寒中肾乎。中寒手足不能动，已是危症，况身不能动乎。盖手足冷不动，犹四隅病，身僵不动，中州之患。脾主四肢，身不独属乎？人非为不生者，非心火，乃肾火。肾火旺，脾土自运于无穷；肾火衰，脾难转于不息。故肾寒脾亦衰，脾寒身自不能动。法不可徒治脾，必须温肾火。用直中阴脏第二方治之。附子、干姜、肉桂一钱，熟地二钱。一剂身动寒消。方用桂、附子、姜直捣中坚，迅扫寒邪，命门火勃发，寒邪自去。然过用纯阳，未免太燥，佐熟地，使阳得阴而生水，不至阳缺阴而耗水。

人有猝犯阴寒，两胁极痛至不可受，如欲破裂，人谓寒犯肝，谁知寒犯肾。胁乃肝位，犯肾宜病在肾，何在肝？因肾寒又畏外寒之侵，肾血逃肝子家，受创深重，不敢复出。肝因肾水遁入，见母受伤，能无复仇乎？自然奋不顾身，怒极欲战，两胁欲破，正肝郁难宣也。法以火熨外寒，少济其急。用**宜宽汤**[1]救之。人参一两，熟地二两，附子一钱，柴胡五分，甘草三分，肉桂三钱。一剂痛定。人见用参、附回阳，未必疑；用熟地滋阴，必疑。嗟乎！肾遁入肝，寒邪必乘势逼肝，肝气一怯，非上走于心，必下走于肾。走于心，引邪上犯心君，有下堂之祸；走于肾，引邪下侵相位，有同殉之虞。故用人参补心，使心不畏邪；熟地补肾，使肾不畏邪。肝瞻顾于子母，两无足虑，自然并力御寒。又益助火舒木之品，肝中之郁火解，故背城一战而奏捷。倘此药不效，是心肾两绝，肝独存，何能生？

---

[1] 宜宽汤：钱本与《辨证录》均作“宽肝汤”。

卷　二

山阴　陈士铎远公父原本
宁乡　文守江南纪氏敬述

中　风

一人室向火，边热边寒，遂致左颊出汗，偶出户，为贼风所袭，觉右颊拘急，口喎于右，人谓中风，孰知向火，火逼热并一边也。惟和气血，佐解火，则火平，喎斜正。用**和血息火汤**：升麻、秦艽、甘草一钱，黄芪、麦冬三钱，防风、桂枝三分，当归、玄参五钱，白芷五分，花粉二钱。二剂愈。方补血气为先，何辅佐多用阳明药？盖阳明脉起于鼻交中，循鼻外，入上齿中，是两颊与齿正阳明部位。升麻、白芷，阳明经药，用之引于齿颊。秦艽能开口噤，防风能散风邪，桂皮实表，固宫卫，与黄芪、玄参同用，善通经络，活脏腑，纵真有风邪何处存？自应如桴鼓。

一久痢后卒昏仆，手撒眼瞪，小便自遗，汗出不止，喉作曳锯，人谓中风，孰知病在下多亡阴，阴虚阳暴绝，本不治。然灸气海，阳气得续，亦有生者。但阳回不用补气，阳气随回随绝。用**独参汤**：人参三两，附子三分。煎灌，而人不死。气海前与丹田相通，乃生气之原，故灸之而阳回，非助以人参，则气回不能生生不息。

一两手麻，面亦麻木，人谓中风将现，谁知气虚不能运血。头乃六阳之经，面乃阳之外见。气旺则阳旺，气衰则阳衰。旺则气行于面，面乃和；衰则气滞于血，面乃木。面木，阳衰可知，何能运动手指？治宜补气，通阳之闭，手面之麻木解。方用**助气通阳汤**：人参、当归、茯苓三钱，白术、黄芪、葳蕤五钱，防风五分，花粉、麦冬、乌药二钱，木香、附子三分。二剂手解，四剂面解，六剂不发。此方大补气，气旺血行，又何麻木？

一身猝倒，目紧闭，昏晕不识人，人谓中风危症，谁知乃心气乏绝乎。身中未有不痰盛者，痰盛则直走心经，心气乏绝，则痰涎壅住，膻中不能开。虽膻中为心君相，痰来侵心，膻中先受，所以障心而使痰不入。然膻中本卫心以障痰，何反壅痰以害心？不知心气虚，膻中亦虚，膻中既虚，仅可障痰以卫心，力难祛痰以益心。况痰气过盛，犯心甚急，膻中坚闭夫膜膈，使痰之不入，心气因之不通，不能上通，故目闭不识人。治法急宜补君相火，佐之祛痰，心气一通，目自开，人自识。用**四君子加减**治之。人参一两，白术二两，茯苓三钱，附子一钱，竹沥、姜汁一合、菖蒲三分。一剂目开，再剂识人。此方用参、术以救生气之绝，然非附子，断不能破围直入。非竹沥、姜汁，则痰涎间隔。然附子孤单，又借菖蒲向导，直达心宫。

一素性好饮，两臂作痛，服祛风治痰药更麻木，痰涎愈盛，体软筋弛，腿膝拘疼，口噤语涩，头目晕重，口角流涎，身如虫行，搔起白屑，人谓中风已成，抑知脾气不足乎。人生赖饮食以养，饮食过多，反伤脾气，脾气伤，有何益？况酒散人真气，少饮则益，多饮则损。贪杯则脏腑无非糟粕之气，欲真气无伤，得乎？故体软筋弛，脾虚不能运也；痰涎加盛，脾虚不能化也；腿膝拘痛，脾虚不能行也；口噤语涩，脾虚气难接也；头目晕重，脾虚气难升也；流涎，脾虚不能摄；起屑，脾虚不能润，不补脾气乌能愈？用**六君子**加味治。人参五钱，白术一两，甘草一钱，半夏二钱，陈皮五分，附子三分，茯苓三钱。十剂愈。六君补脾兼治痰，然非附子，不能走经络，通血脉。或疑白术太多，不知白术健脾又去湿，多用始能利腰脐升阳气，阳气不下陷，脾得建其运化。

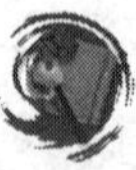

一怒后吐痰，胸满作痛，服四物、二陈加芩、连、枳壳不应，更加祛风，反致半身不遂，筋渐挛缩，四肢痿软，日晡益甚，内热口干，形体倦怠，人谓风中于腑，谁知郁怒未解，肝气未舒所致。误用风药，损气伤血，致似中风。法须仍解郁怒，佐补血补气，益阴益精之味。用**舒怒益阴汤**：熟地、白芍一两，当归五钱，茯苓、麦冬、丹皮三钱，甘草、陈皮五分，柴胡、人参一钱，白术二钱。十剂筋缩愈，再十剂肢不软。后用六味汤煎饮二月半，身皆遂。方即逍遥散加味，用参、地、麦冬，实有妙义。盖逍遥散为解郁圣药，散而得补，补始有功。用白芍一两以平肝，肝气平则木不克土，又健脾开胃，辅佐相成，反败为功。

一怀抱郁结，筋挛骨痛，喉间似有结核不下，服乌药顺气等方，口眼歪斜，两臂不伸，痰涎愈甚，内热晡热，人谓偏枯之渐，谁知肝木不舒乎。木既不舒，木中之火又安得舒，自然木来克土，脾胃两伤，脾热胃燥，内自生风，正不必外风入始见前症也。法自必补脾胃。然徒补脾胃，肝来克土，脾胃仍不舒，必须摅肝以扶脾胃始得。方用**舒木生土汤**：白芍、熟地五钱，茯苓、白术、玄参三钱，山药、远志、郁金、人参一钱，生枣仁、麦冬、当归二钱，甘草五分。此心、脾、胃、肺、肝、肾药也。何以谓舒木生土汤？不知心者不耗肝气，治肾所以生肝，治肺使不克肝，治脾胃使不仇肝，群药无非滋肝舒木。木舒脾胃有不得其天者乎。此名实有微意。

一一时猝倒，口吐痰涎，发狂号叫，坐立不定，目不识人，身中发斑，数日后变成疮疖，此真中风。盖元气未虚，忽为风邪所中，正盛邪又不弱，两相战不肯负，于是痰涎出，狂叫起，心中如焚，坐立不安，目不识人。内热既盛，由内达外，故斑发皮肤。火毒难消于肌肉，因变疮疖。如人家门户既牢，主伯亚族又健，突来强盗，劈门而入，两相格斗，大声咤叱，战斗既酣，目裂眦决竟不知。同舟人非敌国土矣，因而火攻烧杀，反成焦头烂额。法不必助正，惟事祛邪。用**扫风汤**：荆芥五钱，防风、半夏、茯苓三钱，陈皮、苏叶一钱，花粉钱半，黄芩二钱。一剂狂定，二剂痰消，三剂斑化，疮疖愈。此症万中生一人。不知中风真症，吾独表之，使知真中风如此，类中风亦宜辨。

一素多内热，一旦颠仆，目不识人，左手不仁，人谓中风，谁知肾水不足养肝，肝木太燥，木自生风颠仆。若作风治立亡，即作气虚治，阳旺阴愈消。必补肾水以生肝木，木得其养。用**六味汤**加味治。熟地、白芍一两，枣皮、当归五钱，山药四钱，茯苓、丹皮、泽泻、白芥子三钱，柴胡一钱。一剂识人，四剂不仁愈，十剂全愈。六味丸治中风效者，以其似中风也。六味滋水，归、芍平肝木，柴胡、白芥子疏通肝气，消两胁之痰，水足木自条达，痰去气自疏通，内热顿除，体自适，又何左手不仁。

一人忽自倒，不能言语，口角流涎，右手不仁，肌肤顽，人谓气虚中风。气虚则有之，中风则未也。此乃心气虚，不能行气于胃，胃气又虚，胃自生热，蒸其津液，结为痰涎，壅塞隧道，不能行气于心，即堵截其神气出入之窍，故神明瞀乱，神明无主，则舌纵难言，廉泉穴开则口角流涎。一身运动，全藉气以行，今气大虚，不能行于四肢，则手自不仁。右，气所属。气不行于肌肤，则痛痒不知。若作风治，未有不死。即于补气中加祛邪药，或可苟延性命，亦必成半体风症。故半体之风，皆错治中风而成也。宜**六君加附子**治之。人参一两，白术、黄芪二两，半夏三钱，茯苓五钱，附子、甘草、陈皮一钱。一剂声出，二剂痰涎收，十剂尽愈。参、苓、芪、术补气圣药，加附子遍达诸经，岂独心胃相通，痰涎不壅塞乎？［批］原本未载附子分两，据愚酌定。文守江。

一无故身倒，肉跳心惊，口不能言，手不能动履，痰声如鼾，惟目能动，人谓因痰中风，孰知此痰病也。怪病多生于痰，痰病多生于湿，痰湿结而不散，有见鬼猝倒者，此特其一耳。医谓中风，误矣。然不治痰而治风，适招风生变；即不治风而治痰，亦不能消痰弭灾。必大补气血，用**十全大补汤**：人参、当归、茯苓、白术五钱，黄芪、熟地一两，白芍三钱，甘草一钱，

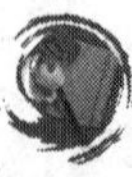

川芎、肉桂二钱。一剂能言，二剂惊跳止，三剂鼾声息，十剂手动足行。又廿剂，如无病人。此症世以风治，多偾事。惟大补气血，断不生变。

一一时猝倒，痰涎壅塞，汗出如雨，两手足懈弛不收，口不能言，囊缩，小便自遗，人谓中风急症，谁知阴阳两脱症。至危，刻不可缓。作风治，下口立亡，必三**生饮**救之。人参二两，生附子一枚，生南星五钱，生半夏三钱。一剂囊伸，小便止，再剂能言，始议他药。此病甚暴，非斩关夺门，何能直入脏腑，追散失之元阳？故投于人参数两，始可夺命于顷刻。惟关门既开，再有**济急丹**：人参、当归、熟地、麦冬一两，白术、茯苓、枣皮五钱，半夏三钱。二剂元气日旺，虚汗不流，手足运动，无瘫痪之忧。如破城而守，内无粮草，士有饥色，今关门大开，搬运而入，仓粮足，兵马飞腾，贼自望风而遁。倘仍用附子、南星，过于酷烈，损伤元气，不又多乎？妙在用归、地、枣皮、麦冬资阴。盖前此斩杀太甚，脏腑枯焦，一旦赀财接济，真不啻恩膏之赐，自然踊跃奋兴，手舞足蹈。

一口眼喎斜，身欲颠仆，腹中时鸣，如囊裹浆状，人谓中风，内有水湿。水湿之气由于脾气虚，脾气不能运化夫水，水乃停积不化，必涌上。涌于头作晕，涌于口眼而为喎斜。水在上则头重足轻，故身欲颠仆，似中风实非中风。方用**分水止鸣汤**：人参五钱，白术、茯苓一两，车前子、半夏三钱，肉桂一钱。四剂腹中鸣止，口眼平复。此原无风，故不必祛风，单健脾气，土能制水。又虑徒消膀胱，恐水冷不化，再补命门火以生脾土，土有先天之气益，足以分后天之澜。大地回阳，溪涧无非春气，则膀胱不寒，尤能雪消冰解无阻隔。或曰口眼喎斜，实系风症，安在水气使然？不知水寒成冰，口眼处于头面之间，一边经寒风而成喎斜，似中风，然非风在内。风既在外，不入腠理，又何必祛风。

一猝倒后，渐致半身不遂，人谓中风成偏枯。中风万中间生一二，岂可因一时猝倒即作中风治。此原无风邪，既气虚猝倒，此时大补气血，少佐消痰，焉有偏枯症。惟过于祛风耗气，必右身不遂；耗血，必左身不遂。猝倒时正气不能主宰，乃不补气专耗气，欲气之周遍于身，得乎？天下至误者，谓中风有经、络、脏、腑之分。自此言出，世遂信风初中络，不可引入经；既中经，不可引入腑；既入腑，不可引入脏。诸般风药，杂然乱投，脏腑经络，未尝有风，强用风药成偏枯，犹其幸也。盖脏腑无风，元气实，尚不可用药侵耗，况羸弱摇摇靡定。今不死成偏枯，亦因补正中用祛风之剂，犹存残喘耳。然已成偏枯，可再用风药乎？用**全身汤**：人参、白术二两，茯苓一两，半夏三钱，附子三分，神曲一钱。四剂手足能举，八剂动履如故，身臂皆轻。

一猝倒后遍身不运[1]，手足不收，人谓中风成瘫痪，不知血虚气不顺。手得血能握，足得血能走，今手足不收，正血虚耳。气血本相兼，使血虚气顺，气能生血，尚供手足之用。今气不顺，气血有反背之失，欲血荫手足，得乎？故不独手足不收，一身且尽不通。手足犹在四隅，一身不通，腹心之疾。症名风痱，实无风也。用**四物汤**加味治。熟地、当归一两，白芍五钱，川芎、人参、半夏二钱，黄芪三钱。二剂知痛痒，十剂能步履，再十剂全愈。若用风药，耗烁其血，血干气亦不顺，气既不顺，血益加虚，必为废人。

一猝倒于地，奄忽不知人，人谓中风重症，然此气虚不接续耳。既无口眼㖞斜，又无手足麻木，若作风治，必引风入室。世谓中风必须填塞空窍，使风不能入。今用风药以治无风症，安得不开腠理？腠理即开，玄府大泄，欲风不人得乎？气虚不能接续，致猝倒，奄忽不知人，是风懿病，内未有风，作中风治，误也。用**六君子汤加人参**治。人参五钱，白术一两[2]，甘草、陈皮一钱，半夏、茯苓三钱。一剂知人，二剂全愈，盖不治风，自能

---

❶ 运：钱本与《辨证录》均作“通”。

❷ 一两：原作“一钱”，字之误，今据钱本与《辨证录》改。

奏功。

一一时猝倒，状似中风，自汗不止，懒言语，人谓中风，谁知亦是气虚。猝倒加自汗，此虚极乃亡阳，非中风也。亡阳必用参附，始有生机，误用风药立亡。用**参芪归附汤**救之。人参、当归一两，黄芪二两，附子三钱。一剂汗止，二剂言出，四剂神气复。或曰猝倒后无五绝症，只汗多语言懒，似可缓治。不知此症非轻缓。凡初病易图功，久病难着力，亡阳症元气初脱，此时大补气血，实有无穷挽回。苟因循退缩，坐失机宜，日久百剂难效。

一男子，身未倒，右手不仁，言语謇涩，口流沫，人谓半肢风，然非外风，本气自病，名中气。气何有中？因似中风，又非中风，故曰中气。乃气虚，非中风，故不中左而中右。盖左血，右属气。女子右为血，左为气。男子右手不仁，非气虚何？惟极补气随效，用**至仁汤**：人参、白术、黄芪一两，茯苓、苡仁、半夏三钱，肉桂二钱，甘草一钱。一剂语清，二剂沫止，十剂不仁愈。此补气之妙也。或疑气虚补气，何加消痰？岂气旺不能摄水，气盛不能化水耶？至加肉桂助火，不更多事？不知气虚，未有不脾胃寒，脾胃既寒，水谷难化，不变精而变痰。故气虚者痰盛，痰乘气虚作祟，上迷心，旁及手足，身欲仆，手不仁，口吐涎沫。用参、芪补气，复用苓、术健土治湿，痰无可藏之经，更加半夏、以仁，逐已成之痰，犹恐脾胃久寒，入肉桂补命门火，火自生土，土旺气自郁蒸。气有根蒂，脏腑无非生气，经络皮肉何至不通。

一身未颠仆，左手半边不仁，言语謇涩，口流涎，人谓半肢风。谁知血虚，血不养筋脉，似中风耳。中气病速易效，中血病缓难效。中气阳症，中血阴症，阳速阴迟耳。用**生血起废汤**：葳蕤二两，熟地、当归一两，山药四两[1]，茯苓、白芥子五钱。一

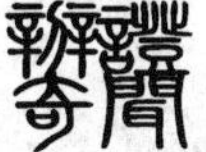

[1] 山药四两：《辨证录》作“山茱萸四钱”。

剂语清，十剂沫止，三十剂不仁愈。后再加人参三钱，黄芪五钱，减当归五钱，再服二十剂，不发。或疑葳蕤过中和，不若四物流动，白芥子虽消膜膈痰，起首口角流涎，宜多用，后可少减，何始终用五钱？不知血病生痰，消痰始能补血。况中血血虚极，膜膈间皆痰，非多用白芥子断不能消。白芥子消痰不耗气，且助补血药生血，故始终必需。但力不及半夏、贝母，故必多用。四物补血圣药，白芍非中血所宜，川芎过于动，故特用葳蕤生血又起废，同归、地用，尤易奏功。且葳蕤暂用难效，久服易建功，治缓病实宜。况用二两，力更厚，加以辅佐得宜，故始终攸利。

一头面肿痛，口渴心烦，一旦猝中，手足溺[1]，言语不清，口眼歪斜，人谓中风，谁知中火。火生木中，每藉风力，中火似即中风。不解风，火何由息？抑知火所畏者水，祛风息火，火焰少戢，火根未除，滋水救火，火光自消，况火中，内实无风，用祛风药，毛窍尽开，反通火路。火路通，风反得入，风火互势，欲不变风症得乎？法贵补水，用**灭火汤**：玄参三两，沙参二两，白芥子三钱，茯苓、熟地一两，枣皮、麦冬五钱，北味一钱。十剂全愈。玄参息浮游之火，群药补水添精，自然水足火衰，倘少加风药，则拘挛其手足，水转助风，反增火势。或曰不用风药，独不可用凉药？不知实火可寒凉直攻，虚火断不可用，况玄参微寒，补中带泄，何必再用凉药。

一时猝中，手足牵搐，口眼㖞斜，语言如故，神思清，人谓阳虚中风。阳虚猝倒必神昏，今神思清，乃阴虚之中耳。阴虚非血虚，盖真阴肾水干枯，不能上滋于心，痰来侵心，一时猝中，及痰散，心清如故。作中风固错，作中血亦非。惟直补肾真阴，精足肾自交心，心液流行各脏腑，诸症自痊。用**填阴汤**：熟地四两，枣皮、北味、牛膝、三钱，麦冬、山药一两，白芥子五钱，故纸一钱，附子一分。水煎服。十剂全愈。枣、药、熟地填精圣

[1] 溺：钱本、《辨证录》作“搐搦”。

药，麦冬、五味益肺仙丹。单补肾水恐难速生，故又补肺，子母相资，更易滋润。又恐阴不下降，故用故纸、牛膝下安肾宫，则浊[1]阴不致上干，真阴自然相济。然阴药太多，未免过于腻滞，加附子一分以行真阴气，非假以助火也。水得火气，尤易生。

一无恙觉手足麻木，尚无口眼㖞斜等症，人谓风中于内，三年后必晕仆，劝预服搜风顺气药，以防猝中。其论是，所用方则非。手足麻木乃气虚，非气不顺。即气不顺，非风作祟。人苟中风，来甚暴，岂待三年哉？然气虚何以手足麻？盖气虚即不能化痰，痰聚胸中，气不通于手足。宜补气中佐消痰，用**释麻汤**：人参、半夏、白芥子、陈皮一钱，当归、黄芪[2]、白术三钱，甘草五分，柴胡八分，附子一分。服四剂，手足不木。倘仍麻木，前方倍加，再四剂必愈。盖手足麻木，乃四余轻病，不必重治。人疑重病，风药乱投，反致误事。苟知虚而非风，何难之有。

一遍身麻木，不颠仆，状似中风，然风则有之，中则非。此症不可不治风，又不可直治风。不治风，风不能出，直治风，损气血，风又欺气血虚，反客为主不肯去。必补气血中佐祛风祛痰，气血不伤，风又易散。用**解缚汤**：黄芪、葳蕤一两，当归、白芍、人参、白术、熟地五钱，花粉、秦艽三钱，附子、羌活一钱。四剂麻木愈，十剂全愈。同一麻木，何上条用药少，此独多且重？盖手足麻木，无风入体，周身麻木，风乘虚入腑。故上条可轻治，此条宜重治。

一天禀厚，素好饮酒，一时怒激，致口眼㖞斜，似中风，身未仆，且善饮食，脉洪大有力，非中风，乃火盛肝伤耳。此症西北人多，南人少。法不徒泄火，又须养肝血。用**解焚汤**：酒蒸大黄、白芥子、炒栀仁二钱，柴胡一钱，归、芍一两。大黄泄酒毒，栀子泄肝火，但二味除祛未免迅厉。用归、芍大补肝血，盖

---

[1] 浊：原作“独”，字之误，今据钱本、《辨证录》改。
[2] 黄芪：此下《辨证录》有“茯苓三钱”。

血足火自息。尤妙加柴胡、白芥子以舒肝叶风，以消膜膈痰，痰消肝气益舒，肝舒风自去。若误认中风，妄加麻黄、羌活等药，愈祛风愈动火。或不滋肝反补气，阳旺气盛，转来助火，肝中血燥，益足增怒，势必火亢自焚，成猝中。

一猝中后，手足流注疼痛，久则麻痹不仁，难屈伸，人谓中风，以致风湿相搏，关节不利。不知先有水湿，不治元气衰，反去祛风利湿以成。中风既因虚成湿致中，不治虚尚可治风湿乎？然风湿既搏击一身❶，但补气不祛风利湿，亦非救济之道。用**两利汤**：白术、茯苓五钱，薏仁、白芍一两，人参、当归、半夏一钱，甘草、防风五分，肉桂三分。四剂疼痛止，十剂麻痹愈，二十剂屈伸利。方中补多于攻，用防风散风，不用苓、泻利水。盖因虚成风湿，既祛风何可复利水。况白术、薏仁亦利水药。于补水中行利水法，则水无阻滞。水湿去，风难独留，故少用防风，孤子之风，无水，难于作浪。

痹　证

一两足牵连作痛，大便微溏，夜不能寐，卧则足缩不伸，伸则愈痛，人谓伤寒成痹，谁知风寒湿同结大肠乎。风入大肠，日大便，邪似易下，即有湿气，亦可同散，何以固结于中，痛形两足乎？不知寒邪入腹留大肠，又得风湿相搏，不肯遽散，因成痹。法必去风寒湿，使不留大肠，痹病可愈。使徒治大肠邪，三气转难祛散。又宜益大肠气，肠中气旺，转输倍速，三气易祛。用**逐痹丹**：人参一两，白术、茯苓五钱，升麻、神曲五分，甘草、苡仁一钱，肉桂三分。一剂湿去，二剂风寒散。此方治湿多，治风寒反轻。盖水湿最难分消，治其难，易者更易。况治湿不伤元气，大肠自传送，风寒随湿同解。

一呕吐不宁，胸膈饱闷，吞酸作痛，因而两足亦痛，人谓胃

❶ 身：原作“时”，义晦，今据《辨证录》改。

口寒，谁知风寒湿结胃而成痹乎。胃喜热不喜寒，胃口一寒，邪因相犯，风入胃不散，湿停胃不行，三者合，痹成。法祛三邪，仍调胃气，胃气健，三者不攻自解。用**六君子加减**治。人参、荆芥、茯苓三钱，白术五钱，生姜五片，半夏一钱，陈皮、甘草、肉桂五分。十剂全愈。此方开胃，又喜分消，加生姜、荆芥，尤善祛散风寒。

一心下畏寒作痛，惕惕善惊，懒饮食，以手按，如水声嘓嘓，人谓水停心下，谁知风寒湿结于心胞络乎。水犯心则痛，风乘心则痛，毋论风寒湿均能成病，重则必死，今只畏寒作痛，正心胞络障心。心胞既能障心，捍卫之劳，心胞独当其锋，心胞安得不痛。法当急祛风寒湿三者，使毋犯心胞，心君自安。然祛三邪，不补心胞气，则心胞太弱，故必补心胞，兼治三邪。用**散痹汤**：巴戟、白术、山药、莲子五钱，菟丝、炒枣仁、茯苓三钱，柴胡、半夏一钱，远志八分，甘草三分。十剂全愈。此方单治心，以心胞为心相臣，治心正治心包。

一小便艰涩如淋，下身生痛，时上升如疝气，人谓疝，或谓淋，孰知风寒湿入于小肠成痹。小肠主泄水，水出小肠，何邪不去。乃缩住不流，风寒作祟也。必散小肠，风寒湿不难去。然宜兼治膀胱，膀胱利，小肠无不利。虽膀胱亦有痹症，治小肠痹，当以治膀胱者治之。用**攻痹汤**[1]：车前子、茯苓三钱，苡仁一两，肉桂五分，木通二钱，白术五钱，王不留行一钱。连数剂，似淋不淋，似疝不疝，再数剂，痛如失。此方利湿不耗气，祛寒风自散，又何用逐风以损脏腑。

一身上下尽作痛，有时止，痰气不清，欲嗽不能，咽喉气闷，胸膈饱胀，二便艰涩，人谓肺气不行，谁知风寒湿犯三焦乎。三焦主气，气流通于上、中、下，风寒湿感一气即不宣，况三者抟结，毋怪其清浊两道闭塞，因而作痛。法宜急祛三者之

[1] 攻痹汤：《辨证录》作“攻痹散”。

邪。然三焦不可径[1]治，宜兼治肾、肺、脾胃。肾气旺，下焦气通；肺气肃，上焦气降；脾胃气健，中焦气始化。理肾、肺、脾胃气，益散邪，则三焦得令，风寒湿不难去。用**理本汤**：人参、肉桂、豨莶草一钱，白术、芡实、山药五钱，麦冬、巴戟、茯苓三钱，桔梗、贝母五分，白芥子二钱，防己三分。四剂上中下气通，病尽解，八剂诸症全愈。此方扶肺、肾、脾胃气，轻于祛风寒湿者，正理本也。理本，标在中，况兼荡邪，所以能神。

一胸背、手足、腰脊牵连疼痛不定，头重不举，痰唾稠粘，口角流涎，卧则喉中有声，人谓痹症，宜控涎丹。痹虽合风寒湿三邪而成，然气血不虚，邪从何入？即因气血虚，乌可徒治邪不补正？控涎丹甘遂、大戟，无补气血药，用治痹不能收功，坐此弊也。法宜补正助祛邪，则百战百胜。名**补正逐邪汤**。白术、苡仁五钱，人参一钱，桂枝三分，茯苓一两，白芥子三钱。十剂愈。参、术、茯、苡健脾补气又利湿；虽三者合成痹，湿为最多。湿在经络、肠胃间，最难分化。逐其湿，风寒自化，故佐桂枝数分已足。既用薏、苓、参、术健脾利湿，何虑痰为患哉？然三者每藉痰为奥援，用白芥子，膜膈痰尽消，各处之痰有不消乎？痰消，三气无薮可藏。或曰痹成，气血虚，宜并补，何方中补气不益血？不知气旺自生血，血有形之物，补之恐难速生，不若专补气更捷。

一肌肉热极，体上如鼠走，唇口反裂，久则缩入，遍身皮毛尽发红黑，人谓热痹。风寒湿合而成痹，未闻三者外更添热痹。此乃热极生风，似痹实非痹。解阳明热，少散风则得矣，不必更治湿。至于寒邪，尤不必顾，盖既热不寒耳。用**化炎汤**：玄参一两，甘菊五钱，麦冬、羚羊角[2]、生地五钱，炒荆芥、升麻三钱。二剂热少减，四剂尽愈。用玄参、升麻、生地、麦冬解阳明火，更退肺金炎，以肺主皮毛也。然仅治肺与胃，恐只散内热，不能散外热，又使升、芥导出外，不使内留以乱心君。外既清凉，内

---

[1] 径：原作“轻”，字误，今据《辨证录》改。
[2] 角：此下《辨证录》有“镑五分”三字。

有不快乎。羚羊角虽取散火毒，亦藉其上引唇口，使缩裂愈。或谓阳明火毒，盍用石膏、知母？不知火热外现于唇口、皮毛、肌肉，用大寒凉直攻，必从下泄，不能随升、芥外泄。故用玄参、甘菊于补中表火为得。

一脚膝酸痛，行步艰难，按皮肉，直凉至骨，人谓冷痹。痹曰冷，正合风寒湿三者之旨。此虽合三邪，寒为甚。盖挟北方寒水之势侵入骨髓，乃至阴寒，非至阳热不能胜。然至阳热，又恐过虐，恐邪未及祛，至阴之水先已熬干，真水涸，邪水必泛，邪水盛，寒风助之，何以愈痹？用**真火汤**：白术五钱，巴戟一两，附子、防风一钱，牛膝、茯苓、石斛三钱，萆薢二钱。连服十剂，症尽愈。妙在用巴戟为君，补火仍是补水之，辅佐又彼此相宜，不用肉桂、当归温血分，实有意。盖补气则生精最速，生精[1]既速，温髓亦速。若入血分药，则沾濡迟滞，欲速不达。萆薢原忌防风，使相畏而相使，更复相宜，所以同群共济。

一肝气常逆，胸膈引痛，睡卧多惊，饮食不思，吞酸作呕，筋脉挛急，人谓肝痹，是矣。而所以成者，亦血气不足。肝血不足湿乘之，肝气不足风乘之，肝之血气不足寒乘之。三邪侵入肝经，肝血气益亏耗，于是魂不藏于肝，乃越出作惊。肝病何能生心？心无血养，安能生胃？胃气不生，自难消化饮食，强食必至吞酸作呕。饮食养脏腑也，既不消化，不能变精以分布于筋脉，则筋无所养，安得不拘挛。乌可徒三邪，不顾肝经气血？用**肝痹散**：人参三钱，当归一两，川芎、茯苓五钱，代赭石末二钱，肉桂、枣仁一钱，羌活五分。水煎，调丹砂[2]末五分，服十剂全愈。芎、归生血妙矣，尤妙在加人参益气以开血，引代赭通肝气，佐芎、归，气血开通，又加肉桂辟寒，茯苓利湿，羌活祛风，邪自难留，魂自不乱。况枣仁、丹砂末收惊特速。

---

❶ 精：原作“气”，按此承上句之义，当作精是，《辨证录》作精，今改。
❷ 丹砂：此下《辨证录》有“代赭石”三字。

一下元虚寒，复感寒湿，腰肾重痛，两足无力，人谓肾痹。肾虽寒脏，中原有火，有火则水不寒，风寒湿无从而入。人过作强，先天之水日日奔泄，火亦随流而去，使生气之原竟成藏冰之窟[1]，火不敢敌寒，寒邪侵之。寒既入，以邪招邪，风湿又至，则痹症生。法不必去邪，惟在补正。补正，补肾火也。火非水不长，补火必须补水。但补水恐增湿，风寒有党，未能遽去。然肾火乃真火也，邪真不两立，故补真火实制邪火也。况水中有火，何湿不去？最难治者，水邪即去，风寒不治自散。用**肾痹汤**：白术一两，枣皮、茯苓、苡仁、骨皮五钱，杜仲三钱，肉桂一钱，附子、防已五分，石斛二钱。二十剂全愈。妙在补水少，去湿多，况并未补水，于水中补火，火无太炎；于水中祛寒，寒无太利。寒湿既去，风又安能独留？又有防已祛邪，故风寒湿尽去[2]。

一咳嗽不宁，胸膈窒塞，吐痰不已，上气满胀，不能下通，人谓肺痹。亦知肺痹因于气虚乎？肺，相傅之官，治节出焉。统辖一身之气，无经不达，无脏不转，是肺乃气主。肺病则气病，气病则肺病。然则肺痹即气痹，治肺痹乌可舍气不治？但肺虽主气，药不能直入，必补脾胃以生肺气。然生肺者只脾胃，克肺有心，仇肺有肝，耗肺有肾。一处生不敌各处克，此气所以易衰，邪所以易入。且脾胃又能暗伤肺金。饮食入胃，必由脾胃转入于肺，今脾胃即受风寒湿，湿[3]亦随脾胃气输肺，肺乃受伤。况多怒，肝气逆于肺；多欲，肾气逆于肺。肺气受伤，风寒湿填塞肺窍成痹。用**肺痹汤**：人参、茯苓三钱，白术、白芍五钱，苏叶二钱，半夏、陈皮一钱，枳壳、黄连、肉桂三分，神曲五分。十剂诸症尽愈。或谓人参是矣，但多用恐助邪，何用之咸宜？不知肺气因虚成痹，人参畏实不畏虚，况有苏叶治风，半夏消湿，肉桂祛寒，邪何能作祟。苓、术健脾开胃，白芍平肝，连、桂交心肾，肺气安宁，自然下降，正不必陈皮之助。

---

[1] 窟：原作“屈”，声之误，《辨证录》作“窟”，今改。

[2] 此一例《辨证录》在“咳嗽不宁”条下。

[3] 湿：《辨证录》作“邪”。

心 痛

一久患心疼，时重时轻，大约饥则重，饱则轻，人谓寒气攻心，谁知虫伤胃脘乎。盖心，宁静之宫，寒热皆不能到，倘寒犯心，立死，安能久痛？凡痛久皆邪犯心包、胃口，但暂痛，不常痛，断无饥重饱轻。惟虫饥则觅食，头上行，无食充饥，上窜，口啮胃脘之皮，症若心痛。不杀虫，痛何能止？用**化虫定痛汤**[1]：生地二两，水煎汁二碗、入白薇二钱，煎汁一碗，淘饭食之。非吐物如虾蟆，即泄物如守宫。大凡胃湿热人多生虫，饮食倍常，皆有虫，此方皆效。盖生地杀虫于有形，白薇杀虫于无形，合用最神。虫死痛除，非药能定。

一一时心痛，倏又不痛，已而又痛，日数十遍，饮食无碍，昼夜不停，人谓虫。虫痛非一日而成，岂有无端一时心痛乎？或谓火，火必终日痛，非时痛时止。乃此气虚，微感寒湿，邪冲心包作痛，不冲即不痛，心痛不一，此即古云“去来痛”也。痛无补法，独此必须补。然徒用补，不祛寒、祛痰，亦不能定痛。用**去来汤**：人参、茯苓三钱，二术五钱[2]，甘草、川乌二钱，半夏一钱。一剂痛止，再剂不发。方用二术为君，最有微意。盖痛虽由气虚，毕竟湿气侵心包，二术去湿又健脾胃，以佐参、苓补气利湿，湿去气更旺；川乌直入心包，祛逐寒邪；半夏行中脘，消败浊痰；甘草调停邪正，以奏功于眉睫。

一心痛极苦，不欲生，彻夜呼号，涕泗滂沱，人谓火邪犯心，莫知其故。盖肝气不舒，郁火犯心，心属火，火极反致焚心，往往自焚而死。故心火太旺，为心所恶，又肝木助，则心不能受，必号呼求救，自然涕泪交垂。且肝木又系郁火，尤非心所喜，故入心心不受。然火势太旺，不能遏抑，虽心宫谨闭，心包

---

[1] 化虫定痛汤：《辨证录》作“化虫定痛丹”。
[2] 二术五钱：《辨证录》作“苍术三钱、白术五钱”。

掩护，未易焚烧，然肝火，龙雷之火，每从下冲上，霹雳震天，火光所至，焚林烧木，天地且为动荡，能遏止呼？此肝火冲心，所以直受其害。法必泄肝火，解木气郁，少佐安心，心痛自止。用**救痛安心汤**：白芍一两，炒栀子、苍术三钱，柴胡、贯仲二钱，甘草、乳香、没药一钱。一剂止，二剂愈。柴、芍解肝郁，栀子、贯仲泄肝火，乳香、没药止痛，甘草、苍术和中消湿，故二剂奏功。

一真心痛，法不救，其痛不在胃脘间、两胁处，恰在心窝中，如虫咬蛇钻，饮食不入，手足冷，面目青红是也。真心痛有二：一寒邪犯心，一火邪犯心。寒犯心，如直中阴经，病立死，死后手足尽紫黑，甚则遍身青，非药能救，以至急也。倘家存药饵，用人参一二两，附子一二钱，急救之，否则必死。若火犯心犹缓，可觅远物，故不可不传方。但同是心痛，寒热何辨？盖寒邪舌必滑，热邪舌必燥。辨是火邪，用**救真汤**投之。炒栀子三钱，炙草、菖蒲一钱，白芍一两，广木香二钱。一剂全愈，但须忍饥一日，断不再发。慎之！既是心痛，宜用黄连治心火，何以治肝？不知肝为心母，泄肝木则肝不助火，心气自平，正善于治心火也。倘直泄其心，心必受伤，虽暂效，脾胃不能仰给心火，则生气遏抑，必至中脘虚寒，又变他症，此黄连不用反用栀子。

一心痛，百药不效，得寒得热皆痛，谓热不止于热，谓寒不止于寒，盖非心痛，乃胃痛。既胃痛何在心痛不止？不知寒热俱能作痛，不可执诸痛皆火之言，疑心痛尽是火非寒。夫热能作痛，寒何以作痛耶？因寒热相击痛生矣。寒热不并立，同乘于心胃，两相攻战，势均力敌。治心，胃受伤，治胃，心受损，所以治寒治热两无效。法宜两治，心痛自愈。用**双治汤**：附子、黄连、甘草一钱，白芍五钱。一剂自愈。用黄连清心火，附子除胃寒，妙在芍药、甘草为君，使两家和解，入肝平木，肝既平，自不克胃，反去生心，调和心胃，实有至理。

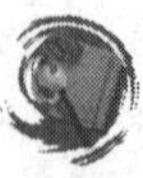

一心痛难忍，气息奄奄，服姜汤少安，按之能忍，日轻夜

重，痛甚时几不欲生，人谓寒邪痛。盖寒有不同，凡心君宁静，由于肾气通心。心肾不交，寒邪中之，心遂不安而痛。徒祛寒不补肾，则肾火虚，不能下热于肾；肾水虚，不能上交于心。此救须救肾，补肾火以救心，尤须补肾水以救肾。用**补水救火汤**：熟地一两，枣皮、山药三钱，巴戟、白术五钱，肉桂一钱，北味五分。二剂愈，十剂不发。此绝非治心痛，用治心肾不交之心痛实奇。盖肾中水火不交，邪直犯心。补肾，使水得火相生，火得水相养，阴阳既济，心肾之阴阳安得有乖。故不必引其上下之相交，肾自通心，心自降肾，又原无寒邪，所以奏功。

胁痛

一两胁作痛，经年累月，时少止，后又痛，痛时发寒热，不思饮食，人谓肝病，尚未知所以成之故。大约多因拂抑，欲怒不敢，不怒不能，忍耐吞声，未得舒泄，肝气郁，胆气亦郁，不能取决[1]于心，心中作热，外反变寒，寒热交蒸，肝血遂瘀，停住两胁作痛。顺境时肝气少舒，痛少愈，若遇不平，触动怒气，前病兴动更重。法须解怒气，解怒要在乎肝。用**遣怒汤**[2]：白芍二两，柴胡、甘草、木香末、乳香末一钱，白芥子、生地三钱，桃仁十粒，枳壳三分。十剂痛除。平肝舍白芍实无第二味，世人不敢多用，孰知必多用而后效。用至二两，力倍寻常，遍舒肝气。况柴胡疏泄，甘草调和，桃仁、芥子攻瘀，乳香、广木止痛。

一横逆骤加，大怒，叫号骂詈，致两胁大痛，声哑，人谓怒气伤肝。然人必素有火性，肝脉必洪大无伦，眼必红，口必大渴呼水，舌必干燥开裂，急平肝泄火，方舒暴怒，倘不中病或稍迟，必触动其气，呕血倾盆。用**平怒汤**：白芍三两，丹皮、当归一两，炒栀仁五钱，炒黑荆芥、花粉、香附三钱，甘草一钱。三剂痛如失。用白芍平肝，甘草缓急，肝气平缓。加当归、荆芥之

[1] 决：原作“快”，字误，今据《辨证录》改。
[2] 遣怒汤：《辨证录》作“遣怒丹”。

散，栀子、丹皮凉泄。然徒散火，火为痰气所结，未能遽散，又加香附通气，花粉消痰，怒虽甚，有不知而解。或疑药太重，凉药过多，讵知人素有火，加大怒，五藏无非热气，非大剂凉药，何以平怒解火。

一跌仆后，两胁胀痛，手不可按，人谓瘀血，用小柴胡加胆草、青皮愈。次年左胁复痛，仍用前药不效。盖瘀积不散，久而成痛。小柴胡半表里药，能入肝舒木，胁正肝部，何以不效？盖能散活血，不能散死血。活血易于推动，行气瘀滞可通，死血难于推移，行气沉积莫涤。用抵当丸，以水蛭、虻下有形死血。一剂必便黑血愈，后用**四物汤加减**调理。熟地、白芍一两，丹皮、三七根末三钱，川芎一钱，当归五钱。苟既下死血，不用四物补血，肝舍空虚，又因虚成痛，惟补血，则死去新生，肝气快畅，何至再痛。又加三七根止血者，盖水蛭、虻虫过于下血，死血行后，新血随之，不其无益。所以旋补旋止，始奏万全。

一右胁大痛，肿如杯覆，手按益甚，人谓肝火，谁知脾火内伏，瘀血成积不散。血虽肝主，肝克脾，脾受肝克，则脾亦随肝作痛。然无形之痛，治肝乃止，有形之痛，治脾后消。今作肿，必有形之痛，乃瘀血积脾中，郁而不舒，乘肝隙，外肿于右胁。法须通脾中伏热，下其瘀血，痛可立除。用**败瘀止痛汤：**大黄、当归三钱，桃仁十四粒，白芍一两，柴胡、甘草、黄连一钱，厚朴二钱。水煎服。一剂瘀下，二剂痛除肿消。此方妙在大黄、黄连、柴胡同用，扫瘀去陈，开郁逐火。然非多用白芍，肝气难平。脾中之热，受制于肝，甚不易散，是病在脾，治仍在肝也。

一过房劳又恼怒，因而气府胀闷，两胁痛，人谓恣欲伤肾，恼怒伤肝，宜兼治。不知肝，肾子，肾足肝易平，肾亏肝血燥。肝恶急，补血以制急，不若补水以安急。况肝血易生，肾水难生，所以肝不足，轻补木得养；肾水不足，非大补水不能长。况

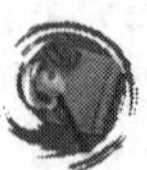

房劳后两胁痛甚，亏精更多。**填精益血汤**：熟地一两，山药[1]、白芍五钱，当归、沙参、地骨皮、白术三钱，柴胡一钱，丹皮、茯苓二钱。十剂全愈。方重补肾，轻舒肝。妙在治肝肾复通腰脐气。腰脐气利，两胁有不同利者乎。故精血生，痛止。

头　痛

一头痛连脑，目赤红如破裂，此真头痛。一时暴发，不治。盖邪入脑髓，不得出也。犹不比邪犯心与犯脏也，苟得法，亦有生者。盖真头痛虽必死，非即死症，传一奇方，名**救脑汤**。辛夷三钱，川芎、当归一两，细辛一钱，蔓荆子二钱。一剂痛止。细辛、荆子头痛药，得辛夷导引即入脑。然三味皆耗气，同川芎用，头虽愈，过于辛散，故加当归之补血补气，气血周通，邪自不能独留于头，所以合用。

一头痛如破，去来不定。此饮酒后，当风卧，风邪乘酒气之出入而中之。酒气散，风邪遂留。太阳经本上于头，头为诸阳之首，阳邪与阳战，故往来经络间作痛。痛既得之于酒，似宜兼治，然解酒药转耗气，愈不能效，不若直治风邪奏功尤速。用**救破汤**：川芎一两，细辛、白芷一钱。一剂愈。盖川芎最止头痛，非细辛不能直上头顶，非白芷不能尽解邪气，遍达经络。如藁本等药，未尝不止痛，然大伤元气，终逊川芎，散中有补。

一头痛不甚重，遇劳、遇热皆发，倘加色欲，头岑岑欲卧。此少年过酒色，加气恼，头重，药不效。盖此症得之肾势[2]，无水润肝，肝燥，水中龙雷之火冲击一身，上升脑顶，故头痛且晕。法宜大补肾水，少益补火，水足制火，火归肾宫，火得水养，不再升为头痛。用**八味地黄汤加减**治之。熟地、川芎一两，枣皮、山药五钱，茯苓、丹皮、泽泻三钱，肉桂一钱。十剂全

---

[1] 山药：《辨证录》作“山茱萸”。
[2] 势：《辨证录》作“劳”。势亦劳也。

愈。后去川芎，加归、芍各五钱，再十剂不发。盖六味补精，肉桂引火，川芎治头痛，合用奏功。但头痛在上焦，补肾在下焦，何治下而上愈？且川芎阳药，入至阴中偏能取效？不知脑髓、肾水原相通，补肾，肾气由河车直入脑，未尝相格。川芎虽阳药，然补血走脑顶，独不可入脑内乎？况肉桂助火，火，阳也。同气相合，故同群共济，入于脑中，又能出于脑外，使宿疾寒邪尽行祛散。寒既散，肾火永藏下焦，水火既济，何至再冲。后去川芎者，头痛痊，恐耗气耳。加归、芍，肾肝同治，尤善后。

一半边头风，或左或右，大约多痛左，百药罔效。此郁气不宣，又加风邪袭少阳经，致半边头痛。时重时轻，大约顺适轻，遇逆重，遇拂抑事更加风寒，则大痛不能出户。久后眼必缩小，十年后必坏目，急须解郁。解郁，解肝胆气也。风入少阳胆，似宜解胆，然胆肝为表里，治胆必须治肝。况郁先伤肝，后伤胆，肝舒胆亦舒。用**散偏汤**：白芍五钱，川芎一两，郁李仁、柴胡、甘草一钱，白芥子三钱，香附二钱，白芷五分。一剂即止痛，不必多服。川芎止头痛，然同白芍用，尤生肝气以生肝血，肝血生，胆汁亦生，如是胆无干燥，郁李仁、白芷自上助川芎散头风。况柴胡、香附开郁，白芥子消痰，甘草调和滞气，肝胆尽舒，风于何藏，故头痛顿除。后不可多用者，头痛久，不独肝胆虚，脏腑阴阳尽虚，若单治胆肝舒郁，未免销除其阴。风虽出于骨髓外，或劳、或感风，又入于骨髓中。愈后须补气血，善后策也。

一遇春头痛，昼夜不休，昏闷，恶风寒，不喜饮食。人谓风寒中伤，不知《内经》云：春气者，病在头。气弱，阳气内虚，不能随春气上升于头，故头痛昏闷。凡邪在头，发汗解表可愈。今气不能上升，是无表邪，若发汗，虚虚，清阳之气益难上升，气不升，则阳虚势难外卫，故恶风寒。气弱力难中消，故不喜食。法宜补阳，则清升浊自降，内无所怯，外亦自固。用**升清固外汤**：芪、术三钱，人参、当归二钱，白芍五钱，炙草五分，陈皮三分，柴胡、蔓荆子、川芎、花粉一钱。二剂愈。即补中益气

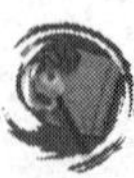

变方。去升麻用柴胡者，以柴胡入肝，提木气也。木旺于春，升木以应春气，则木不陷于肝，清气腾于头，况参、芪、归、芍补肝气，气旺上荣，亦气旺自固，又何头痛。

一头痛，虽盛暑，必以帕蒙头，头痛少止，苟去帕，少受风寒，痛即不可忍。人谓风寒已入于脑，谁知气血两虚，不上荣于头。夫脑受风寒，用药上治甚难，祛风散寒药，益伤血气，痛愈甚。古有用生莱菔取汁灌鼻者，以鼻窍通脑中，莱菔善开窍，分清浊，故可愈头风。然不若佐生姜自然汁。盖莱菔长于祛风，短于祛寒，二汁同用，则姜得莱菔祛风，莱菔得姜治寒。生莱菔汁十之七，生姜汁十之三，和匀，令病人口含凉水仰卧，以二汁匙挑灌鼻中，至不能忍而止，必眼泪口涎齐出，痛立止。后用四物汤加羌活、甘草数剂调理，断不再发。此巧法也。

腹痛

一腹痛欲死，按之更甚，此火痛也。但火有胃、脾、大小肠、膀胱、肾。胃火必汗多、渴、口中臭；脾火走来走去无定处；大肠火，大便闭结，肛门干燥，后重；小肠火，小便闭涩如淋；膀胱火，小便闭涩苦[1]急；肾火，阳强不倒，口不渴，面赤，水窍涩痛。既辨明后，因症治病。今一方治火腹痛，无不愈。名**导火汤**。玄参一两，生地五钱，车前子三钱，甘草一钱，泽泻二钱。二剂皆愈。火有余，水必不足。玄参、生地滋阴，则阳火自降，况前、泻滑利，甘草调和，尤能导火解纷。辨知胃火，加石膏，脾火加知母，大肠火加地榆，小肠火加黄连，膀胱火加滑石，肾火加黄柏，尤效。

人有终日腹痛，手按之而宽快，饮冷则痛剧，此寒痛也。不必分别脏腑，皆命门火衰而寒邪留之也。盖命门为一身之主，命门寒而五脏七腑皆寒矣，故只宜温其命门之火为主。然命门之火

[1] 苦：原作“若”，义晦，今改。

不可独补，必须治兼脾胃。火土相合而变化出焉。然又不可止治其土。盖土之仇者，肝木也，命门助土而肝木乘之，则脾胃之气仍为肝制而不能发生，必须制肝，使木不克土，而后以火生之，则脾胃之寒邪即去，而阳气升腾，浊阴销亡于乌有，土木无战克之忧，而肠腹享安宁之乐矣。方用**制肝益火汤**：白芍三钱，白术五钱，茯苓三钱，甘草一钱，肉桂一钱，肉豆蔻一枚，半夏一钱，人参三钱。水煎服。一剂而痛减半，再剂而痛尽除也。方中虽六君子加减，无非助其脾胃之阳气，然加入白芍，则能平肝木之气矣。又有肉桂以温命门之火，则火自生土，而肉豆蔻复自暖其脾胃，则寒邪不战而自走也。

一腹痛，得食则减，饥则甚，面黄体瘦，日加困顿，此虫痛也。盖因饥食难化物不消，渴饮寒冷不化，久变虫。然虫生于肠胃，倘阴阳气旺，虫骤生，必随灭。惟阴阳气衰，不能运化，虫乃生不死。初食物，后渐饮血，腹痛作。安可单杀虫不补气血？用**卫生汤**：人参三钱，白术五钱，白薇、槟榔、干葛、甘草一钱，榧子、使君子十枚。一剂腹转痛，二剂痛除。转痛，拂虫意也。切忌饮茶水，一饮茶水，虫不尽杀。禁半日，虫尽化水，从二便出。妙在参、术为君，升腾阳气。阳气升，虫不自安，必向上觅食，所佐尽杀虫药也，又安能不死。倘饮茶水，虫得水，翻波鼓浪，死中得活，虫活根未除，虽暂安，久必虫多。

一腹痛至急，胁觉胀满，口苦作呕，吞酸，欲泄又不可得，此气痛也。寒热药俱不效。盖肝木气郁，下克脾土，土畏木克，阳不敢升，因下行而无可舒泄，复转行于上作呕，彼此牵扯，痛无已时。必疏肝气，升脾胃之阳，则土不畏木，痛自止。用**逍遥散加减**最妙。柴胡、白术、甘草、陈皮、神曲一钱，白芍五钱，茯苓三钱，当归二钱。二剂痛止。逍遥散解郁，此痛又须缓图，不必用重剂，可奏功全，所以不更立方。

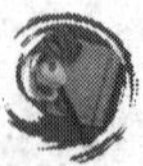

一多食生冷燔炙或难化物，积腹内作痛，按之痛疼更甚，此食积肠中，闭结不出，燥屎作痛也。法宜逐积化滞，非药下之不

可。然下多亡阴，又当先防。人能食，阳旺也，能食不化，阴衰也。阳旺何物不消，安有停住大肠？必阴血不能润大肠，阳火焚烁，遂致大肠熬干食物，结为燥屎不下，阴阳不通，变成腹痛。治宜滋阴佐祛逐，则阴不伤食亦下。用**逐秽丹**：归尾五钱，大黄、丹皮三钱，甘草、枳壳❶一钱。一剂燥屎下，腹痛顿除，不必二剂。用大黄、枳壳逐秽，丹皮、归尾补血生阴，攻补兼施，何患亡阴。

一腹痛从右手指冷起，渐上至头，如冷水淋灌，由上而下，腹大痛，已而遍身大热，热退痛止。或食或不食，或过于食皆痛。初一年一发，久一月一发，后至旬日发。用四物加解郁，四君加消积，二陈汤加消痰破气和中药，俱不应，人谓有瘀血，谁知阳气极虚。盖四肢阳末，头为诸阳之会，阳虚恶寒，阴虚恶热；阴胜发寒，阳胜发热。今指冷上至头，明是阳不敌阴，失其健运，痛乃大作。后大热者，寒极变热及寒热两停，阴阳俱衰，故热止痛亦止。法单补阳，阴自衰，况阳旺则气旺，气旺血自生，气血两旺，又何争战作痛。用**独参汤**：人参一两，加陈皮八分，甘草一钱。十剂痛止。独参汤补气。仲景曰：血虚气弱，以人参补之，故用止痛。或曰四君补气，何以不效？盖四君有术、苓分人参之权，不若独参汤，功专力大，况加消积药。无积用消，虽服人参，止可救失。

腰痛

一腰重如带三千文，不能俯仰，人谓腰痛。腰痛不同，此房劳行役，又感风湿而成。既房劳行役伤肾，必须补肾无疑，何愈补愈痛？盖腰脐之气不通，风湿入肾不得出耳。法宜先利腰脐之气，祛风利湿后，大补肾中水火自愈。用**轻腰汤**：白术、苡仁一两，茯苓五钱，防己五分。水煎服，二剂腰轻。方妙全在利湿不治腰，一方两治。然忌多服，以肾有补无泄，防己多用，必至内

❶ 枳壳：《辨证录》作“枳实”。下枳壳同。

泄肾邪，损伤正气。故肾中有邪，泻去肾邪而腰轻。至邪尽，过泻肾水而肾病。另用**三圣汤**。桂仲一两，白术五钱，枣皮四钱。水煎服。此方补肾水火，仍利腰脐，肾中有可通之路，则俯仰皆适矣。

一动则腰痛，自觉其中空虚无着，乃肾虚腰痛也。夫肾虚，有水火不同。经谓诸痛皆属火，独肾虚腰痛非火。肾中有火则腰不痛。然治肾虚腰痛，宜补肾火耳。然火非水不生，不补水，火无水制，痛亦不止。必于水中补火，水火既济，肾足痛自除。用**补虚利腰汤**[❶]：熟地一两，杜仲、白术五钱，故纸一钱。水煎，连服四剂自愈。故熟地补肾水，白术利腰脐，熟地不至呆补。杜仲、故纸补火止腰痛，得熟地则不至干燥，调剂相宜，故效最捷。

一腰痛日重夜轻，小水难涩，饮食如故。人谓肾虚，谁知膀胱水闭。膀胱为肾府，膀胱火盛则水不能化，水反转入肾中。膀胱，太阳经也。水火虽犯于肾之阴，病终在阳不在阴。故不治膀胱而治肾。用补精填水或添薪益火，增肾气之旺。然阴旺阳亦旺，肾热膀胱亦热，膀胱之水不流，膀胱之火愈炽，必更犯肾宫而腰痛莫痊。用**宽腰汤**：车前子三钱，苡仁、白术、茯苓五钱，肉桂一分。水煎服。一剂膀胱之水大泄，二剂腰痛顿宽。车前、茯苓利膀胱水，苡仁、白术利腰脐气，则膀胱与肾气内外相通。加肉桂一分，引肾气外归于膀胱，直达于小肠，从阴外泄，不返入肾宫，则腰痛速愈，岂偶然哉。

一大病后，腰痛如折，久成伛偻者，此湿入肾，误服补肾药而成者。夫腰痛本是肾虚，补肾正宜，何反受其损乎？不知大病后腰痛如折者，乃脾湿，非肾虚也。脾湿当去湿，乃用熟地、山药等味，湿而加湿，正其所恶。医工不悟，疑药味轻，益加分两，遂致腰脐河车之路，竟成泛滥之乡，伛偻之状成矣。用**起伛**

❶ 用补虚利腰汤：此六字原无，今据《辨证录》补。

汤：苡仁三两，白术二两，黄芪一两，防风三分，附子一分。水煎，日服一剂，三月全愈。此方利湿不耗气，水湿自消。加防风、附子于芪、术中，有鬼神不测之机，相畏而相使，建功实奇。万不可疑药剂之大，少减品味，使废人不得为全人也。

一跌打闪折，腰折莫起，似伛偻状，人谓不可作腰痛治。腰已折，其痛自甚，何不可作腰痛治？或谓腰中有瘀血，宜于补肾补血中加逐瘀和血为当，不知皆非。肾有补无泄，加入逐瘀，转伤肾脏。折腰，内伤肾脏，非外伤阴血，活血药不能入肾中，必须专补肾。惟药小用不能成功。用**续腰汤**：熟地一斤，白术半斤。数剂如旧。熟地接骨，不但补肾。白术善通腰脐气，气通接续更易，但必多用。使入大黄、白芍、桃仁、红花等反败事。若加杜仲、故纸、胡桃等药，转不能收功。［批］气通瘀自去，日久血死，恐难治。然瘀死在肾中，终是废人。文守江。

一露宿，感犯寒湿，腰痛不能转侧，人谓血凝少阳胆，谁知邪入骨髓之内乎。夫腰，肾堂也，至阴之络。霜露寒湿，至阴邪也。以至阴之邪入至阴之络，故搐急作痛。但至阴之邪易入难散，肾又有补无泄，散邪必至损真。用**转腰汤**：白术一两，杜仲、巴戟五钱，羌活、防己五分，肉桂一钱，苍术三钱，桃仁五粒。水煎服。一剂轻，再剂止。用白术为君，利湿通腰脐气，杜仲相佐，攻中有补，肾气无亏。且益巴戟、肉桂祛寒，苍术、防己消水，羌活、桃仁逐瘀行滞，虽泄实补。至阴之邪去，至阴之真无伤矣。

卷 三

山阴 陈士铎远公父原本
宁乡 文守江南纪氏敬述

咽喉门

一感冒风寒，忽咽喉肿痛，势甚急，变成双蛾，其症痰涎稠浊，口渴呼饮，疼痛难当，甚有勺水难入者，此阳火壅阻于喉，势若重，病实轻。夫阳火，太阳膀胱火也。膀胱与肾表里，膀胱火动，肾经少阴火即来相助，故直冲咽喉，肺、脾、胃火亦随之上升，于是借三经之痰涎，尽阻塞喉间，结成火毒不解。似宜连数经治，然本始于太阳，泄膀胱火，诸经之火自安。但咽喉近肺，太阳即假道于肺，肺即狭路战场也，安有舍战场要地，先捣其本国乎？用**破隘汤**：桔梗、玄参、花粉三钱，甘草二钱，柴胡、麻黄、山豆根一钱，白芍五钱。一剂咽宽，二剂蛾消。此方散太阳邪二，散各经邪五，尤加意散肺邪者，由近致远也。

一时喉忽痛，吐痰如涌，口渴求水，下喉少快，已复呼水，长成双蛾，大且赤，形如鸡冠，此喉痹，俗名缠喉风。盖因君相二火兼炽，其势甚暴，咽喉之管细小，火不得遽泄，遂遏抑其间，初作肿，后成蛾。蛾有双蛾、单蛾。双蛾生两旁，两相壅挤，中反留一线可通药水,；单蛾独自成形，反塞住，水谷勺水莫咽。宜先用刺法。一则刺少商等穴，然欠切近。用刀直刺喉肿处一分，必少消，可用吹药开之。**吹药方**：胆矾、牛黄、皂角烧灰末、冰片一分，麝香三厘。为绝细未，和匀，吹入喉中，必大吐痰而愈，后用**救喉汤**：射干、甘草一钱，山豆根二钱，玄参一两，麦冬五钱，花粉三钱。一剂全愈。若双蛾不必用刺，方用玄

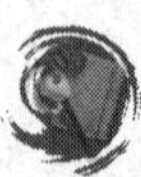

参为君，以泄心肾，火自归经，咽喉之间，关门清肃矣。

一咽喉肿痛，日轻夜重，亦成蛾如阳症，但不甚痛，自觉咽喉燥极，水咽少快，入腹又不安，吐涎如水，将涎投水中，即散化为水。人谓喉痛生蛾，用泄火药反重，亦有勺水不能下咽者。盖日轻夜重，阴蛾也，阳蛾则日重夜轻。此火因水亏，火无可藏，上冲咽喉。宜大补肾水，加补火，以引火归藏，上热自愈。用**引火汤**：熟地三两，巴戟、麦冬一两，北味二钱，茯苓五钱。一剂火归肿消，二剂全愈。方用熟地为君补水，麦、味为佐滋肺，金水相资，水足制火。加入巴戟之温，又补水药，则水火既济，水下趋，火不得不随，增茯苓前导，则水火同趋，共安肾宫，何必用桂、附引火归元乎？况症因水亏火腾，今补水，倘用大热之药，虽引火，毕竟耗水。余用巴戟，取其引火，又足补水，肾中无干燥之虞，咽喉有清肃之益，此巴戟所以胜附、桂也。

一咽喉干燥，久疼痛，人谓肺燥，乃肺热之故。谁知肾水涸竭乎。夫肺生肾，惟肺虚，肺中津液仅可自养，肾耗自来取给，剥肤之痛，乌能免哉？譬人无不养子，处困穷窘迫，则无米之炊，何能止索饭啼饥之哭？倘子成立，自然顾家，聊免迫索；今子日多金取耗，子母两贫，状不可言，肺肾何独不然。用**子母两富汤**：熟地、麦冬三两。一剂燥少止，三剂痛止，十剂尽去。熟地补肾救肺子，麦冬滋肺救肾母。上下两治，肾有润泽，肺无焦焚。此肺肾兼治，熟地、麦冬所以并用。

一咽喉生癣，致喉咙疼痛，症先痒，面红耳热不可忍，后则咽唾觉干燥，必再咽唾而后快，久之成形作痛，变杨梅之红瘰，或痒或痛而为癣。夫癣必有虫，咽喉防范出入，稽查盗贼，贼在关门，岂明知故纵？亦平日失觉察，及根深，欲杀之而不能。故此病多不为意，到后追悔已晚。病因肾水耗，致肾火冲，肺金又燥，清肃之令不行，水火、金火相形，相战于关门，焚烧而用火攻，伤残必多，疮痍聚集，久恋于败怜废砾以为栖止。仍须补肾水，益肺气，大滋化源，兼杀虫以治癣，庶正固邪散，虫可尽扫。用**化癣神丹**：玄参一两，麦冬[1]、五味、白薇、牛子甘草一钱，百部三钱，紫菀、白芥子二钱。二剂痛痊，六剂虫死。另服**润喉汤**：熟地、麦冬各一两，枣皮四钱，生地三钱，桑皮三钱，甘草、贝母一钱，苡仁五钱。十剂痒痛除。更加肉桂一钱，饥服。盖前方微寒，恐伤脾胃，加肉桂，水无冰，冻土得生发，下焦热，上焦自寒。

一生长膏粱，素耽饮，又劳心，致咽喉臭痛，人谓肺气伤，谁知心火太盛，移热于肺乎。夫饮酒伤胃，胃气薰蒸，宜肺热，然胃火熏肺，胃土实生肺，故饮酒尚不伤肺，惟劳心过度，火起于心，肺乃受刑，胃火助之，咽喉乃成燔烧之路，自然唾涕稠粘，气腥而臭，痛症乃成。盖心主五臭，入肺为腥。用**解腥丹**。甘草、桔梗二钱，麦冬五钱，枯芩一钱，桑白皮、天冬、生地、丹皮三钱，贝母五分。二剂痛止，六剂臭除。此治肺兼治心，治心兼治胃。膏粱之人，心肺气血原虚，不滋益二经，但泄火，胃中气血必伤，反增火热之焰。妙在补肺以凉肺，补心以凉心，补胃以清胃，火自退，痛自定。

一咽喉肿痛，食不得下，身发寒热，头疼日重，大便不通。人谓热，谁知因感寒乎。理宜逍遥散散其寒，喉痛即解。人既不信为寒，以用祛寒之药，独不可外治以辨其寒乎？法用：木通一两，葱十条。煎汤，浴于火室中。如热病，必有汗，病不解；倘寒症，虽汤火大热，淋洗甚久，断然无汗。乃进逍遥散，定然得汗而解，痛立除。此法辨寒热甚确，特用治感寒之喉痛也。

牙齿

一齿痛不可忍，每至呼号。此脏腑火旺，上行牙齿作痛。不泄火不能捷效。然火虚实，大约虚火动于脏，实火起于腑。实火

---

[1] 麦冬：《辨证录》用量为“一两”。

有心包、胃，虚火有肝、脾、肺、肾。齿牙各有部位，两门牙上下四齿属心包，门牙旁上下四齿属肝，再上下四齿乃胃，再上下四齿脾也，再上下四齿肺也，再上下四齿肾也。大牙亦属肾。肾经有三牙，齿多者贵。以前数分治多验。火既多，宜分治。然吾用**治牙仙丹**。玄参、生地一两。诸火俱效。辨心包火加黄连五分，肝火加炒栀子二钱，胃火加石膏五钱，脾火加知母一钱，肺火加黄芩一钱，肾火加熟地一两。二剂火散，四剂平复。火既有虚实，何一方均治？不知火有余，乃水不足。滋阴则阴阳之火无不自戢。况玄参泄浮游之火，生地止无根焰，泻中有补，故虚实咸宜，实巧而得其要者也，况辨症加各经药乎？或曰火生于风，治火不治风，恐非妙法。不知火旺生风，未有风大生火。人感风邪，身必发热，断无风止入牙而独痛之理。治火兼治风，此世人之误，治火病用风药反增火势。或疑膀胱、胆、心、大小肠、三焦皆有火，何俱不言？不知脏病腑亦病，腑病脏亦病，治脏不必治腑，泄腑不必泄脏。况膀胱、心、胆、三焦、大小肠俱不入牙齿，故不谈。

一多食肥甘，齿牙破损作痛，如行来行去，虫也。齿乃骨余，最坚，何能藏虫？不知过食肥甘，热在胃，胃火日冲口齿，湿气乘之，湿热相搏不散，乃虫生于牙。初少，久则蕃衍，蚀损其齿，遂致堕落。一而再，再而三，有终身之苦。必外治，若内治，虫未杀而脏腑先伤。用**五灵至圣散**：五灵脂三钱、研绝细末，白薇三钱，细辛、骨碎补五分。各研为细末。先用滚水含漱齿牙至净，后用药末五分，滚水调如稀糊，含漱口齿半日，至气急吐出，如是三次，痛止虫死，断不再发。齿痛原因虫，五灵、白薇杀虫于无形，加细辛散火，骨碎补透骨，引灵、薇直进骨内，虫无可藏，虫死痛自止。

一牙痛久，牙床腐烂，饮食难进，日夜号呼，乃胃火独盛，上升于牙，有升无降故也。人惟胃火最烈，火在何处，即于在处受病。火易升，不易降。火即升于牙齿，牙齿非藏火之地，焚烧两颊，牙床红肿，久腐烂。似宜用治牙仙丹加石膏。然火蕴结，可用前方消于无形，今腐烂，前方又不可用。以有形难于补救。用**竹叶石膏汤加减**治之。石膏、青蒿五钱，葛根、半夏、知母二钱，茯苓、麦冬三钱，竹叶三百片。四剂火退肿消。再用治牙仙丹收功。方用石膏泄胃火，何又加葛根、青蒿？不知石膏降而不升，入二味引于牙齿则痛除，何腐烂之不愈。

一牙齿疼痛，至夜而重，呻吟不卧，此肾火上冲。然虚火，非实火。作火盛治，必不效。作虚火治，时效时不效。盖火盛当作火衰，有余当作不足。乃下虚寒，上假热也。肾不寒，则龙雷之火安于肾宫，惟下寒甚，水亏，肾火无可藏，于是上冲，齿乃骨余，同气相招，留恋不去，至夜肾主事，水不能养火，火自游于外，仍至齿作祟。如家寒难于栖处，必至子舍，子又贫乏，自然触怒。大补肾水，兼补火，火有水养，自不上越。用**八味汤**加骨碎补，二剂不发。六味补水，桂、附引火归源，何又加骨碎补？不知药不先入齿中，则痛根不除，用骨碎补透齿，后达命门，拔根塞源也。

一齿疼难忍，闭口少轻，开口更重。人谓阳明胃火，谁知风闭于阳明、太阳乎。此饮后开口向风而卧，风入牙齿，留而不去，初小痛，后大痛。论理去风宜愈，风因虚入，风药必耗人气，气愈虚，邪必欺正而不出。古用灸法甚神，灸其肩尖微近骨后缝中，小举臂取之，当骨解陷中，灸五壮即瘥。灸后项必大痛，良久乃定，齿疼永不发。若人畏灸法，用**散风汤**[1]治之。白芷、升麻三分，石膏、花粉二钱，胡桐泪、干葛、细辛一钱，生地、麦冬五钱，当归三钱。二剂愈，不必三剂。此方补过于风药，风得补而易散。

一齿痛甚，吸凉风则暂止，闭口则复作，人谓阳明火盛。谁知是湿热壅于牙齿乎？夫湿在下易散，在上难祛。治湿不外利水，下行顺，上散逆。且湿从下受易行，从上感难散。湿热感于

---

[1] 散风汤：《辨证录》作“散风定痛汤”。

齿牙尤难。以饮食必经，不已湿而重湿乎。湿重不散，火且更重，所以经年不止。必上祛湿热，不可单利小水，佐以风药，则湿得风而燥，热得风而凉，湿热解，齿痛自愈。方用**上下两疏汤**：茯苓五钱，白术三钱，泽泻二钱，薏仁五钱，防风五分，白芷三分，升麻三分，荆芥二钱，梧桐泪五分，甘草一钱。水煎服。四剂而湿热尽解，而风亦尽散也。盖茯苓、白术、泽泻、薏仁原是上下分水之神药，又得防风、白芷、升麻、荆芥风药以祛风。夫风能散湿，兼能散火，风火既散，则湿邪无党，安能独留于牙齿之间耶？仍恐难竟去，故加入甘草、梧桐泪，引入齿缝之中，使湿无些须之留，又何痛之不止耶？况甘草缓以和之，自不至相杂而相犯也。

鼻 渊

一鼻流清水，久流涕，又久流黄浊物如脓髓，腥臭不堪闻，流十年必死。此病得之饮酒太过，临风而卧，风入胆中，胆之酒毒不能外泄，遂移热于脑，脑得热毒又不能久藏，从鼻窍出，夫脑窍通鼻，胆气何以通脑？酒气又何以入胆？凡善饮酒，先入胆，胆不受酒，能渗酒，酒经胆渗，酒气尽解。倘多饮，胆不及渗，则胆不胜酒，即不及化酒而毒存。卧则胆气不行，又加寒风，胆更不舒。夫胆木最恶寒风，外寒侵则内热愈甚。胆属阳，头亦阳，胆热不能久藏，必移热上走于头，脑在头中，头无藏热之处，遇穴即入，况胆与脑原相通，脑之穴大过于胆，遂乐居不肯还于胆。迨久思迁，寻窍而出，乃顺趋于鼻。火毒浅，涕清，深，涕浊，愈久愈重，并脑髓尽出，欲不死，得乎？治脑可也，必仍治胆者，探其源也。用**取渊汤**：辛夷二钱，当归三两，柴胡、贝母一钱，炒栀子三钱，玄参一两。三剂全愈。盖辛夷最入胆，引当归补脑气，引玄参泄脑火，加柴、栀舒胆中郁热，胆不助火，自受补益矣。然不止涕者，清火益气，正止之也。盖鼻原无涕，遏上游出涕之源，何必截下流之水乎？或疑当归过多，不知脑髓尽出，不大补则脑气不生。辛夷耗散，非可常用，故乘其引导，大用当归补脑添精，倘后减辛夷，即重用无益。此用药先后之机也。疑者不过嫌性滑妨脾，不知脑髓直流，髓不化精，精少，精少必不能分布于大肠而干燥，当归润之，正其所喜，何疑之有。

一鼻流清涕，经年不愈，人谓内热成脑漏，谁知肺气虚寒乎。夫脑漏有寒热，不只胆热而成。盖涕臭属实热，涕清不臭属虚寒。兹但流清涕不腥臭，正属虚寒。热宜清凉，寒宜温和。倘概不用补，损伤肺气，则肺金益寒，愈流清涕。用**温肺止流丹**：诃子、甘草一钱，桔梗三钱，细辛、石首鱼头骨五钱，煅存性，为末，荆芥、人参五分。水煎调服。一剂即止。此方药味温和，自能暖肺，性又带散，更能祛邪。或谓石首鱼头骨，古用治内热鼻渊，宜为寒物，何以用治寒症？吾恐热而非寒也。不知实有寒热二症，此药并治。但热涕通于脑，寒涕出于肺，所用皆入肺药，无非温和之味，肺寒自解。得石首鱼头骨佐之，以截脑路，则脑气不下陷，肺气更闭，故一剂止流。

一鼻塞，浊涕稠粘数年，人谓鼻渊，火结于肺，谁知火不宣似鼻渊而非乎。夫郁，五脏皆有，不独肝。《内经》曰：诸气膹郁，皆属于肺。肺郁则气不通，鼻乃肺门，鼻气亦不通。《难经》曰：肺热甚则出涕。肺清虚之府，最恶热，肺热则肺气必粗，肺液必上沸，结为涕，热甚涕黄，热极涕浊，败浊岂容于清虚之府，自从鼻而出。用**逍遥散**加味治。柴胡、白术、茯苓二钱，当归、白芍、桔梗三钱，陈皮五分，甘草、黄芩、白芷、半夏一钱。二剂轻，八剂愈。此治肝郁，何肺郁亦效？不知逍遥散治五郁，非独肝。况佐桔梗散肺邪，黄芩泄肺热，且引群药直入肺经，何郁不宣。故壅塞通，稠浊化。

目　痛

一目痛如刺，两角多眵，羞明畏火，见日则涩，胞浮肿，泪湿，此肝风火作祟，脾胃气不升耳。人脾胃为后天，不甘受肝之制，则土气遏抑，土不伸，则津液枯，木亦无所养，加风袭，木

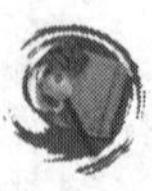

更燥。目，肝窍，肝皆风火，目欲清凉得乎？惟肝燥目痛，偏生泪者，盖肾救耳。肝，肾子，子为风火所困，必求救于母，肾痛其子，必以水济，然风火未除，肾欲养木而不能，肝欲得水而不敢，于是目反损矣。然水终为木所喜，火终为木所畏，故畏日羞明。法当祛风灭火，然徒治风火，不用和解，则风火不易散。用**息氛汤**：柴胡、花粉、白蒺藜二钱，当归、白芍、甘菊、炒栀子、白茯苓三钱，荆子一钱，草决明一钱。二剂退，四剂不羞明，六剂愈。此方泄肝木，调脾胃，佐治目退医，真和解得宜。

一目痛经年红赤，胬肉攀睛，拳毛倒睫，乃误治而成。凡目初痛为邪盛，久痛为正虚。正虚误作邪盛，则变此症。世动外治，不知内未痊，外治劫药反受害。今一方，凡胬肉攀睛，拳毛倒睫，无不渐愈，但不速效。名**磨翳丹**。葳蕤、甘菊、当归、白芍、同州蒺藜一斤，陈皮二两，柴胡三两，白芥子四两，茯神半斤。各为未，密丸。早晚滚水送下五钱，服完愈。此方用攻于补，不治风火，风火自息；不治胬肉攀晴，拳毛自痊，勿谓无奇也。

一目痛后迎风流泪不已，夜则目暗不明，一见灯光，两目干涩，此少年斫丧元阳，又加时眼，不守色戒，损伤大眦，眦孔不闭，一见风寒即透。内虚，外邪难杜，故出泪。夫泪生于心，大眦心窍。伤心则泪出，伤大眦泪亦出，正内外关切也。伤大眦即伤心。欲止泪必急补心。然补心必兼治肾肝，使肾生肝，肝更补心。用**固根汤**：葳蕤、熟地一两，当归、白芍、麦冬五钱，甘菊三钱，菖蒲三分，柴胡五分。四剂不畏风，八剂不流泪，再十剂愈。盖葳蕤止泪，当归、白芍补肝，熟地滋肾，麦冬补心，佐甘菊、菖蒲、柴胡舒风火，引诸药，塞泪窍，固本末自愈。

一患时眼后，目不痛，淡红，羞明畏日，无异痛时，此内伤，误作实火，又多色欲耳。再作风火治，必失明。必大补肝肾，使水生肝木，肝木旺祛风，目得液养，虚火尽散。用**养目汤**：熟地、当归一两，白芍、麦冬、葳蕤五钱，枣皮四钱，北味、甘草一钱，甘菊二钱，柴胡五分。八剂全愈矣。方大补肝肾。世医每拘成方，不顾虚实，治火为主，予传此方，望治目者察虚实。如虚，此方之效如响，正不必分先后也。初痛内伤又何辨？盖日痛重，阳火实症；夜痛重，阴火虚症。虚症用此方，随手建功。

一阴火上冲，两目红肿，泪出不热，不甚羞明，日轻夜重。此虚症。然虚不在肝而在肾。肾中无火，下焦寒甚，逼火上浮。法宜补火兼补水。肾中有火则水不寒，有水火不燥。阴虚火动当兼治，治目岂殊？用**八味汤加减**治。熟地一两，枣皮、山药五钱，苓、泽、丹皮、甘菊三钱，柴胡五分，肉桂一钱。一剂火归顿愈。盖阴阳之道，归源最速。六味滋肾水，肉桂温命门火，火喜水养，同归本宫，龙雷安静，火光自散。又佐柴、芍、甘菊，风以吹之，通天泽之气，雷火更安。

一近视不能远视，人谓肝血不足，谁知肾火微乎。肾火，先天火，存肾中。目不特神水涵之，神火亦藏之。远照者，火也。江上渔火，明透数十里，水气岚烟不得掩。然渔火细光，亦若隐若现。可见火盛照远，火衰照近，近视正神火之微。神火发于肾，必补肾火为主。然火非水不养，水中补火，不易之道也。用**养火助明汤**：熟地、威蕤五钱，枣皮、麦冬、枸杞三钱，巴戟一两，肉桂一钱，北味三分。一月渐远视。一年远近俱能视。但必坚忍色欲，倘服兴阳以图善战，且有病，戒之。

一瞳子大于黄精，视物无准，人谓热多，谁知气血虚，骤用火酒热物乎。脏腑精皆注目，瞳子尤精之所注。故精盛则瞳明，精亏则瞳暗。视物知有无，责瞳子虚实。兹视物殊大小，何也？盖筋骨气血之精为脉，并为系，上属脑，脑热瞳子散大。所以热者，多食辛热也。火酒尤热气，主散。脑精最恶散，又最易散，热而加散脑，气随热而散矣。脑热难于清凉，脑散难于静固，此瞳子散大而视物无准也。法宜解热益气。解热必滋阴，滋阴自降火，后佐酸收，敛瞳子之散大。用**睑瞳丹**：熟地、白芍一两，枣

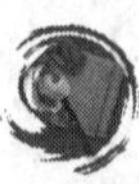

皮、当归、地骨皮五钱，黄连、人参、柞木枝三钱，北味、甘草一钱，柴胡、陈皮、黄柏五分。四剂瞳渐小，八剂视物准，一月愈。此凉血于补血，泄邪于助正，祛酒热于无形，收散精于不觉，较东垣法更神。

一病目数日生翳，由下而上，翳色淡绿，瞳痛莫当，人谓肝风，谁知肾火乘肺，两火合而不解乎？夫肾色黑，肺色白，白黑合，必变绿。目翳现绿，非肺肾病乎？惟是二脏，子母二火相犯，子母之变也。夫母克子，子亦顺受；子克母，母宜姑息，似无轻重，何目翳变绿？由下而上，子犯母明矣，亦母之太柔也。安有母旺子敢犯哉？补母子逆可安，然必有故。肾炎犯肺，亦经络多不调。补肺安肾，乌可不调经络以孤肾火之党？用**健母汤**：二冬一两，生草、黄芩一钱，桔梗、茯苓、青蒿、白芍、丹参三钱，陈皮三分，花粉二钱。一剂绿退，四剂翳散，十剂愈。二冬补肺，桔、甘散肺邪，黄芩退肺火，则肺旺肾自难侵。益茯苓泄膀胱火，青蒿泄胃脾热，白芍平肝，丹参清心，脏腑清凉，肾火安能作祟？如正人君子群来解劝，逆子纵不自艾，断不增横。

一目无恙，视物颠倒，人谓肝逆，谁知肝叶倒置乎？夫目系通肝，肝神注目，肝之邪正曲直，视物如之。今视物倒置，乃肝叶倒而不顺。此必因吐而得。盖吐则五脏反覆，肝叶开张，壅塞上焦，不及迅转，故肝叶倒，视物亦倒。宜再吐，然再吐必伤五脏气血，不吐肝叶不遽转。用**安脏汤**：参芦二两，瓜蒂七个，甘草一两，荆芥三钱。顿服三大碗，用鹅翎探喉中，必大吐，肝叶自顺。瓜蒂散加参芦、甘草、荆芥，补中行吐，即吐[1]中安经络，何致五脏反覆，重伤气血。凡虚人用吐皆宜。

一惊悸后目开不瞑，人谓心气弱，谁知肝胆气血结。虽脏腑皆禀脾土，上贯目，目系实内连肝胆。肝胆血足则气舒，血亏则气结。今肝胆逢惊则血缩，悸则血止，气因而结。气结不能上通

---

[1] 吐：《辨证录》作“补”。

于目，目睫不能下。仍当补肝胆之血，血旺气伸，气伸结乃解。用**解结舒气汤**。白芍、当归、炒枣仁一两，郁李仁三钱。一剂目瞑。白芍平肝胆，泄中能补；当归滋肝胆，补中能散；炒枣仁安心，心安不取资于肝胆；郁李仁善去肝胆之结。入之于三味，尤易入肝而舒滞，走胆而去郁。

一视物如两，人谓肝气有余，谁知脑气不足。盖目系下通肝，上实属脑，脑气不足则肝气大虚，肝虚不能应脑，于是各分其气以应物，因之见一为两。必大补肝气，使肝足应脑，则肝气足，脑气益足。用**助肝益脑汤**：白芍二两，当归一两，人参、川芎、天冬三钱，郁李仁、花粉二钱，柴胡、细辛五分，甘菊、生地五钱，薄荷八分，甘草一钱，白芷三分。二剂愈。全补肝，非益脑。不知补脑必添精，添精必滋肾。然滋肾补脑，肝气不能遽补，不若直补肝，佐祛邪为当。盖脑气不足，邪得以居，不祛邪，单补精，于脑终无益，治肝正所以益脑。

一病目后，眼有物飞走，捉之则无，此肝胆血虚，有痰闭结也。夫肝胆无血以润，则木气过燥。内燥必取给于水，然肝胆喜内水资，不喜外水养，于是外水不变血而变痰，血资则益，痰侵则损，且血能入于肝胆中，痰难入于肝胆内。痰在外，反塞肝胆之窍，气不展，见物飞走，皆痰作祟。怪病皆起于痰，又何疑焉？法益肝胆血，兼消痰，自易奏功。用**四物汤**加味治。熟地、青相子、茯苓、半夏三钱，白芍、枣仁五钱，当归一两，川芎、白术二钱，陈皮、甘草一钱。四剂愈。用四物滋肝胆，苓、术、半夏分消湿痰，加枣仁、青葙另有妙理。盖青相正目系，枣仁去心痰，心气清，痰易出，目系明，邪自散。然但用二味，不合前药，正未能出奇制胜也。

一目痛余，白眦变黑，目不疼痛，仍能视物，毛发直如铁条，痴痴如醉，不言语，人谓血晴[1]症，谁知肾邪乘心乎。夫心

[1] 晴：《辨证录》作“偾”。钱本作“愤”。

火肾水似相克，然心火非肾水不能养，肾不交心，必烦躁。但肾可资心，不可过侮。夫心得资，心宜受益，惟肾有邪水，挟以资心，心不伤乎？心受肾邪本死症，但现黑色于目者，以肾救心，非犯心也。白眦变黑，赤白难分，毛发直，非其验乎？痴痴如醉，不言语，挟制太甚，无可如何也。法宜斩关直入，急救君主，祛荡肾邪，拨乱反正。用**转治汤**：茯苓、人参、白术五钱，附子、菖蒲、良姜一钱，五灵脂末二钱，白芥子三钱。一剂痴醉醒，二剂发软，三剂黑眦解，四剂愈。肾邪不过寒湿，用辛燥温热，自易袪除，又佐夺门引路，有不复国于须臾，定乱于顷刻。

一经闭三月，忽目红肿，疼痛如刺，人谓血虚不能养目，谁知血壅而痛乎。夫经不通，似血枯，然血过盛，肝反闭塞不通。经闭，热无可泄，转壅于上，肝开窍于目，乃走肝而目痛。肝脉必大而有力，或弦而滑，非细涩微缓无力。宜通经以泄肝。用**开壅汤**：红花、归尾、丹皮、郁金三钱，牛膝、柴胡二钱，花粉二钱，桃仁十四枚，大黄、香附、玄胡一钱。一剂经行，二剂愈。此不治目，但通经，经通热散目安。

耳　痛*附耳聋*

一双耳忽肿痛，内流清水，久变脓血，发寒热，如沸汤响或如蝉鸣，此少阳胆气不舒，风邪乘之，火不得散。宜舒胆气，佐祛风泻火。然或不效。盖胆受风火[1]之邪，燥干胆汁，袪风泄火，胆汁愈干，火势益炽，火借风威耳，病转甚。用**润胆汤**：白芍、当归、玄参一两，柴胡一钱，炒栀子二钱，花粉三钱，菖蒲八分。十剂全痊。归、芍入胆且入肝，胆病肝必病，平肝胆亦平。柴、栀舒肝正舒胆，肝舒，肝血必旺，肝血旺，胆汁自濡，胆汁濡，风火不治自散。加花粉逐痰，风火无党。菖蒲通耳窍，引玄参退浮游之焰，自然风火渐祛，上焦清凉，耳痛随愈。

[1] 火：原作“寒”，今据《辨证录》与此后文义改。

一耳中如针触生痛，并无水生，只有声沸，人谓火邪，谁知水耗。耳，肾窍。肾不足则耳闭。然必先痛而后闭，肾火冲也。火不得出则火路塞，火不再走于耳而成聋。但火上冲耳，火之路何以塞？盖火日冲于耳，耳窍之内有物塞之，如火坑薪，成炭成灰，岁久必塞阻无路，宜速治，否则成聋难治。用**益水平火汤**：生、熟地、麦冬、玄参一两，菖蒲一钱。三剂愈。四味补水又泄火，不损肾气，肾气足，肾火自降。菖蒲引肾气上通，火得上达，又何阻？抑老人耳聋，高寿之徵，不知已聋不必治，未聋宜治。此治已聋尚效，矧未聋。

一耳痛后虽愈，耳鸣如故，人谓风火犹在，仍用祛风散火，鸣更甚，以手按耳，鸣少息，此阳虚气闭。法宜补阳气，兼理肝肾。用**发阳通阴汤**：人参、白术、当归、白芥子二钱，茯苓、黄芪、白芍三钱，肉桂、甘草五分，熟地五钱，柴胡、炒荆芥一钱。二剂愈。即十全大补变方也。治气血两虚，何治阳虚亦效？不知阳虚阴必虚，单补阳，阳旺阴衰，转动其火，不若兼补，阴阳相济，彼此气通，蝉鸣顿除。

一耳聋，不闻雷霆，耳内不疼痛，大病后、年老多有。乃肾火内闭气塞，最难效。法当大补心肾。虽耳属肾，非心气相通则心肾不交，反致阻塞，故必补肾，使肾液滋心，即补心，使心气降肾，心肾交，自上升通耳。方用**启窍汤**[1]：熟地二两，枣皮、麦冬一两，远志、炒枣仁、茯神、柏子仁三钱，北味二钱，菖蒲一钱。四剂耳中必响，再十剂。外用龙骨一分，雄鼠胆一枚，麝香一厘、冰片三厘，研绝细末，分作二丸，以绵裹，塞耳中，不可取出，一昼夜即通，神效。耳通，仍用前汤，再服一月。后用六味丸，大料吞服，否，恐不能久聪。

一耳闻如风雨声，或如鼓角响，人谓肾火盛，谁知心火亢极。凡心肾交，始上下清，司视听，否，必听闻乱。故肾火太

[1] 启窍汤：原作“启窍丹汤”，丹字衍，今据《辨证录》删。

旺，心畏肾炎，不交肾；心火太旺，肾畏心亢，不交心，均使耳鸣。但心不交肾鸣轻，肾不交心鸣重。今风雨鼓角，鸣之重也。欲肾气归心，必须使心气归肾。用**两归汤**：麦冬、熟地一两，黄连二钱，生枣仁五钱，丹参、茯神三钱。四剂不发。此凉心药也。心清凉，肾不畏心热，乐与来归，况全是益心滋肾，不特心无过燥，肾且大润，不啻夫妇同心。

一御女耳中即痛，或痒发不已，或流臭水，以凉物投入则快甚，人谓肾火盛，谁知肾火虚乎。肾火，龙雷之火，旺则难动易息，衰则易动难息。盖火旺水旺，火衰水衰。水衰不能制火，火易动，水衰不能养火，火难息。欲火之难动，必使水之不衰；欲火之易息，必使火之仍旺。故补水必补火，水乃生；补火必补水，火乃盛，二者相制而相成也。肾开窍于耳，肾水虚，则肾火亦虚。水火虚耳，安独实？此痒痛作于交感后，正显肾中水火虚也。法须补肾火。火不可独补，须于水中补之。用**加减八味汤**：熟地一两，枣皮、丹皮、山药、麦冬五钱，泽泻、肉桂二钱，茯苓三钱，北味一钱。十剂全愈。此补水多于补火，以火不可过旺也。水旺于火，火引水中，水资火内，火不至易动难息，何致上腾耳门作痛痒，轻于出水哉。

一因怒发越❶，经来时两耳出脓，两太阳作痛，乳房胀闷，寒热往来，小便不利，脐下满筑。人谓肾与膀胱热，谁知肝气逆，火盛血亏乎。肾开窍于耳，肝气未尝不相通，子随母象也。况怒则肝不藏血。经来宜血随经下，不宜藏经络作痛满闷。不知怒则肝逆上奔，血何肯顺行而为经，势必散走经络不泄，火随郁勃之气冲两耳，化脓血出于肾母之窍矣。太阳，膀胱部位，肾与膀胱表里，肝走肾窍，独不走膀胱部位乎？小便不利，正肝气乘膀胱也。肾气通腰脐，脐下满筑，肝气乘肾也。至乳房胀闷，尤肝逆之明验，两胁属肝，乳房，两胁之际也。用加味**消遥散**：白芍、当归一两，柴胡、花粉二钱，甘草、陈皮、炒栀子一钱，茯

❶ 越：《辨证录》作“热”。

神、丹皮三钱，白术三钱，枳壳五分。二剂诸症痊。此方补血无阻滞之虞，退火无寒凉之惧，不治肾，肾已包，不通膀胱，膀胱已统。世人不用，可叹也。

口 舌

一产妇舌出不收，人谓舌胀，谁知心惊乎。舌乃心苗，心气安，舌如之。产子惊恐，自异常时，心气动，心火不宁。胎胞之系通于心，用力产子，心为之惧，故子下舌亦出。舌出不收，心气过升故也，必须降气为主。古有以恐胜者，舌由惊出，复增以恐，愈伤心气，未必不随收随出。且产后心虚，又变他症，故降气必补心。用**助气镇心丹**：人参三钱，茯神二钱，菖蒲五分，朱砂、北味一钱。水煎，调朱砂末含漱，久之咽下。一二剂愈。用朱砂镇心，人参生气，气旺火自归心，火归焰息，舌亦随收，何必重增恐惧哉。

一舌下牵强，手大指、次指不仁，两臂麻木，或大便秘，或皮肤赤晕，人谓风热，谁知恼怒，因郁而成乎。夫舌属阳明，胃、大肠之脉散居舌下，舌下牵强，胃与大肠之病也。原因肝气不伸，木克胃土，土虚不能化食，遂失养于臂指经络间，麻木不仁。臂指经络如此，何能外润皮肤？此赤晕所由起也。胃受木克，胃气太燥，无血以润大肠，因热生风，肠中燥结，遂失传送矣。法须通大肠而健胃，然肝郁不平肝以补血，又何济乎？用**八珍汤**加减治之。人参、柴胡、甘草、槐角、白术、茯苓一钱，当归、白芍、熟地一钱，陈皮、半夏五分。十剂全愈。八珍补气血，柴胡舒肝，槐角清火，肝郁解，胃自旺，转输搬运无滞矣。

血 症

一一时狂吐血，必本于火。然吐血虽本于火，吐多火必为虚。况血去无血养身，又用泄火，重伤胃气，无论血不骤生，气亦不转，必至气脱死。法禁止血，当活血。不仅活血，急固气。

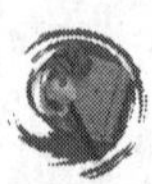

盖气固则已失之血渐生，未失之血再旺。用**固气生血汤**：黄芪一两，当归五钱，炒黑荆芥二钱。二剂血止气旺，四剂血归。此即补血汤之变。妙在荆芥引血归于气中，引气生于血内，血气之阴阳交，水火之阴阳自济，脏腑经络不致再沸。至于有形之血不能速生，无形之气所当速固。大约此方治初起呕吐狂血最妙，若吐血久，不可多服。

一久吐血未止，或半月、或一月一吐，或三月数次，或经年一次，虽未咳嗽，吐痰不已，委因殊甚，此肾肝吐也。吐血未必皆肝肾病，然吐久未有不伤肝肾者。肾枯肝燥，龙雷之火不安于木中，下克脾胃，脾胃虚寒，火逆冲上，欺肺金，挟胃血沸腾，随口而出。必肾、肝、肺三经统补为妙。用**三合救命汤**：熟地半斤，麦冬三两，丹皮二两。水煎一二碗，日尽服。方用熟地补肾滋肝，麦冬清肺制肝，丹皮去肝浮游之火，又引火归肾，使血归经。然非大用重剂不济。至火息血静后，以地黄丸服之，愿世人守此以当续命丹。

一吐黑血，虽未倾盆，痰咳必甚，口渴思饮，此肾经实火。肾有虚无实，盖肾火又挟心包相火，并起上冲耳。肾火禁泻，心包火亦禁泻乎？然泻心包火必致伤肾，将何以泻之？吾泻肝，肝为心包母、肾子，母弱不能强，子虚而母亦自弱。用**两泻汤**：白芍、丹皮、地骨皮、玄参一两，炒栀子三钱。服二剂，黑变红，四剂咳除血止。黑，北方水色。黑血兼属心火，乃火极似水。如火投水中，必为乌薪。方泻肝，仍泻心包与肾。火得水而解，血得寒而化，所以神效。

一感暑，一时气不及转，狂呕血块，此暑邪犯胃。必头痛如破，汗出如雨，口大渴，狂叫，作虚治反剧，如补血汤不可轻用。宜清暑热，佐下降归经药，则气顺血自安。用**解暑止血汤**：青蒿、石膏一两，当归、麦冬、玄参五钱，炒黑荆芥三钱，大黄一钱。一剂暑消渴止，二剂尽愈，不可用三剂。青蒿于解暑中退阴火，则阴阳济，拂逆自除，石膏退胃火，麦冬退肺火，玄参退肾火，荆芥引火下行，又得大黄，不再停胃，又恐血既上越，大肠必燥，加当归助速行之势，故旋转如环，取效甚捷。

一痰中吐血丝，日少夜多，咳嗽不已，多不能眠，此肾火冲咽喉，不归命门，故沸为痰上升。心火又欺肺弱，复来相刑，是水中兼有火气，所以痰中见血丝。用**化丝汤**：熟地、麦冬一两，贝母、苏子、荆芥一钱，玄参、茯苓五钱，地骨皮、沙参三钱。二剂血丝除。此肺、肾、心三经兼治，加去痰退火，倘不用补，吾恐痰愈多，血愈结。但愈后不可仍服，用**益阴地黄丸**：熟地一斤，山药、枣皮半斤，麦冬、地骨皮十两，北味三两，丹皮、茯苓六两，泽泻四两。蜜丸，日服三钱。

一久吐血，百计莫止，盖血犯浊道也。夫火不盛，气不逆，则血不吐，然气逆由于火盛，治气逆必须降火。然久则火不能盛，气更加逆，似泻火易，转气难。然火泻气亦随转。但火久必虚，虚火宜引，引火多辛热，用之反助逆，不若壮水以镇阳火。用**壮水汤**：熟地二两，生地一两，炒黑荆芥二钱，三七末三钱。煎，调服一二剂不发。二地补精，寓止血之妙，荆芥引血归经，三七随断路径，入不再出。火得水消，气得水降，此理莫与浅见寡闻道。

一大怒吐血，色紫气逆，两胁胀满作痛，此因怒而吐血。肝藏血，怒则肝叶开张，血即不藏。肝气急，怒则更急，血自难留，故涌出，往往有倾盆者。血涌肝无所养，自两胁痛，轻则胀满。急宜平肝，少加清凉，龙雷必收。一味止血，反拂火性，动其呕逆之机。用**平肝止血散**：白芍二两，当归一两，荆芥、丹皮三钱，炒栀子二钱，甘草一钱。一剂肝平，三剂血除。芍药平肝又益肝，同当归用，生血活血，实有神功。丹皮、栀子不过少凉血以清火，俟荆芥引经，甘草缓急耳。

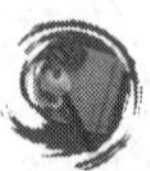

一咳血，血不聚出，先咳嗽，觉喉下气不能止，必咯出其血而后快，人谓肺逆，谁知肾气逆乎。肾气者，肾中虚火也。虚火

盛由于真水衰，水衰则不能制火，火逆上冲，血宜大吐，何以必咳而出？盖肺气阻也。夫肺乃肾母，肾水，肺顺子。肾火，肺娇子。肺本生水不生火，恶娇子也。骄子于是骂诟呼号，上夺肺血，肺又不肯遽予，故两相牵而咯血。用**六味地黄汤**：熟地、麦冬一两，山药、枣皮五钱，北味一钱，茯苓、泽泻、丹皮三钱。四剂咯止，一月全愈。六味滋水，麦、味益肺，自足制火，何至再咯。此治水不须泻火也。

一血因咳嗽出。多因劳伤耗肾水，不能分给各脏，又多房劳，水益涸。水涸金生，以泄肺气，无如肾取给无已。夫贫子盗气，母痛剥肤，求救于胃，胃受肝凌，不敢生肺，肝木生火，心火必旺，心旺必乘肺，肺受外侮，呼子相援，肾不能制火，火凌肺愈甚，肺避子宫，子窘，不得不仍返本宫，而咳嗽吐血。治宜救肺，然救肺肾涸，肺仍顾肾。故治肺须补肾，肾足肝平，心火息而肺安。用**救涸汤**[1]：麦冬、熟地二两，地骨皮、丹皮一两，白芥子三钱。二剂轻，十剂自愈。麦、地同用，肺肾两治，加地骨皮、丹皮，实有微义。盖嗽血必损阴，阴虚则火旺，此火乃阴火，二味解骨髓中热，则肾无熬煎，不索肺金，肺中滋润，自济肾，子母相安，肾渐濡养肝制心，外侮不侵，何有耗散。白芥子消膜膈痰，无他深意，以阴气虚耗必有痰，取不耗真阴气也。

一鼻衄经年不止，或愈或不愈，鼻衄较吐血少轻，然不治或不得法，皆杀人。吐血犯胃，衄血犯肺。胃浊道，肺清道。犯浊，五脏反复；犯清，只肺一脏逆。犯清虽轻，气逆则一，逆则变生，宜调肺气。但肺逆成于肺火。肺无火，肺火仍是肾火。肺因心逼，肾水来救，久之水涸，肾火来助，二火斗，血妄从鼻上越。则调气舍调肾无他法，调肾在补水制火。用**止衄汤**：生地一两，麦冬三两，玄参二两。一剂止。麦冬治肺乏，生地、玄参解肾火，火退气自顺，气顺血归经。倘畏重减轻，火未易遏，正不效。

---

❶ 救涸汤：此三字原无，今据《辨证录》补。

一耳出血，涓涓不断，三日人死。此病少，实有其症。耳，肾窍，耳流血，自是肾虚，然血不从胃从口出，从耳出，心包火引之耳。心包与命门火相通，胃为心包子，胃恐肾火害心兼害胃，故引火上走耳，诸经所过，卷土而行，故血随出。虽耳窍甚细，不比胃口，无冲决之虞，涓涓不绝，其能久乎？用**填窍止氛汤**：麦冬一两，熟地二两，菖蒲一钱。一剂即效。用熟地补肾，麦冬息心包火，二火息，耳窍不闭，血暂止，必仍越出，故用菖蒲引二味直透耳中，引火返心包，火归，耳窍闭矣。

一舌上出血不止，舌必红烂，裂纹中有红痕，血从痕出，虽不猝杀人，久亦不救。此心火炎，肾水不济也。邪水犯心则死，真水养心则生，故心肾似相克实相生。今水不交心，欲求肾养而不得，乃求救于舌下之廉泉。然肾水足，廉泉亦足，如江河水旺，井泉自满。今水既不济心，又何能上升于唇口？此廉泉欲自养方寸舌而不能，又济心乎？故泉脉断而井、裂，亦无济于心，并烂其舌。舌烂，清泉泥泞，必流血。大补心肾，使交济，舌血自断。用**护舌丹**：丹皮、麦冬、桔梗三钱，甘草、人参、北味一钱，玄参五钱，熟地一两，黄连三分，肉桂一分。一剂血止，四剂愈。此方专交心肾，使心通肾，肾济心，舌无取给，症自愈。

一齿缝出血如线标[1]，此肾火沸腾也。夫齿属肾，肾病宜现于齿。然齿若坚固，血无隙可乘，似治齿标血，宜治齿。然肾为本，齿乃末。夫肾龙雷之火直奔咽喉，宜从口出，何以入齿？盖肾火走任、督，上趋唇齿，乘隙而出。火性急，齿缝隙小，故标如线。用**六味地黄汤**加味治。熟地一两，山药、枣皮四钱，丹皮、麦冬五钱，苓、泻三钱，北味、骨碎补一钱。一剂血止，四剂不发。六味补水，水足火自降，火降血不妄行。加麦、味从化源以补肺，水尤易生，骨碎补透骨补漏，血欲不止得乎？。

[1] 标：字或作摽，抛也。《集韵·爻韵》："抛、摽，弃也。或作摽。"

一脐中出血不多，如水流出。夫脐通气海、关元、命门，乌可泄气？虽但血流，日日如此，气必随泄。可不急治？此大小肠火斗于肠中，小肠火欲趋于大肠，大肠火欲升于小肠，两不相受，火乃无依，上下莫泄，直攻脐隙而出，血亦随之。似宜急安二肠火。然火动，肾枯无水润也。故治二肠火，仍须治肾。用**两止汤**：熟地三两，枣皮、麦冬一两，五味五钱，白术五钱。一剂血止，四剂除根。熟地、枣皮补水，麦、味益肺，多用五味取酸收也。白术利腰脐，腰脐利，水火流通，二肠各取给于肾而不争，水足火息，血自止。

一九窍出血，气息奄奄，欲卧不欲见日，头晕身困，人谓祟凭。盖血热妄行，散走九窍。症若重，较狂血走一经反轻。人身无非血，九窍出血，由近而远，非尽从脏腑出，法仍治脏腑，不可只治经络，以脏腑统经络也。用**当归补血汤**加味治。当归一两，黄芪二两，人参、炒黑荆芥三钱，白术、生地五钱。二剂愈。血热妄行，不清火反补气，得毋气旺助火？不知血妄出火已泄，血之妄行，由气虚不能摄血，血得火，逢窍则钻，今补气，气旺自摄血。倘用止抑，则一窍闭，安必众窍尽闭。况又加行气凉血，兼清火，有不奏功哉。

一大便或前或后出血，人谓粪前属大肠火，粪后属小肠火，其实皆大肠火。肠本无血，因大肠火燥干肠液，肠薄开裂，血从外渗入，肠裂在上血来迟，肠裂在下则血来速，非小肠出血也。小肠出血人立死，盖小肠无血，出血则心伤，安能活乎？故大便出血，统小肠以辨症则可，以粪后属小肠不可。宜单治大肠，然肾主二便，肾水无济于大肠，故火旺致便血。用**三地汤**：生熟地、当归一两，地榆三钱，木耳末五钱。水煎调服。一二剂全愈。此精血双补，肠中自润，既无干燥，自无渗泄，况地榆凉，木耳塞，有不速效哉。

一尿血痛涩，马口如刀刺，人谓小肠火，不知小肠出血人立死，安得痛楚犹生。因不慎酒色，欲泄不泄，受惊而成。精欲泄，因惊缩入，精已离宫，不能仍反肾宫，小肠因惊，不能直泄其水出，则水积火生，热极煎熬所留之精，化血而，实本肾精，非小便血。法宜解小肠火。然不利水则水壅，火仍不出，精血何从外泻。用**水火两通汤：**车前子、栀子三钱，茯苓、当归五钱，木通、黄柏、扁蓄一钱，白芍、生地一两。二剂痛血止，三剂全愈。此通利水火，又平肝补血。盖血症最惧肝木克脾胃，脾胃不能升气，下陷血又何从升散乎？今平肝，肝舒脾胃亦舒，脾胃气舒，小肠水火两通，败精速去。

一毛孔出血，或标或渗如线，或头身，或两胫，皆肺肾亏，火乘隙越出。舍补肾无二法。然补肾功缓，当急补气，气旺肺自旺，皮毛自固。用**肺肾两益汤：**熟地二两，人参、麦冬一两，三七根末三钱。一剂血止。再用六味地黄汤加麦冬、五味，调理一月，不发。用熟地壮水，麦冬益肺，金水相资，肺肾火息，血自归，何至走入皮毛外泄，况三七根原止血，宜效之捷也。

一唾血，只唾一口，人谓唾少似轻，不知实重。盖唾出脾，不出于胃也。脾胃相表里，血犯胃，中州已伤，后天亏矣，况更犯脾阴后天乎。胃主受，脾主消，脾伤不能为胃化其津液，虽糟粕已变，但能化粗，不能化精，以转输于脏腑而皆困，是脾唾甚于胃唾也。然脾之所以唾，仍责胃虚，不特胃虚，尤责水衰。盖胃为肾之关门，肾衰，胃不司开合，脾血上吐，胃无约束，任其越出，故脾唾。虽脾火沸腾，实肾胃二火相助。法平脾火，必须补脾土。补脾土以平脾火，必须补肾水以止胃火。用**滋脾饮：**人参三分，茯苓二钱，玄参、芡实、茅根、山药、丹皮三钱，熟地一两，沙参五钱，甘草五分。二剂愈。方轻治脾，重补肾，探本也。倘止泄脾火，必伤胃土，胃伤脾更伤，然后补肾则不能生肾水，何能制脾火？无论唾血难止，吾恐胃关不闭，血且倾盆，兹滋脾饮所以妙耳。

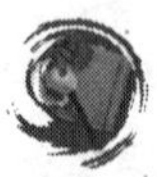

一双目流血，甚直射出，女闭经，男口干唇燥，人谓肝血妄行，谁知肾中火动。肾，相火，君火宁，相火不敢上越于目。惟

君火衰，心动嗜欲，相火即挟君以令九窍。心系通于目，肝窍开于目，肝、命门、心包同为相火，同气相助沸腾，不啻小人结党，上走心肝之系窍。法似宜补心以制肾火，然心既虚，补不易旺，必补肾生心，则心火不动，肾火亦静。用**助心丹**：麦冬、熟地一两，志肉二钱，茯神、玄参、丹皮、当归三钱，枣皮、芡实五钱，莲子心一钱，柴胡三分。二剂不发。此心、肝、肾药也。补肾生肝，即补肾生心。或疑肾火动，不宜补肾，不知火动乃水衰，况心火必得水资乃旺，心旺肾火自平，实有至理，非漫然耳。

一舌上无故出血不止，细观之有小孔标血，人谓血衄，谁知心火上升克肺乎。夫鼻血名衄，未可以舌血为衄，虽舌窍不闭，出血亦如鼻，谓之衄血似宜。然鼻衄血犯气道，舌衄与犯气道有间。盖舌衄只犯经络之小者耳。然血出于舌，无异血出于口。出口犯食道，出舌非犯食道比。出口犯胃不犯心，出舌犯心不犯胃。胃，腑，心，脏，乌可谓经络细小病哉。宜内补心液，外填舌窍之孔，心火自宁，舌血易止。用**补液丹**：人参、生地、山药三钱，麦冬、当归、玄参五钱，丹参二钱，北味十粒，黄连、贝母一钱。外用炒槐花、三七根末等搽之即愈。二味止血，何必用补液丹？然内不治本，外徒治末，恐随止随出。

遍身骨痛

一背腰膝足胫皆痛，饮食知味，不能起床，即起，疼痛不耐，必须捶敲按摩，否则其痛串走，在骨节空隙处作苦不可忍。人谓痛风，然痛风多感风湿，感风湿多入骨髓。风湿入经络易去，入骨髓难祛。以骨髓属肾，肾有补无泄，祛风湿则伤肾，肾伤则邪欺正弱，深居久住。然肾无泄，胃与大肠未尝不可泻。泄胃、大肠风湿，风湿自去。盖胃乃肾关，大肠，肾户也。用**并祛丹**：黄芪、玄参一两，白术、茯苓五钱，甘菊三钱，炙草一钱，羌、防五分。三剂全愈。后用八味地黄丸调理。论理不治肾，治胃与大肠风湿。风宜干葛，湿宜猪苓。有风湿必化为火，宜石膏、知母。然邪在骨髓，必用气分之剂提出，在气分后，微寒、轻散和解之，则邪易化。邪即出，后补肾，真水火足，邪不再侵。

一遍身疼痛，腰以下不痛，人谓痛风，不知火郁于上中二焦不能散。盖火生于郁，则肝胆气不宣，必克脾胃，土气不升，则火亦难发，以致气血耗损，不能灌溉经络作痛。用**逍遥散**加味治。柴胡、白术二钱，白芍五钱，当归一两，甘草、羌活、陈皮一钱，炒栀子、茯苓三钱。一剂痛如失。逍遥散专解肝胆郁，栀子解郁火，火盛胆汁必干，肝血必燥。归、芍平肝胆，更滋肝胆。血足气自流。加羌活以疏经络，自然火散而痛除。

一遍身生块而痛，人谓痛风，不知因湿不入脏腑，反走经络皮肤。其痛较风湿入骨髓反轻，然治不得法，其痛正同。此块乃湿痰结成。消痰于肠胃易，消痰于经络皮肤难。然吾治肠胃，经络皮肤之痛块自消。用**消块止痛汤**：人参、半夏、白术三钱，黄芪、茯苓、苡仁五钱，羌、防一钱，桂枝五分。四剂痛止，十剂块消，二十剂消尽。块因正气虚，气虚则痰结。人参、芪、术补气，气旺痰势衰。茯苓、苡仁利湿，半夏消痰，羌、防去风，桂枝逐邪，欲留其块，不可得也。倘徒治经络皮肤，反损脾胃，脾胃伤，气不行于经络皮肤，块且益大。

一遍身痛疼难忍，然时止，人谓风湿相抟，谁知气血亏损。风束于肌骨，雨湿入肢节，皆作痛，但非时痛时止。惟气血虚，不能流行肢节肌骨，每视盛衰以分重轻，故时或不痛。倘认作风寒水湿，祛除扫荡，气血愈虚，痛疼更甚。必大补气血，佐温热，正旺邪不侵，痛自止。用**忘痛汤**：当归一两，黄芪二两，肉桂二钱，玄胡、秦艽一钱，花粉三钱。一剂必大汗，听自干，二剂不再发。此补血汤之变也。益肉桂祛寒，玄胡活血化气，花粉消痰湿，秦艽散风。即有外邪，无不兼治。

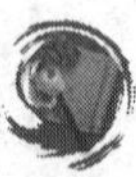

卷　四

山阴　陈士铎远公父原本

宁乡　文守江南纪氏敬述

五　郁

一心腹饱胀，时肠鸣数声，欲大便，甚则心疼，两胁填实，或吐痰涎，或呕清水，或泄利暴注，以致两足面浮肿，身渐重大。此初起乱治，及后必作蛊胀治，谁知土郁乎。土郁，脾胃气郁也。《内经》将土郁属气运，不知原有土郁之病，不可徒咎岁气，不消息脏腑。夫土气喜升不喜降，肝木来侮，则土气不升；肺气来窃，则土气反降。不升且降，土气抑郁不伸，反克水矣。水受克，不能直走长川大河，自然泛滥溪涧，遇浅则泄，逢窍则钻，流何经即何经受病。法宜疏通其土，使脾胃气升，则郁可解。然实脾胃素虚，则肝侮肺耗。倘脾胃气旺，何患其成郁哉。必须补脾胃，后用夺法，则土郁易解。用**善夺汤**：茯苓一两，车前子、白术三钱，柴胡、半夏一钱，白芍五钱，陈皮三分。四剂渐愈。方利水不走气，舒郁兼补正，何必开鬼门，泄净府，始谓土郁夺之哉。

一咳嗽气逆，心胁胀满，痛引小腹，身不能侧，舌干嗌燥，面陈色白，喘不能卧，吐痰稠密，皮毛焦枯，人谓肺燥，不知肺气之郁，为心所逼而成。然火旺由于水衰，肾水不足，不能为肺复仇，肺金受亏，抑郁之病起。如父母为外侵，子难报怨，父母断不怪子之怯，怨天尤人，不能相遣。是治肺郁，可不泄肺乎？然惟大补肾水，水足心有取资，必不犯肺，是补肾水正泄肺金。用**善泄汤**：熟地、玄参一两，枣皮五钱，荆芥、牛膝、炒枣仁、沙参三钱，贝母一钱，丹皮二钱。二剂轻，十剂全愈。方补肾制心，实滋水救肺。肺得水泄而金安，肾得金养而水壮，子母同心，外侮易制，此金郁泄之，实有微旨。

一遇寒心痛，腰膝沉重，关节不利于屈伸，时厥逆，痞坚腹满，面黄黑，人谓寒邪侵犯，谁知水郁之症乎。此症土胜木复之岁居多。然脾胃气过盛，肝胆血太燥，皆能成之。何可舍此四种，他治水郁哉。虽然水郁成于水虚，水有因水因火不同。因水者，真水虚，真水虚，邪水自旺；真火者，真火虚，真火虚，真水益衰，水火二而一者也。大约水中补火，火足水自旺，水旺郁不成。用**补火解郁汤**：熟地、巴戟一两，山药、杜仲、苡仁五钱，肉桂五分。四剂自愈。方中水火并补，自然水火既济，正不必滋肝胆而调脾胃也。

一少气，胁腹、胸背、面目、四肢填胀愤懑，时呕逆，咽喉肿痛，口干舌苦，胃脘上下时痛，或腹暴痛，目赤头晕，心热烦闷懊侬，暴死，汗濡皮毛，痰多稠浊，颧赤，身生痱疮，人谓痰火作祟，谁知火郁乎。火性炎上，火郁违其性矣。五脏有虚实、君相火不同。郁乃虚火，相火即龙雷火。雷火不郁不发动，过郁又不能发动。若君火、实火，虽郁仍能动。虚火自不可泻，相火自不可寒，所当因其性而发之。用**发火汤**：柴胡、甘草、神曲、远志一钱，茯神、炒枣仁、当归三钱，白术、白芥子二钱，陈皮三分，木香五分。一剂郁解，二剂尽愈。方直入心包以解郁，又不直泻火，反补气血，消痰去滞，火遂其性。或疑龙雷之火在肾肝，不在心包，今治心包，恐非其治。不知心包火下通肝肾，不解心包，龙雷郁火又何能解？吾解心包，正解龙雷郁火。苟徒解龙雷之火，则龙雷上升，心包阻抑，劈木焚林，祸必更大。惟解心包，则上火既运，下火渐升，下火亦可相安而不必升，此法最巧，医当细审。

一畏寒热，似风非风，头痛颊疼，胃脘饱闷，甚则心胁相连膜胀，膈咽不通，吞酸吐食，见食则喜，食完作楚，甚则耳鸣如

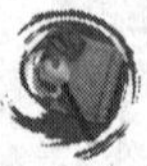

沸，昏眩欲仆，目不识人，人谓风邪，谁知木郁乎。夫木属肝胆，肝胆气郁，上不行心包，下必克脾胃。后天以脾胃为主，木克则脾不能化，胃不能受。脾胃空虚，津液枯槁，何能布于脏腑？且木喜水，脾胃焦干，木无水养，克土益深，则土不生肺，肺必弱，不能制肝。木过燥，愈作祟矣。宜急舒肝胆气。然不滋肝胆血，则血不能润，木郁不解。用**开郁至神汤：**人参、白术、炒栀子一钱，香附三钱，茯苓、当归二钱，白芍五钱，陈皮、甘草、柴胡五分。二剂尽解。方妙无克削，又立去滞结，胜逍遥散。或谓宜解散不宜补益，不知境遇不常，元气或漓，不可执郁难用补之见，况入人参，正无伤，郁又解。

一郁，女子最多，又难解。倘痴卧不语，人谓呆病将成。谁知思结胸中，气郁不舒乎。此全恃药固非，不恃药亦非。大约思郁，得喜可解，使大怒亦解。盖脾主思，思太甚，脾气闭塞不开，必见食则恶。喜则心火发越，火生胃，胃气大开，脾不得闭。怒属肝，木能克土，怒则气旺，气旺必冲开脾气，脾气一开，易于消食，食消必化精以养身，又何畏于郁。此症必动怒后引喜，徐以药治。用**解郁开结汤：**白芍一两，当归五钱，玄参、丹皮、生枣仁、白术、白芥子三钱，甘草、陈皮五分，神曲、茯神二钱，薄荷一钱。十剂愈。即逍遥散之变方。凡郁怒未甚，服即愈，不必动怒引喜。

咳　嗽

一骤感风寒，忽咳嗽，鼻塞不通，嗽必重，痰必先清后浊，身必畏风寒，此风寒入皮毛，肺先受。肺窍通鼻，受邪鼻窍不通，阻隔肺气也。肺窍不通，人身之火不能流行经络，乃入肺以助风寒。故初起咳嗽，必先散风寒，少佐散火，忌重用寒凉抑火，又忌酷热助邪，和解最妙，如甘桔汤、小柴胡是也。然或谓小恙，不急治，久则肺虚难愈，则宜补脾胃母与肾水子，似宜分治。余一方，既利子母，复益咳嗽，新久皆效。用**善散汤：**麦冬、苏叶二钱，茯苓、天冬、玄参三钱，甘草、贝母一钱，黄芩八分，款冬五分。方用二冬安肺气，茯、草健脾胃，玄参润肾水，苏叶、款冬解阴阳风邪，加黄芩清火，贝母消痰，故奏功。

一风寒已散，痰气未清，仍咳嗽气逆，烦冤，牵引腰腹，俯仰不利，皆谓须治痰。然治痰而痰愈多，咳愈急，嗽愈重。盖治痰，标也，标在肺，本在肾，不治肾而治肺，此痰不去，咳嗽不愈也。肾为痰本何也？人生饮食原化精，惟肾气虚，胃中饮食所化津液欲入肾而肾不受，则上为痰。肾气既虚，宜望胃中津液以自助，何反不受？不知肾虚因肺气之虚，肾见肺母困乏，必欲救之，忍背母而自益乎？无如心见胃液生肺，嗔子私养仇家，转来相夺，则津不生肺，反为痰涎外越。然肾不能报母仇者，水少也，水多自制火。大补肾水，既克心火之余，更济肺金不足，心不夺而肺自安，自然津液下润，化精不化痰。用**子母两富汤**加味治。熟地、麦冬二两，甘草、柴胡一钱，白芍五钱。以熟地滋水，麦冬安肺，加柴、芍、甘草舒肝胆气，使不克脾胃，土气易升，上救肺，下救肾，且邪易散，有不测之妙也。

一久嗽不愈，补肾滋阴不效，反饮食少思，强食不化，吐痰不已，人谓肺尚留邪胃中，不知脾胃虚寒不能生肺，使邪留膈脘作嗽也。肺母，脾胃土也。不补母以益金，反泄子以损土，邪即外散，肺且受伤，况留余邪未散乎。治不可仅散肺邪，当急补肺气，尤当急补脾胃。然补法在补心包火生胃土，补命门火生脾土。肺受土气生，自恶邪气克。用**补母止嗽汤**：白术、茯苓、麦冬五钱，紫菀、半夏、苏子、甘草、人参一钱，陈皮三钱，桔梗二钱，肉桂五分。二剂轻，四剂全愈。此补脾胃之圣药，加桂以补心包、命门火。又恐徒治脾胃，置肺邪于不问，又入补肺散邪之味，子母两得，嗽安得不愈。

一咳嗽长年不愈，痰黄结块，凝滞喉间，肺气不清，用尽气力始吐出，此乃老痰，年老阳虚人最多，然消痰清肺多不效，盖徒治痰不理气也。痰盛则气闭，气行则痰消。老年孤阳用事，又气闭不行，痰结于膈膜间，阳火熬煎遂成黄浊。气虚不送，故必

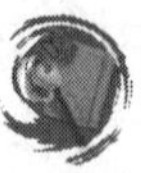

咳久始出。用**六君子汤**加减治之。白术五钱，茯苓、白芥子三钱，陈皮、人参、柴胡五分，白芍一两，甘草、栀子一钱。二剂痰色白，四剂易出，十剂咳嗽除。补阳，开郁，消痰，祛火，有资无克，则老痰散，咳嗽除。倘徒用攻，则阳气伤，痰难化，何日清快乎。

一阴气素虚，更气恼，偶犯风邪，咳嗽，用散风祛邪药反甚。此不治阴虚也。然滋阴不平肝，则木来侮金，咳难已。宜平肝又补水，则水资木，木气更平。用**平补汤**：熟地、麦冬、白芍一两，甘草、白术、人参五分，柴胡、炒黑荆芥一钱，茯苓三钱，花粉二钱，百合五钱。此大补肺、肾、脾胃，先解肝郁，肝郁解，肺经风邪不祛自散。人谓补肾、肺、平肝足矣，何又补脾胃而用人参？不知三经非脾胃之气不行，少加参、术通之，则津液易生，三经尤能相益。

一久咳不愈，口吐白沫，气带血腥，人谓肺湿，不知实肺金燥。苟肺气不燥，则清肃之气下行，不特肾水足以上升交心，亦且心火下降交肾，不传于肺矣，何至伤燥。惟肺先乏高源之水，无留余之势，欲下泽常盈以供肺用，不可得矣。法宜专润肺燥。然润肺燥，肾火上冲，肺且救子，何能自润？用**子母两富汤**治之。熟地、麦冬二两。四剂肺燥除，肾火亦解。如大雨滂沱，高低原隰无非膏霖，既解燥竭，宁有咳嗽？倘不治，或治不补肺肾，必瓮干杯罄，毛瘁色弊，筋急爪枯，咳引胸背，吊痛两胁，诸气膹郁，诸痿喘呕，嗌塞血泄，危症俱见。

一久病咳嗽，吐痰色红，似呕血实非，盗汗淋漓，肠鸣作泄，午后发热，人谓肾经邪火太盛，将欲肾邪归肾经。此症初因肾水干枯，肾经受邪传心，故发热夜重，未几，心传肺，故咳嗽汗泄；未几，肺传肝，故胁痛而气壅；未几，肝传脾，故肠鸣而作泄。邪不入肾肝，尚有生机，亟宜平肝滋肾，邪不再传，则肝平不与肺仇，肾滋不与心亢，益之健脾，使脾健不与肾耗，肺之受益何如，自然心不刑肺而生脾，脾生肺更安。用**转逆养肺汤**：

白芍、熟地、枣皮五钱，麦冬、茯苓、骨皮、丹皮三钱，玄参、北味、前子二钱，牛膝、贝母一钱，故纸五分。十剂气转，二十剂痰白，三十剂鸣泄止。此非止泄药。盖泄因阴虚，补阴泄自止，阴旺，火不烁金，金安则木平，不克土，所以消痰化火炎之色，止泄撤金败之声，故肠鸣盗汗除，咳嗽愈。

一春夏不嗽，遇秋凉即咳嗽，甚至气喘难卧，人谓肌表疏泄，谁知郁热难通乎。气血流通，风邪不入，惟气血闭塞，邪转相侮。盖气血闭则凝滞而变为热矣。热欲出，寒欲入，闭极反予邪以可乘之机。春夏寒难犯热，秋冬热难拒寒。春夏皮肤疏，内热易宣，秋冬皮肤致，内热难发，所以春夏不嗽秋冬嗽。倘不治郁热，惟发散，徒虚其外，愈不能当风寒，徒耗其中，转增郁热，法贵攻补兼施，既舒内热，复疏外寒。当归五钱，大黄、甘草一钱，花粉、白术三钱，陈皮三分，薄荷、荆芥、黄芩、桔梗二钱，神曲五分，贝母二钱。四剂，秋冬断无咳嗽。妙在用大黄于祛火消痰中，走而不宁，通郁最速，当归走而不滞，白术利而不攻，同队逐群，解纷开结。

喘

一偶感风寒，忽喘，气急抬肩，吐痰如涌，喉如水鸡，此外感误认内伤。补气则气塞不能言，痰结不可息。法宜解表，忌纯补，不忌清补。用**平喘仙丹**：麦冬五钱，桔梗、茯苓三钱，甘草、半夏二钱，黄芩、山豆根、射干、白薇一钱，乌药、苏叶八分。一剂喘平，二剂愈。盖风寒从风府直入肺，尽祛其痰涌喉间，势若重，较内伤喘大轻。此方消肺邪不耗肺气，顺肺气不助火，故全愈。如强暴入门，见卒健器锋，中多解纷，有不急走而退乎。

一痰气上冲咽喉，塞肺管，作喘不能息，息不粗，无抬肩

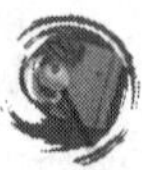

状，此气虚，非气盛，不可作有余治。人身阴阳，原自相根[1]，阴阳中水火不可须臾离也。惟肾水虚，肾火无制，越出肾宫，关元之气不能挽回，直奔肺作喘。然关元气微，虽力不胜任，难回将绝之元阳，而一线牵连，尚可救援。用**定喘神奇丹**：人参四两，枣皮四钱，牛膝五钱，麦冬、熟地二两，北味二钱。二剂轻，四剂大定。妙在人参非四两则不能下达气海、关元，以生气于无何有之乡。非牛膝不能下行，且平胃肾虚火，又直补下元之气。麦冬益肺，非多用则自顾不暇，何能生水救火？喘则气散，非五味不收。熟地益肾，水大足，自不泄肺气，非多加，阴不能骤生，火不可制，又益枣皮赞襄，自然水火既济，气易还元。

一七情气郁结滞，痰涎或如破絮，如梅核，咯不出，咽不下，痞满涌盛，上气喘急，此内伤外感兼而成也。治内伤，邪不出，治外感，内不愈，吾治肝胆，内外皆愈。盖肝胆乃阴阳之会，表里之间也，解其郁，喘可平。用加味**逍遥散**：白芍五钱，白术、当归、茯苓三钱，柴胡、甘草、苏叶、半夏、厚朴一钱，陈皮五分。二剂痰气清，四剂喘愈。病成于郁，解郁病自痊。

一久咳，忽大喘不止，痰出如泉，身汗如油。此汗多亡阳，吾谓可救，以久嗽伤肺不伤肾也。喘多伤肾，久嗽未有不伤肾者，以金不能生水，肾气自伤也。然伤肺以致伤肾，与竟伤肾不同。盖伤肺，伤气也，伤肾，伤精也。故伤肺以致伤肾者，终伤气，非伤精。精有形，气无形，无形者补气可生精，即补气以定喘；有形者必补精以生气，又必补精以回喘。所以伤肺不比伤肾之难。用**生脉散**：麦冬一两，人参五钱，北味二钱。一剂喘定，二剂汗止，三剂痰少。更加花粉、当归二钱，白术、白芍五钱，十剂全愈。此方补气圣药。补肺自生肾。肾得水，火不上沸，龙雷自安肾脏，不必又补肾。以视伤肾动喘，轻重不大殊哉。故曰伤肺易，不信然乎。

---

[1] 根：原作“投”，义晦，今据《辨证录》改。

怔 忡

一怔忡，遇拂情，听逆言，便觉心气怦怦，不能自主，似烦非烦，似晕非晕，人谓心虚。然心虚由肝虚，肝虚肺必旺，以心弱不能制肺也。肺无火炼，必制木太过，肝更不能生心，心气益困。故补心必补肝，补肝尤宜制肺。然肺娇脏，寒凉制肺，必伤脾胃，脾胃受寒，不能运化水谷，肝何所资？肾又何益？所以肺不宜制而宜养。况肺愈养愈安，愈制愈动。用**制忡汤**：人参、白术、麦冬五钱，白芍、当归、枣仁一两，北味一钱，贝母五分，竹沥十匙。水煎调服。十剂全愈。妙全在不定心，但补肝平木，木平则火不易动。补肺养金，则木更静，木静，肝生血，自润心液，不助心焰，怔忡自愈。

一怔忡，日轻夜重，欲思熟睡不可得，人谓心虚极，谁知肾气乏乎。人夜卧，心气下降肾宫，肾不虚则开门延入，彼此欢然。惟肾太耗，家贫客至，束手无策，客见如此，自不久留，徘徊岐路，托足无门，傍徨四顾，又将何如。法大补肾精，肾精充足，自然客至相投，开宴畅饮。用**心肾两交汤**：熟地一两，枣皮、炒枣仁八钱，人参、当归、白芥子、麦冬五钱，肉桂、黄连三分。一剂熟睡，十剂全愈。此补肾仍补心，似无专补，不知肾足心虚，主富客贫，非薄轻弃。今心肾两足，素封之主见多金之客，自相得益彰。况益连、桂介绍，有不赋胶漆者，吾不信也。

一心常怦怦不安，若官事未了，人欲来捕之状。人谓心气虚，谁知胆气祛乎。少阳胆，心母也。母虚子亦虚，又何疑乎。惟胆气虚，何更作怔忡？不知各脏皆取决于胆，胆气一虚，各脏无所遵从，心尤无主，故怦怦不安，似怔忡实非怔忡。法徒补心则怔忡不能痊，补各脏腑而不补胆气，内无刚断之风，外有纷纭之扰，安望心之宁静乎？故必补胆气，后可去祛。用**坚胆汤**：白术、人参五钱，茯神、花粉、生枣仁三钱，白芍二两，铁粉、丹砂、竹茹一钱。二剂胆壮，十剂怦怦如失。此肝胆同治，亦心胆

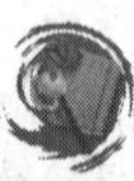

共治。肝胆相表里，治胆因治肝者，兄旺弟不衰也。心胆为母子，补胆兼补心者，子强母不弱也。况镇定之品以安神，刻削之味以消痰，宜取效之速也。

惊　悸

一闻声惊，心怦怦，半日后止。人谓心有痰，痰药不效。久不必闻声，亦惊且悸，常若有人来捕者，是惊悸相连而至。虽是心虚，惊悸实不同。盖惊轻悸重，惊从外来动心，悸从内生动心也。若怔忡，正悸之渐也；若悸，非惊之渐也。故惊悸宜知轻重。一遇怔忡，宜防惊，惊宜防悸。然虽分轻重，治虚则一。用**安定汤**：黄芪、熟地一两，当归、生枣仁、白术、茯神、麦冬五钱，远志、柏子仁、玄参三钱，半夏二钱，甘草一钱。一二剂轻，十剂愈。夫神魂不定而惊生，神魂不安而悸起，皆心肝血虚。血虚则神无归，魂无主。今大补心肝之血，则心肝有以相养，何有惊悸？倘用药骤效，未几仍然者，此心肝大虚，另用**镇神丹**：人参四两，当归、麦冬、生枣仁、茯苓、生地三两，白术五两，远志二两，熟地八两，柏子仁、白芥子、醋焠龙骨一两，虎睛一对、陈皮三钱。各为末，密丸，滚水下，早晚各五钱，一料全愈。龙能定惊，虎能止悸。入补心肾药中，使心肾交，神魂自定。

一先惊后悸，亦有先悸后惊，似不同，不知实无异，不过轻重之殊。前已备言，此又重申者，盖辨惊悸，分中有合，合中有分耳。惊有出于暂不出于常，悸有成于暗不成于明者，又不可不别。暂惊轻于常惊，明悸重于暗悸，而惊悸仍同，则将分治乎？抑合治乎？知其合中之分，则分治效；知其分中之合，则合治亦效。盖惊出于暂，吾治其常；悸出于明，吾治其暗。吾一方合而治之，名**两静汤**：人参、巴戟天一两，生枣仁二两，菖蒲一钱，白芥子、丹砂三钱。四剂定。方妙在生枣仁之多，以安心，尤妙在人参、巴戟以通心肾。则心气通肾夜安，肾气通心日安。又何虑常、暂、明、暗哉。

虚 烦

一遇事或多言烦心生，常若胸中扰攘，不思而念若纷纭，不动而意若嘈杂，此俗云虚烦。乃阴阳偏胜，火有余，水不足也。或谓虚烦乃心热加胆寒，心热则火动生烦，胆寒则血少厌烦。不知虚烦本心热，无胆寒。夫胆喜热恶寒，世云胆寒则怯者，正言胆之不寒也。然胆寒则怯，何敢犯火热之心。可见虚烦是心火热，非胆木寒矣。古人用温胆汤治虚烦而烦转甚者，正误认胆寒也。治宜补心兼清心之味，则正寒益心而虚烦除。用**解烦益心汤**：人参、当归、花粉二钱，黄连、白术一钱，生枣仁、茯神三钱，玄参五钱，甘草三分，枳壳五分。一二剂烦除。此纯清心药，加消痰者，有火必有痰也。火化痰而烦益剧者，痰火散而烦自释矣。况有补心之剂，同群共济哉。

一年老虚烦不得寐，大便不通，常有热气自脐下直冲心，便觉昏乱欲绝，人谓火气冲心，谁知肾水大亏乎。夫心液实肾精也，心火畏肾水克为假，喜肾水生乃真。心得肾交，心乃生，心失肾通，心乃死。虚烦，心死之渐。惟肾既通心，何以脐下之气上冲而生烦？得毋关元之气非肾之气？不知肾之交心乃肾水，非肾火。老人孤阳无水，热气上冲，肾火冲心也。火有余，实水不足，大补肾水，则水足制火，火不上冲，烦自止。用**六味地黄汤**加味治。熟地一两，枣皮、炒枣仁、麦冬、白芍、丹皮五钱，山药四钱，北味一钱，茯苓、泽泻、甘菊、柴胡五分。二剂烦却，四剂大便通，二十剂不发。六味补水，麦冬滋化源，柴、芍平肝，肝平相火无党，不致引包络火，又得枣仁、甘菊相制，则心气自舒，复有肾水交通，有润无燥，有不宁乎。

不 寐

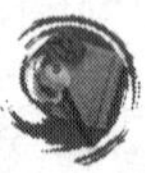

一昼夜不能寐，人谓心热，火动不止，谁知心肾不交乎。盖痛不交心，日不寐；心不交肾，夜不寐。日夜不能寐，心肾两不

交耳。所以不交者，心过热，肾过寒也。心属火，过热则炎上而不交肾；肾属水，过寒则沉下而不交心。法使心不热、肾不寒，自然寒中有热，热中有寒，两相引，两相合。用**上下两济汤**：人参、白术五钱，熟地一两，枣皮三钱，肉桂、黄连五分。一剂即寐。盖黄连凉心，肉桂温肾，同用交心肾于顷刻。然无补药辅之，则热者太燥，寒者过凉。得参、术、枣皮、熟地则交接无非欢愉。然非多用则力薄，恐不能久效。

一忧愁后，终日困倦，至夜两目不得闭，人谓心肾不交，谁知肝血太燥乎。忧愁必气郁，郁久肝气不舒，肝血必耗，血耗上不能润心，下取给于肾。肾水不禁，不能供肝矣。如是，肾见肝亲，闭关而拒；肝为肾子，弃而不顾，心为肾仇，乌肯引火自焚？所以坚闭不纳也。法须补肝血，滋肾水，自然水养木，肝交心矣。用**润燥交心汤**：白芍、当归、熟地、玄参一两，柴胡、菖蒲三分。二剂解，四剂熟睡。方用归、芍滋肝，肝气自平；熟地滋肾，水足济肝，肝血益旺；又得玄参解心火，柴胡、菖蒲解肝郁，引诸药直入心宫，则肾肝自交。

一夜不能寐，畏鬼，辗转反侧，少睡即惊，再睡恍如捉拿，人谓心肾不交，谁知胆气怯。少阳胆在半表里，心由少阳交肾，肾亦由少阳交心。胆气虚，心肾至，不能相延为介绍，心肾怒，两相攻击，胆愈虚，惊易起，益不能寐。宜补少阳胆。然补胆又不得不补厥阴肝。盖肝胆表里，补肝正补胆。用**肝胆两益汤**：白芍、炒枣仁一两，远志五钱，。二剂熟睡，三剂惊失。白芍入肝胆，远志、枣仁似入心不入胆，不知二味入心亦入胆，况同白芍用，又何疑乎。胆既旺，又何惧心肾不投，自然往来介绍，称鱼水媒，来梦矣。

一神气不安，魂梦飞扬，身在床，神若远离，闻声既惊，通宵不能闭目。人谓心气虚，谁知肝经受邪乎。肝藏魂，肝血足则魂藏，虚则魂越。游魂多变，亦由虚也。否则魂藏肝中，虽邪引不动，故得寐。今肝血既亏，肝皆火气，魂将安寄？一若离魂，身与魂为两矣。然离魂，魂离能见物，不寐则不见物。所以不能见物者，阴中有阳，非若离魂之纯阴也。法祛肝邪，先补肝血，血足邪自离，梦自绝。用**引寐汤**：白芍一两，当归、麦冬五钱，龙齿末火煅、柏子仁二钱，菟丝、巴戟、炒枣仁、茯神三钱。数剂自愈。方补心肝，用之甚奇者，全在龙齿。古谓治魂不宁宜虎睛，治魂飞扬宜龙齿，取其入肝平木也。夫龙能变化，动象也，不寐用龙齿，不益助游魂不定乎？不知龙虽动而善藏，动之极正藏之极。用龙齿以引寐，非取其动中之藏乎？此古未言，余不觉泄天地之奇。

一心颤神慑，如处孤垒四面受敌，达旦不寐，目无见，耳无闻，欲少闭睫不可得。人谓心肾不交，谁知胆虚风袭乎。胆虚则怯，邪乘而入，既入胆中，胆气无主，胆欲通心，邪不许；胆欲交肾，邪又不许，此目无见，耳无闻也。心肾因胆气不通亦各守本宫，不敢交接，故欲闭睫不可得。少阳胆属木，风木同象，故风最易入。风乘胆虚，居而不出，胆畏风威，胆愈怯矣。何啻卧薪尝胆，安得悠然来梦乎？法必助胆气，佐祛风荡邪，风散胆壮，庶可高枕而卧。用**祛邪益胆汤**[1]：柴胡、白芥子二钱，郁李仁、竹茹、甘草一钱，乌梅一个，当归一两，川芎、沙参三钱，麦冬五钱，陈皮五分。二剂颤慑止，四剂耳闻目见，亦熟睡。方全不引心肾，惟泄胆木风邪，又得芎、归相助，风邪外散，胆汁不干，可以分给心肾，自心肾交，欲寐矣。

健　忘

一老年健忘，远近事多不记忆，此健忘之极。人谓心血涸，谁知肾水竭。心火肾水，似克实生，心必藉肾以相通，火必得水而相济，如只益心血，不填肾精，血虽骤生，精仍长涸。法须补心兼补肾，使肾水不干，上达于心而生液。然年老阴尽，煎剂恐难胜，务以丸药继之。煎用**生慧汤**：熟地一两，枣皮四钱，远

---

[1] 祛邪益胆汤：《辨证录》作“祛风益胆汤”。

志、白芥子二钱，生枣仁、柏子仁去油五钱，茯神、人参三钱，菖蒲五分。月余自愈。此方心肾兼补，上下相资，若能日服一剂，不但却忘，并延龄。若苦难服，用**扶老丸**：人参、白术、黄芪、当归、玄参、柏子仁、麦冬三两，茯神二两，熟地八两，枣皮、枣仁四两，龙齿三钱，白芥子一两，菖蒲五钱。各细末，蜜糊，丹砂为衣，日夜滚水吞三钱，久服愈。此老少可服，年老尤宜。盖补肾之味多于补心[1]，精足心液生，心窍启，心神清，何至昏昧善忘。

一壮年善忘，或大病后，或酒色过度，世谓寻常，不知本实先拔[2]，久变异症而死者多矣。此乃五脏俱伤，不止心肾二经病。法宜治心肾，然徒治心肾，胃弱不受补，甚为可虑。必须强胃，胃强始能分布精液于心肾。用**生气汤**：人参、生枣仁、枣皮二钱，白术、半夏、麦冬一钱，茯苓、芡实三钱，远志八分，甘草、神曲、肉桂、菖蒲三分，木香一分，熟地五钱。三十剂全愈。此方药味多，分两少，以病人久虚，大剂恐有阻滞，味少恐无调治，所以图功缓，奏效远。尤妙在扶助胃气，仍补心肾，又妙在五脏同补，有益无损。

一气郁不舒，如有所失，近事不记，如老人善忘，此肝气滞，非心肾虚。肝气最急，郁则不能急，以致肾气来滋，至肝则止；心气来降，至肝则回，心肾间隔而遗忘。法须通肝滞，后心肾通，何至近事失记。然肝气通，必于补心肾中解肝气郁，则郁犹易解。否则已郁虽开，未郁必至重结。用**通郁汤**：白芍一两，茯神、熟地、玄参、麦冬三钱，人参、白芥子二钱，当归、白术五钱，柴胡一钱，菖蒲五分。四剂郁尽解，善忘愈。方善解郁，又无刻削干燥，直解肝郁，使肝血大旺，既不取给于肾，复能助心，心肝肾一气贯通，尚失记哉。

---

❶ 心：原作“精”，义晦，今据《辨证录》改。
❷ 拔：原作“拨”，无义，当作“拔”，今改。《辨证录》作“匮”。

一随说随忘，人谓祟恁，谁知心肾两开乎。心肾交，智慧生；心肾离，智慧失。苟心火旺，肾畏火炎不敢交心，肾水亏，心恶水竭不肯交肾，如夫妇两不相亲，况越陌之人，无怪其善忘。治须大补心肾，使相离者相亲，自相忘者相忆。用**神交汤**：人参、麦冬一两，巴戟、山药、玄参、菟丝一两，柏子仁、芡实五钱，丹参、茯神三钱。十剂愈，一月不再忘。方似重治心，轻治肾，不知夫妇，必男求女易相亲，重治心，正欲使心先交于肾。妙在无一味非心肾同治药，使两相交，两相亲。

癫　痫

一素发癫，喃喃不已，叫骂歌唱，痰如蜒蚰之涎，人谓痰病，然清痰化涎药不效。盖此胃有微热，气又甚衰，故似癫非癫也。法宜补胃气，微清胃火。然胃气衰由心火弱，胃火盛由心火微，又未可徒补胃气、清胃火。用**助心平胃汤**：人参、生枣仁五钱，茯神一两，贝母、甘菊三钱，神曲、甘草、菖蒲一钱，肉桂三分。二剂除。此补胃气以生心气，尤妙在助心火，平胃火，故心胃两益，不治癫自愈。

一壮年痰气盛，猝仆倒作牛马鸣，世谓牛马之癫，其实虚寒之症，痰入心包也。心与心包属火，心喜寒，心包喜温，所以寒入心包即拂其性，况又痰气侵乎。夫痰，脏腑无不入，何犯包络即至迷心？不知包络相臣，痰气侵心，包络先受，包络卫君，惟恐有犯，情愿身当，故痰一入即号召勤王，呼诸脏腑相救。作牛马声，痛不择声也。宜救心，尤宜急救心包。用**济难汤**：白术、人参五钱，茯神、柏子仁、半夏三钱，菖蒲五分，远志、花粉、南星、附子、神曲一钱。二剂愈，八剂不发。救心包仍救心，君相两安，况附子、南星斩关夺门，主圣臣良，自指挥如意。

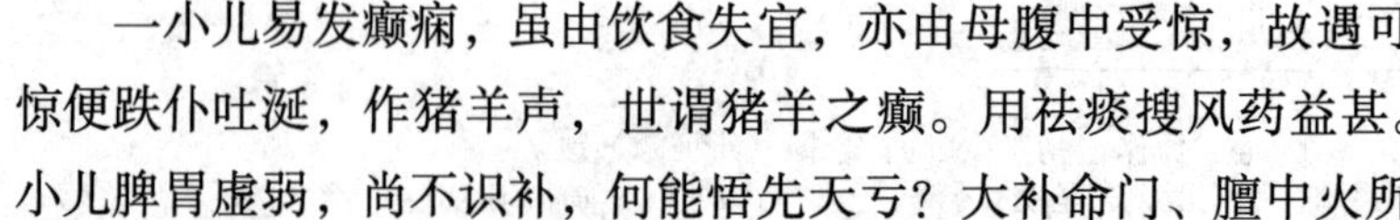

一小儿易发癫痫，虽由饮食失宜，亦由母腹中受惊，故遇可惊便跌仆吐涎，作猪羊声，世谓猪羊之癫。用祛痰搜风药益甚。小儿脾胃虚弱，尚不识补，何能悟先天亏？大补命门、膻中火所

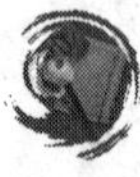

以益甚。治宜补脾胃，更补命门生脾、膻中生胃，不治痰，痰自化。用**四君加减**：人参一钱，茯苓三钱，白术二钱，甘草一分，附子一片，半夏八分，白薇三分。一剂愈。四君补脾胃，脾胃健，惊风自收，况附子无经不达，更补命门膻中火，生脾胃，土更易旺，痰更易消，又益半夏逐败浊，白薇收神魂，安得动癫。

一妇发癫不识羞，见男如饴，见女甚怒，甚至赤身露体。此肝火炽，思男不可得，郁结成癫也。肝火炽，何成癫？盖妇女肝木旺，肝火逼心，则心君下殿，然包络外护，何任威逼？不知肝火乃虚火，虚火与相火同类，庇比匪，忘圣明[1]，直烧宫殿。然心君走出，何但癫不死？盖肾水救援。思男子不得，因肾旺，虽是肾火，肾水实涸。然肝火逼，心有肾水资，所以但癫不死。治法泄肝木并补肾水，兼舒郁气为得。用**散花丹**：柴胡、花粉三钱，炒栀子、茯神五钱，白芍、熟地、玄参二两，当归、生地一两，陈皮一钱。三剂癫失。方妙泄肝火不耗肝血，疏肝郁不散肝气，更妙补肾不救心焰，水足木得所养，火自息于木内。火息神安，魂自返肝中，况消痰利水，痰气尽消，化水同趋膀胱，欲再花癫不可得也。

一为贼所执，至受刀始释，失心如痴，人谓失神，谁知胆落乎。胆附肝，因惊而胆落者，非胆果落肝中。盖胆汁散不收，如胆之落肝耳。胆既堕落，则胆汁尽为肝所收，则肝强胆弱，心不能取决于胆，心即如失如癫痴。法泄肝补胆，则胆汁生，癫痴愈。用**却惊丹**：附子三分，陈皮、丹砂、铁粉、远志、薄荷、南星一钱，白术、茯神、半夏、人参三钱，当归五钱，花粉二钱。各为细末，密丸弹子大，姜汤下。一丸惊收，三丸癫痴愈，不必尽服。此安神定志，全在铁粉，即铁落，最抑肝邪，又不损肝气。木畏金刑，用铁落取克木也。克肝未必不克胆。然肝阴木，胆阳木，铁落克阴不克阳，故制肝不制胆，所以伐肝邪，即引诸药直入胆，生胆汁，不独取其化痰静镇耳。

---

[1] 庇比匪，忘圣明：《辨证录》作“庇匪比之朋，忘圣明之戴”。

一思虑过度，耗损心血，或哭或笑，裸体而走，闭户自言，喃喃不已，人谓花癫，谁知失志之癫乎。思虑伤脾，脾气损，即不能散精于肺，肺气又伤，清肃之令不行，脾气更伤。脾，心子，脾病心必来援，心见脾伤，以至失志，则心中无主，欲救无从，欲忘不得，呼邻不应，忌仇来侵，将为从井，见人嚅嗫，背客絮叨，遂癫。非急清其心不可。然心病由于脾，补心以定志，不若补脾以定志尤神。用**归神汤**：人参、茯神、麦冬五钱，白术、巴戟一两，半夏、柏子仁不去油、白芥子三钱，陈皮、甘草、丹砂、菖蒲一钱。各为末，先将紫河车一具，洗净，煮熟，不去血丝，捣烂，入药末，再捣为丸。白滚水送下五钱，连服数日自愈。此心脾同治，消痰不耗气。尤妙在紫河车为先后天之母，神得紫河有依，志即依神相守，不特已失者回，既回者尤永固。

狂

一热极发狂，登高呼，弃衣走，气喘，汗出如雨，此阳明胃火。登高弃衣者何？盖火炎上，内火炽腾，身自飞扬。热郁胸中，得呼则气泄。衣乃蔽体，内热盛，得衣不啻如焚，弃则快。火盛刑金，自大喘。肺主皮毛，不能外卫，腠理开泄，阴不摄阳，逼汗外出。汗出心无血养，神将飞越，安得不发狂？用加味**白虎汤**救。人参二两，石膏、麦冬三两，知母、茯苓、半夏五钱，甘草一钱，竹叶三百片，米一撮。二剂愈，不可三剂。非白虎急救胃火，则肾水立干，身成黑炭。然火燎原，非杯水可救，必得滂沱大雨，始能扑灭。

一发狂，腹满不得卧，面赤身热，妄见妄言，如见鬼，此阳明胃火盛。然胃火属阳，妄见妄言见鬼，又阴症，不知阳明火盛，由心包火盛，阳明属阳，心包属阴，二火齐发，故腹满不得卧，倘只胃火，虽口渴腹满尚可卧，唯心包助胃齐发，遂至心神外越，阴气乘之，妄见妄言如见鬼。法宜泄胃，不必泄心包火。

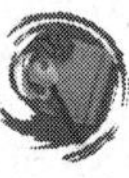

盖胃，心包子，母盛子始旺，然子衰母亦弱，泄胃即泄心包。用**泄子汤**：玄参三两，甘菊一两，知母、花粉三钱。一二剂二火平，狂愈。论理可用白虎，然过峻。心包属阴，白虎泄阳，毕竟有伤阴气，不若此，既泄阳，又无损阴。或曰：母盛子始旺，泄心包火何必泄胃？不知胃火最烈，胃火炽，肾水立干，故必先救胃火，胃火息，心包火亦息。倘先泄心包，寒凉之药必由胃而后入心包，假道灭虢，不反动胃火怒乎？不若直泄胃火，既制阳，又制阴。

一易喜易怒，狂妄谵语，心神散乱，目有所见，人疑胃火，不知乃心火耳。心热发狂，膻中之外卫谓何？亦因心过酷热，包络膻中何敢代君司令。喜笑不节，如君恣肆威权，宰辅不敢轻谏，左右无非便佞，自然声色娱心，语言博趣，偏喜偏笑，所发无非乱政。及令不行，涣散景象有如鬼域，人心发热亦然。然心热发狂至神越，宜立亡，何能苟延岁月？不知心热不同胃热，胃热发狂，外热犯心，心热乃内热自乱，故胃狂有遽亡，心狂有苟延。用**清心丹**：黄连、人参、丹参三钱，茯神、生枣仁五钱，麦冬一两。一二剂定，不必用三剂。黄连清心，然徒用连则心燥，连性亦燥，恐燥以动燥，所以又用二参、麦冬润以济之。火有余自气不足，补气以泄火，则心君无伤，可静不可动矣。

一身热发狂，言淫乱，喜无非愉悦，一拂言违事，狂妄猝发，见神鬼，人谓心热极，谁知心包热乎。心包，心君相也，君静，胡相拂乱至此。盖君弱臣强，心寒极不能自主耳。如懦主寄权于相，相植党营私，生杀予夺，悉出其手，奉令者立迁除，违命者辄褫革，甚则杀人如儿戏，轻人如草菅。颠倒是非，违礼背法，不必神怒鬼击，彼心若有所见，心包热狂正似，法宜泄心包火。然徒治心包，心君内寒，愈震主，反有犯上。必补心，呼召外臣，扫清君侧。用**卫主汤**：人参、玄参一两，茯苓、麦冬、生地五钱，花粉、丹皮三钱。四剂症愈。玄参、生地、丹皮清心包，参、苓、麦补心，心强心包之火自弱。况玄参等清心包，亦补心，自拨乱反正。或谓心君虚寒，用参是矣，然玄参、丹皮、生地虽凉心包，独不益心寒乎？似宜加热药济之。嗟乎！心寒用热药，理也，然用热药益心，必由心包入，恐心未得益，转助心包焰，不若人参助心亦助心包。是人参非心包所恶，同玄参等共入，自然拥卫心君，指挥群药，扫荡炎氛，心气自旺，寒变为温。

一强横折辱，愤懑不平，病心狂，持刀逾屋，披头大叫，人谓阳明胃火盛，谁知阳明胃土衰乎。阳明火盛，必由心火太旺。心火旺，胃火盛，是火生土。心火衰，胃火盛，是土败于火。火生土胃安，土败火胃变，虽所变似真火盛，中已无根，必土崩瓦解。狂，实热，余谓虚热，孰信？不知脏腑实热可凉折，虚热必温引，然胃虚热又不可全用温引，于温中佐微寒实善。盖阳明胃虚热，乃内伤，非外感。因愤生热，不同邪入生热明甚。以邪热为实热，正热为虚热耳。用**平热汤**：人参、白芍五钱，黄芪、麦冬一两，甘草、黄芩一钱，青皮、炒栀子、柴胡五分，竹沥一合、茯苓、枣仁、花粉三分。四剂定，服一月安。此变化竹叶石膏汤，以治阳明虚热耳。甘温退大热，佐之甘寒，使阳明火相顺不相逆，转能健土于火宅，消烟于余氛，土有根，火自息。倘认实热，用竹叶石膏，误矣。

一忍饥过劳，忽发狂，披发裸体，罔知羞恶，人谓失心病，谁知伤胃动火乎。阳明胃火动，多不可止。世皆谓胃火宜泄不宜补，然胃实可泄，胃虚不可泄。经云：二阳之病发心脾。二阳，正胃也。胃为水谷海，能容物，物入胃消，胃亦得物养。物养胃火静，胃失物火动。至火动胃土将崩，必求救于心脾，心见胃火沸腾，有切肤之痛，自扰乱；脾见胃火焚烧，有震邻之恐，亦纷纭，势必失依，安得不发狂。法不必安心脾，仍救胃气，狂自定。虽然，欲救胃气，不少杀胃火，胃气亦不能独存。用**救焚疗胃汤**：人参、玄参一两，竹沥一合、陈皮三分，神曲五分，山药、百合五钱。三剂愈。人参救胃，玄参杀胃火，群药调停心脾肺肾，使肝不伤胃，胃气尤易转。胃转，心脾宁有扰乱。

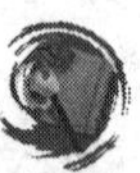

呆

一终日悠悠忽忽，不言语，不饮食，忽笑歌，忽愁哭，与美馔不受，与粪大喜，与衣不服，与草木叶反喜，人谓呆病，不必治。然其始，起于肝郁，其成由于胃衰。肝郁则木克土，痰不化，胃衰则土不制水，痰不消，于是痰积胸中，盘踞心外，使神明不清，呆成。宜开郁逐痰，健胃通气，则心地光明，呆景尽散。用**洗心汤**：人参、茯神、生枣仁一两，半夏五钱，陈皮、神曲三钱，甘草、附子、菖蒲一钱。水煎半碗灌之，必熟睡，切不可惊醒，反难愈。此似祟凭，实无。即有祟，补正邪自退。盖邪气实，因正虚入。此补正绝不祛邪，故奏功。或谓正虚无邪，何多用二陈？不知正虚必生痰，不祛痰则正气难补，补正因以祛邪，是消痰仍补正。或又谓呆成于郁，不解郁单补正攻痰，何能奏功？不知始虽成于郁，郁久则尽亡之矣。故但胃气以生心气，不必又治肝气以舒郁气也。

人有呆病，终日闭户独居，口中喃喃，多不可解，将自己衣服用针线密缝，与之食，时用时不用，尝数日不食而不呼饥，见炭最喜食之，谓是必死之症，尚有可生之机也。夫呆病而至于喜粪，尚为可救。岂呆病食炭反忍弃之乎？喜粪乃胃气之衰，而食炭乃肝气之燥。凡饮食之类，必入于胃而后化为糟粕，是粪乃糟粕之余也。糟粕宜为胃之所不喜，何以呆病而转喜之乎？不知胃病则气降而不升，于是不喜升而反喜降，糟粕正胃中所降物也。见粪而喜者，喜其同类之物也。然而呆病见粪则喜，未尝见粪则食也。若至于食粪，则不可治矣，以其胃气太降于至极耳。夫炭乃木之烬也，呆病成于郁，郁病必伤肝木，肝木火焚可伤心，则木为心火所克，肝中血尽燥，而炭为焦枯之木矣。见炭喜食，喜其同类食之，思救肝之燥耳。然生机正在食炭。炭无滋味，食如饴，胃气未绝也。治胃气，祛痰涎，呆可愈。用**转呆丹**。人参、当归、半夏、生枣仁、菖蒲、茯神一两，白芍三两，柴胡八钱，神曲、柏子仁五钱，花粉三钱，附子一钱。水十碗，煎至一碗，灌之。倘不肯服，以杖击，使怒，后灌之，必詈骂，少顷倦卧，切莫惊动，自醒全愈，惊醒只可半愈。此大补心肝，加祛痰开窍，肝得滋润自苏，心得补助自旺，于是心气清，肝气运，祛逐痰涎，随十二经络尽通，何呆不愈？若惊醒，气血不能尽通，经络不能尽转，故半愈。然再服，必全愈。

一忽成呆，全不起，忧郁状与呆同，人谓祟恁，谁知起居失节，胃气伤，痰迷乎。胃土喜火生，然火亦能害土，火不来生则土无生气，火过来生土有死气。然土中之火本生土，何反害土？岂属外来邪火，非内存正火乎？孰知邪火固害土，正火未尝不害土，何也？正火能养，火且生土以消食，正火相伤，火即害土以成痰。痰成，复伤胃土，则火且迷心。轻成呆，重发厥。起居失节，则胃中劳伤，不生气而生痰。一时成呆，乃痰迷心腕下，尚未直入心包，倘入心包，人且立亡。宜生胃气，佐消痰。用**起**[1]**心救胃汤**。人参、茯苓一两，白芥子、神曲三钱，菖蒲、黄连、甘草一钱，半夏、南星二钱，枳壳五分。三剂愈。此救心正救胃。盖胃乃心子，心气旺，胃气自清。设作呆病，用附子斩关直入，以火助火，发狂死。总之，呆成于久，不成于暂，一时成呆，非真也。故久病宜于火中补胃消痰，猝病宜于寒中补胃消痰，不可不知。

呃逆

一忽呃逆不止，人谓寒气相感，谁知气逆寒入乎。然气逆非气有余，乃不足也。丹田气足，则气守下焦，顺；丹田气不足，则气奔上焦，逆。症虽小，徒散寒不补气，多成危症。宜大补丹田气，少佐祛寒，则气旺可接续，寒祛能升提，呃逆自止。用**定呃汤**：人参三钱，白术、茯苓五钱，丁香、陈皮五分，沉香末、牛膝一钱。一剂愈。参、苓、白术补气回阳，丁香祛寒，沉香、牛膝降丹田以止逆，逆气既回，呃声自定。

[1] 起：《辨证录》作“启”。

一痰气不清，忽呃逆，人谓火逆作祟。火逆口必渴，今不渴呃逆，仍是痰气，非火邪。痰在胃口，呃逆在丹田，何能致此？不知怪病多起于痰，安得呃逆独异。此丹田气欲升，痰结胸中，不使其气直上也。较虚呃甚轻，消痰气，呃逆自除。用二**陈汤加减**治。人参、陈皮五分，半夏、厚朴一钱，甘草三分，茯苓三钱。一剂即愈。二陈治痰，加人参、厚朴补中降气，自祛痰于上焦，达气于下焦。

一口渴舌燥，饮水后忽呃逆，人谓水气，谁知火气逆乎。此胃火，胃火太盛，必大渴呼水，今但渴不喜大饮，乃胃气虚，胃火微旺，故饮水虽快，多则不能消，火上冲呃逆。宜补胃土，降胃火，则胃气安，胃火息，呃逆自止。用**平呃散**：玄参、白术五钱，甘菊、茯苓、麦冬三钱，人参二钱，甘草五分。一剂即平。此降火不耗气，倘轻用石膏，虽取胜，胃终有伤，他症必生。

一恼后肝血燥，肺气热，忽呃逆不止，人谓火动，谁知气逆不舒乎。肝性最急，拂必下克脾土，脾土气闭，则腰脐间不通，奔咽喉作呃逆。倘用降火降气药，呃逆更甚，必须散郁，佐消痰润肺。用**解呃丹**：茯神、白芍三钱，当归、白芥子二钱，白术❶、苏叶五分，麦冬五钱，柴胡一钱。一剂即止。此散郁神方，不特治呃逆。白术利腰脐气，柴、芍❷、归舒肝胆，麦冬、苏叶润肺，茯神通心与膀胱气，白芥子宣膜膈气，故一身之气流通，何虑下焦气不升咽喉。

一呃逆时作时止，人谓气滞，谁知气虚乎。气旺，顺；衰，逆。逆之至，皆衰之极。使气衰不甚，何至于逆。惟衰极则气弱不能转，呃逆生。气衰呃逆，不比痰呃、火呃，补气自止。倘徒消痰降火，则轻变重，重必死。况痰火之呃亦虚而致之，不只寒

---

❶ 白术：《辨证录》用量为“五钱”。

❷ 芍：原无，今据《辨证录》补。

呃之成于虚也，然不补虚何以治呃。用**六君子汤**加减治。人参、茯苓三钱，白术一两，陈皮一钱，甘草三分，半夏二钱，柿蒂三枚。连三剂，呃自除。此治胃圣药，胃气弱，诸气自弱，故补胃气正补诸气也，气旺尚有气逆乎？况柿蒂尤易转呃。胃多气之腑，气逆从胃始，气顺独不从胃始乎？故胃气转，诸气无不转。

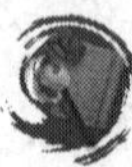

卷　五

山阴　陈士铎远公父原本
宁乡　文守江南纪氏敬述

关　格

关格者，心欲食，食至胃而吐，已而再食，再吐，心思大小便不能出，眼红珠露，两胁胀满气逆，求一通气而不得，世谓胃气太盛，不知乃肝气过郁。关格宜分上下，一上格不得下，一下关不得出。今上不得入，下又不得出，是真关格，危症也。治原有吐法，上吐则下气可通。然先已自吐，吐必无益。若用下导法，上无饮食下胃，大肠空虚，止可出大肠糟粕硬屎，不能通小肠膀胱气，导亦无益。必须煎药和解为得，但须渐渐饮之，初不受，后自受。用**开门散**：白芍、白术、当归五钱，茯苓、柴胡、牛膝、车前子、炒栀仁三钱，花粉三钱，苏叶一钱，陈皮一钱。缓服一剂上关开，二剂下格通。此直走肝经以解郁，郁解关格自痊，此扼要争奇也。倘用香燥耗气，适足坚关门，动据格。

一无故忽上不能食，下不能出，胸中胀急，烦闷不安，二便极窘迫，人谓关格，谁知少阳气不通乎。少阳胆木，喜舒泄，因寒袭木不条达，气乃闭，于是上克胃，下克脾，脾胃畏木刑，不生肺并生大肠。肺金因脾胃不生，失清肃之令，膀胱、小肠无禀遵，齐气闭。此原可用吐，一吐而少阳之气升；其次用和，和其半表里，胆郁自通。较之吐必伤五脏气，和则不伤。用**和解汤**：柴胡、甘草、薄荷一钱，白芍、茯神、当归三钱，枳壳五分，丹皮二钱。缓服三剂，开关。改用薄荷、枳壳、丹皮者，取直入肝经，尤易开郁也。然解郁正所以开关耳。

一吐逆不得食，又不得二便，此五志厥阳火太盛，不能荣阴，遏抑心包，头上有汗，乃心液外亡，自焚于中，此关格最危症。人谓气不通，用麝、片，必耗真气，反致归阴。法宜调营卫，不偏阴偏阳，不治关格，惟求中焦握枢而运，渐透于上下之间，自能荣气先通，卫气不闭，因势导之，势无扞格。用**和中启关汤**：麦冬、白芍五钱，人参、甘草五分，柏子仁三钱，滑石（敲碎）、黄连一钱，桂枝三分，花粉钱半。一剂吐止，二剂下通。此解散中焦火，更舒肝气，肝气平，火热自灭。最妙在黄连、桂枝安心交肾，和肾交心，心肾交，营卫阴阳各相和好，上下二焦安能坚闭。此和解善于开关。

一上吐下结，气逆，食不能入，溺不能出，腹疼，手按少止，脉涩而伏，人谓寒极，阴阳易位，宜吐不吐则死，然上部无脉，下部有脉宜吐，以食填太阴耳。今涩而伏，非无脉，食物吐出，非食填太阴。吐必重伤脾胃，坚闭塞。胃气不开与二肠、膀胱，所以闭者，肾气衰也。胃为肾关门，肾气不上，胃关必不开。肾主二便，膀胱气化，亦肾气化也。肾气不通于三经，便溲必结。是则上下开阖权衡全在肾。大补肾中水火，关格自愈。用**水火两补汤**：熟地、麦冬一两，山药四钱，茯神、白术五钱，车前子、牛膝三钱，人参二钱，北味五分，肉桂一钱。连服二剂，吐止结开，六剂全愈。此补肾中水火，又通肾气，气足上自达胃，下自达膀胱、二肠。若用香燥救胃，则胃气益伤；用攻利救膀胱、二肠，则膀胱、二肠愈损。

一忽关格，二便闭结，渴饮凉水，少顷吐，又饮又吐，面赤唇焦，粒米不下，脉沉伏，人谓脉绝，谁知格阳不宣，肾经寒邪太盛乎。少阴肾喜温不喜寒，肾寒则阳无附，常欲上腾，况寒邪直入肾中，逼阳上升乎。使寒少轻，阳虽浮不至格拒之甚，惟寒盛则峻绝太过，阳欲杜阴而不能，阴且格阳而愈胜，于是阳逆冲上焦咽喉，难于容物作吐。夫阳宜阴折，热宜寒折，阳热在上，似宜阴寒药折，然阳热在上，下正阴寒，盖上假热，下真寒，非真热假寒药，断不能顺性开关。用**白通汤**：方药大热，得人尿、

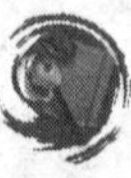

猪胆乱之，则下咽觉寒，入腹正热，阳可回，阴可散，自然脉通关启。后以大剂八味汤投之，永不发。

中 满

一饮食后觉胸中倒饱，人谓多食不能消，用香砂、枳实等消导暂快，已又饱，又用前药，重加消导，久成中满。腹渐高大，脐渐突出，肢体浮胀，人谓臌胀，用牵牛、甘遂等逐水。内原无水，正气益虚，胀满更急，又疑前药不胜，复加大黄、巴豆等，仍未愈。又疑风邪固结经络，用龙胆、茵陈、荆、防。然开鬼门，泄净府，各执己见，不悟皆操刀下石徒也。中满由脾土衰，脾衰又由肾气寒，倘早用温补，何至如此。用**温土汤**：人参、萝卜子一钱，白术、茯苓、苡仁、谷芽三钱，芡实、山药五钱，肉桂三分。二剂减，数剂除。此方但补脾，不消导以耗气。盖中满必因气虚，不补脾胃，胀从何消？况萝卜子辅参、术消胀，不助参、术添邪；又茯苓、山药、薏仁、芡实，益阴利水，水流正气不耗，自然下泽疏通，上游无阻。第恐水寒冰冻，溪涧断流，益肉桂水中生火，则土气温和，尤无壅塞，何惟事消导，成不救。

一饮食未见思，既见厌，强进，饱塞，上脘胀闷，人谓胃气虚成中满，然此心包火衰也。心包，胃母，心包不足何生胃？故欲能食，须补胃；欲胃强，补心包火。用**生胃进食汤**：人参、白术、山药、茯苓三钱，炒枣仁五钱，远志八分，神曲、良姜、枳壳五分，萝卜子、黑姜一钱。此治胃无非治心包，不治中满，中满自除，此补火胜于补土。

一郁结久，两胁饱满，食下喉即胀不消，人谓臌胀之渐，谁知气滞。用逐水必更甚，用消食只快一时，法同宜开郁。然气郁久必虚，使仅解郁，终难化食，胀何以消？用**快膈汤**：人参一钱，茯神五钱，白芍、苡仁三钱，白芥子二钱，萝卜子、神曲、柴胡五分，槟榔、枳壳、厚朴三分。三四剂愈。此解郁无刻削，消胀无壅塞，攻补兼施，收功自易。

一患中满，饮食知味，但多食则饱闷不消，人谓脾虚，谁知肾虚乎。肾虚，肾火虚也。腹中苦饱，乃虚饱，非实饱，若作水肿治，速亡。盖脾土制水，本在肾火，土得火而坚，土坚后能容物，能容物即能容水。肾火虚，土失坚刚之气，则不能容物，即不能容水，乃失其天度之流转矣，故腹饱作满，即水臌之渐。世不知补肾火生脾，反泄水伤脾，无异决水护土，土不崩哉？是治肾虚中满，宜急补命门火。然肾火生于肾水中，但补火不补水，则孤阳不长，无阴生阳，即无水生火。或疑土亏无以制水，今补肾水，不增波哉？然肾水，真水也，邪水欺火侮土，真水助火生土，实不同。故肾虚中满，必补火生土，尤必补水生火。用**金匮肾气丸**：茯苓六两，附子一枚，牛膝、肉桂、丹皮一两，泽泄、枣皮二两，车前子两半，山药四两，熟地三两。蜜丸，早晚各一两，滚水下。初腹少胀，久服胀除满消。此于水中补肾火，利水健脾之味多于补阴补火者，虽偏补火，实重救脾，补火正补脾也。故补阴宜轻，补脾宜重。

反　胃

一食入胃即吐，此肝木克胃土，用逍遥散加吴萸、黄连随愈。然人谓胃病，用香砂消导，伤胃气，愈吐；又用下药，不应；复用寒凉降火，不独胃伤，脾亦伤；又改辛热救寒，不应，始悟用和解，解郁散邪，然已成噎膈。胃为肾关门，肾水足，咽喉间无非津液，可以推送水谷；肾水不足，力难润灌胃中，又何能分济咽喉？且肾水不足，不能下注大肠，大肠无津相养，久必瘦小，肠细小，饮食入胃，势难推送。下既不行，积而上浮，不特上不能容而吐，亦下不能受亦吐，必大补肾水。用**济难催挽汤**：熟地、当归二两，山药、玄参一两，车前子一钱，牛膝三钱。十剂必大顺。此纯补精血，水足胃有津，大肠有液，自然上下相通无阻滞。

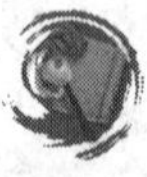

一朝食暮吐，或暮食朝吐，或一日三日尽吐出者，虽同是肾

虚，然食入即吐，肾无水；食久始吐，肾无火。此食久始出，非肾寒而何？肾寒何成反胃？盖脾胃必得肾火，土始有温热气，能发生消化饮食。倘土冷水寒，结成冰冻，则下流壅积，必返上越。宜急补肾火，使一阳来复，大地回春，冰泮土松，沮洳之类，顺流而下，又何上冲嗌口？然但补火则焚林竭泽，必成焦枯，必济以水，水火既济，上下流通，何有反胃？用**两生汤**：肉桂二钱，附子一钱，熟地二两，枣皮一两。四剂止，十剂愈。此水火两生，脾胃得火无寒冷，得水无干涩，自上可润肺，不阻于咽喉，下可温脐，不结于肠腹。或谓下寒多腹痛，肾寒正下寒，宜少腹作痛，何食久而吐，无腹痛症？不知寒气结于下焦则腹痛，今上吐，寒气尽从口趋出，又何寒结之有。

一时吐时不吐，吐则尽情吐出，人谓反胃，不知实郁。此妇人多，男子少。郁必伤肝，肝气伤，即克脾胃。肝最急，其克土未有不急者。土不能受，遂越出。木怒土不受，于是挟郁气卷土齐来，尽袪而出，故尽吐出。其时不吐者，木郁少平耳。法不必止吐，惟平肝，肝平郁舒，吐自止。用**逍遥散**：柴胡、白术一钱，白芍五钱❶，茯神、当归三钱，陈皮三分，甘草一分。二剂愈。仍以济难催输汤一半调理。盖解郁后，其木必枯，随补水，木始滋息，自然枝叶荣敷荣，何至拂性作吐。

一胃中嘈杂，腹微疼，痰涎上涌，呕吐，人谓反胃，不知乃虫也。人水湿留脾胃，肝旺又克，则土虚生热，此热乃肝火，虚火也。土得真火消食，得虚火生虫。虫得肝木之气，性最急，饥觅食，饱跳梁，挟水谷上吐。其不吐虫者，盖虫最灵，居土则安，入金则死，在胃翻腾，不越胃游乐，恐出胃为肺金杀也。法必杀虫佐泻肝。然泻肝杀虫，不免寒凉克削，肝未泄脾胃先伤，虫又何能尽杀。必于补脾胃中行斩杀，庶贼除地方不扰。用**健土杀虫汤**：人参、茯苓、白芍一两，炒栀子、白薇三钱。水煎，加黑驴尿一半调，饥服，不再剂，虫尽死。驴属金，肝虫畏金，故

❶ 白芍五钱：此四字原无，今据《辨证录》补。

取尿用。有单用驴尿者，然杀虫不健土，肝木仍旺，后心再生。此补土平木，况栀子、白薇同驴尿用，又拔本塞原。

一食后必吐数口，却不尽出，膈上时作声，面如平人，人谓脾胃中气塞，谁知膈上痰血结不散。膈在胃上，与肝连，凡怒则膈痛，血不行也。血不行，停于中则成死血，血死存膈上，必碍气道，难于升降，阻住津液成痰，痰聚成饮，与血相搏作声，又加食犯，势必吐而少快。至已入胃，胃原无病，自受之，此所以必吐而不尽也。法但去膈上痰血，吐病自愈。用**瓜蒂散**加味治。瓜蒂七枚，萝卜子、半夏、花粉、甘草三钱，韭汁一合、枳壳、人参一钱。一剂，大吐痰血愈，不必二剂。方本吐药，得萝卜子、枳壳消食，半夏、花粉荡痰，韭汁逐血，或恐过于祛除，未免因吐伤气，又加人参、甘草使胃无损，则积滞易扫，何有再吐。此食后辄吐似反胃，故同论。

臌　胀

一两足跗上先肿，渐至腹，按如泥，小便不利，人谓水肿，谁知土气郁乎。人生脾胃气健，则能制水，水自灌注经络，不相碍。惟脾胃虚，则土不能转输水精于上，胃中之水积而不流，浸淫表里皮毛。然脾胃虚由肾虚，上无升腾之气，土乃郁不伸，力不制水，水反来侮，脾胃愈虚。夫肾司开合，阳太盛则水道大开，阴太盛水道常闭。阳为肾火，阴为肾寒也。肾寒，脾胃亦寒，水畏热不畏寒，此寒土所以难制水也。法乌可舍肾火而他求蓄水之土？然水势滔天，补火以生土，不如放水以全土，故补肾火，可治久病水臌，泄脾肾中水，实益初起水胀。下身胀，上未胀，正初起，泄水最宜。用**泄水至神汤**：大麦须、白术二两，茯苓一两，赤小豆三钱。一剂腹必雷鸣，泄水如注，再剂水尽，不必三剂。牵牛、甘遂非不可用，但人脾、胃、肾三经多虚，恐药力之迅，故另立此方，补中泻水，正无伤，水尽去。方中苓、术健脾胃，又通脾胃气，则土郁解，况大麦消无形水，赤小豆消有形湿，合用化水，直出膀胱，由尾闾尽泄。

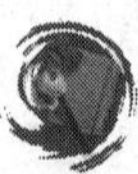

一水肿久，肢体俱胀，面目亦浮，口不渴，皮毛出水，按肤如泥，此真水臌，乃土气郁塞甚，致水湿不化耳。土克水，何反致水侮？盖土虚则崩泥带水而流，日积月累，下焦阻滞，水乃上浮。脾胃原能藏水，水多泛滥，散经络，积皮肤，经络皮肤既满，势必流出于外，不用下夺，何以泄滔天水？用**决水汤**：车前子一两，茯苓二两，王不留行五钱，肉桂三分，赤小豆三钱。一剂小便如注，二剂消。论理鸡屎醴亦效，然逐水从大便出，此逐水从小便出。从大便势逆，从小便势顺。逆，效速气伤；顺，效缓气固。此方利水从小便出，利其膀胱也。凡水，必膀胱气化，而后由阴器[1]以出。土气不宣，则膀胱之口闭，用王不留行以开口，加肉桂引车前、茯苓、赤豆直入膀胱而利导之，茯苓、车前利水不耗气，且茯苓健土，水决土不崩，此夺法之善也。脐突、手掌无纹，此方尚救，但禁食盐一月，倘不禁，复胀不治。

一气喘作胀，腹肿，小便不利，大便溏，渐身肿，人谓水肿，谁知肺、脾、肾三经虚乎。胃，水谷海，脏腑大源。但胃能容水，不能行水，恃脾散水以行肺，肺通水以入膀胱，膀胱化水以达小肠。惟脾虚则不能散胃之水精于肺，病在中；肺虚不能通胃之水道于膀胱，病在上；肾虚不能司胃之关，时其输泄，病在下。三经既虚，胃中积水走皮肤经络，无所底止。法宜补三经气，胃自旺，肿胀消。用**消胀丹**：白术三钱，茯苓、山药一两，麦冬、熟地、芡实五钱，苏子一钱。一剂喘定，再剂胀消，十剂小便利，二十剂尽愈。用苓、术健脾，麦冬、苏子益肺，熟地、山药、芡实滋肾，三经旺，水从膀胱出小肠矣。

一腰脚肿，小便不利，或腹肿胀，喘急痰盛，不可卧，此肺肾俱虚，非臌胀也。水症多脾胃虚，兹肺肾虚，何成水胀？不知肺虚盗脾胃气，肾虚不生脾胃气，二经虚，脾胃更虚。土虚，肺之气化不行；肺虚，肾之关门不开，水乃泛滥如水肿。法似宜补

---

[1] 器：原作“气”，义晦，《辨证录》作“器”，今改。

肺兼补肾，然不若补肾之为得，盖肺生肾水，不生肾火也，脾胃必得肾火以生，水气必得肾火以化，况补肾肺不来生，肺金自安。用**金匮肾气丸**：茯苓、泽泻十两，附子一枚，牛膝、车前子三两，官桂、丹皮、枣皮二两，熟地四两，山药六两。为末，密丸。早晚各一两，滚水下。一料全愈，二料不发。此方经后人改分两，多不效，畏苓、泽耳。不知水势滔天，既不用扫荡决水，乃畏利导，不用消水乎？故必多用苓、泻、车前，则水从膀胱下。然肾关不开，胃之积水又何以下？故用附、桂回阳助火，蒸动肾气以开关，群药始能利水。然又恐利水未免损阴，佐熟地、丹皮、山药，利中有补，阳得阴生，火不亢，土自升，诚神方。倘妄增药味，更改轻重，断难收功。

一大病初起，致伤脾胃，气衰中满，成气臌。服**补土消满汤**数剂。人参、陈皮、神曲三分，白术、山药五钱，茯苓、芡实三钱，萝卜子、苏子五分，山楂五粒，甘草一分。神效。

一四肢胀，腹肿如鼓，面目浮，皮肤流水，按不如泥，但陷下成孔，手起如故，饮食知味，粪溏，溺闭涩，气喘不能卧。人谓水臌，不知肾水衰也。真水足，邪水不横，真水衰，邪水乃溢。况真水衰，虚火必盛。三焦火与冲脉属火者，性皆上炎，无不逆冲。水从火泛，上走于肺，喘嗽不宁。卧主肾，肾气既逆，又安得卧？至不得卧则肺气不得夜归肾，肾水空，无非火气，则肺气不敢久留于肾，仍归肺宫。母因子虚，清肃之令不行于膀胱，水入膀胱之口，膀胱不受，乃散于经络[1]，随脏腑之虚者，入而注之，不走小肠而走肢肤，故毛孔出水。法必补肾水制肾火，尤宜补肺金生肾水。肾水不能速生，助肺气，则皮毛闭塞。肾气下行，水趋膀胱，不走腠理。用**六味地黄汤**加味治。熟地、茯苓二两，枣皮、山药、泽泻、麦冬一两，丹皮六钱，北味三钱。十剂全愈。戒酒色一年，戒盐三月，否必发。此属肾水虚，故补水不补火。肾虚以致火动，肺虚以致水流，补水火自静，补

[1] 经络：《辨证录》作“阴络”。

金水自通，实有至理。

一单腹胀满，四肢不浮，数年不死，人谓水臌。水臌不过两年，必皮肤流水死，今数年，皮肤又不流水，乃虫结于血中，血裹子虫内，似臌而非。盖饮食内有恶虫之子，食入腹而生虫，或食难化物，久变虫形，血裹不化，久之血块渐大，虫遂多。所用食物止足供虫食，即水谷所化之血，亦只为虫外郭，不能灌注脏腑。最忌小便不利，胃口不开。盖小便利，肾气通膀胱；胃口开，心气行脾胃。二脏有根，用杀虫下血可无恐。用**逐秽消胀汤**：白术、大黄、当归、萝卜子一两，雷丸、白薇、红花三钱[1]、甘草一钱，丹皮五钱。一剂，腹作雷鸣，少顷，下恶物皆虫状，再剂，大泄恶物尽。后以人参、白芥子一钱、茯苓五钱、苡仁一两、山药二两、陈皮五分、白术二钱调理。前方恐少损元气，继此方则脾胃固，不致亡阴。凡水臌、虫臌起时，以面辨之，而澹黄中有红点、红纹者，虫臌。更于食先腹先作疼，即以前方减半，一剂愈。但新久必忌盐一月，不然，再发难治。

一先肿上身，后肿下身，久之尽肿，气喘咳嗽，不得卧，小腹光亮，人谓水臌已成，谁知水臌假症乎。湿从下受，不闻从上受。凡脾旺能散精于肺，通调水道，下输膀胱，水精四布，五经并行，何至水气上侵。惟脾虚，饮食不化精化水，此邪水，非真水。真水不生，肾涸，无非火气，同任、冲属火者，逆而上出，水从火溢，上积肺于而咳，奔越于肺而喘，喘嗽自难卧，散聚于经络，初[2]成跗肿，故先上肿后下肿。似宜补肾，然火盛由于水衰，水衰实先于土衰，补土其可缓乎？但补脾以健土，必至旺火以燥肾，故脾肾兼补始得。用二**天同补丹**：山药、芡实一两，茯苓、百合五钱，白术二两，肉桂三分，诃子一钱。十剂全愈。方皆脾肾二经药，健脾不亏肾，滋水不损脾，两相分消，两相资益，实鬼神不测妙法。

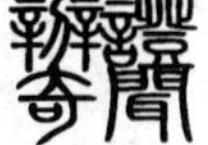

---

[1] 红花三钱：此下《辨证录》有“人参三钱”。

[2] 初：《辨证录》作“而”。

厥症

一日间发热，忽厥去，手足冰冷，语言惶惑，痰迷心窍，头晕眼花，此阳厥也。阳厥乃阴血不归阳气中，内热如焚，外反现假寒象，故肢冷。此症伤寒中最多，但伤寒传经，必热至五六日发厥，此一日身热即厥，不可用伤寒法。然厥虽不同，内热深实同。厥乃逆也，逆肝气发厥。热深厥亦深，热轻厥亦轻，故宜单治热。但发厥阳离乎阴，无阴则阳无所制，离阴则阳无所依，阳在里，阴在表，自热居中，寒现外。法宜内泻火，内热自出，内热除，外寒自散。然火有余乃水不足，泻火佐补水，则阴阳和合，宁至离阳而厥逆？用**安厥汤**：人参、茯苓、花粉、炒栀子三钱，玄参、白芍一两，白薇、甘草一钱，麦冬、生地五钱，柴胡五分。二剂愈。凡日间发热俱神效。此和合阴阳，助阳不助火，生阴不生寒，祛邪不损正，解郁自化痰，故神。

一夜间发热，忽厥逆昏晕暴亡，惟手足温和，喉中痰响，不能出声，此阴厥也。阳厥乃阳气虚，不能入阴血中，致祟凭厥逆。直中阴寒症多厥逆，但彼乃阴寒猝中，此阴热暴亡。阴寒，手足筋脉多青，灌水必吐，身不热；阴热，手足筋脉多红，饮水不吐，身不凉。故参、附可治阴寒，用治阴热立死。法宜补阴以助阳，使真阴足，邪阴自散，阳旺虚火自消，庶痰涎化，昏晕除，厥逆定矣。方用**补阴助阳汤**：玄参一两，麦冬一两，熟地一两，人参二钱，白芥子五钱，柴胡一钱，白芍一两，当归一两，白术一两，茯苓五钱，菖蒲一钱。水煎服。一剂而昏迷苏，再剂痰涎化，三剂而厥逆回，则可生也，否则不可救矣。此方补阴之药多于补阳，阴水足而阴火可散，阴火散而阳气可回，阴阳合而昏迷宜苏矣。倘服之而不效，是阴阳早已相脱，不能再续也，非前药之故耳。或曰阳气虚而离阴，是宜单补阳以入阴，今补阴以合阳，恐非治法。不知阳气虚而不能入于阴血之中者，以阴血之大燥，火盛而虚阳不敢入于阴耳，非阴血过多之谓也。苟补阳过胜，则阳旺而阴益消亡，此所以必须补阴以合阳，而万不可补阳

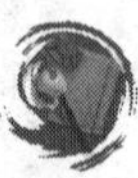

以胜阴也。况方中未尝无补阳之药，补阴居其七，补阳居其三，阴阳始无偏胜，而厥逆可援也。

人有日间发厥而夜间又厥，夜间既厥而日间又复再厥，身热如火，痰涎作声，此乃阴阳相并之厥也。热多则厥多，用泄火之药，则热除而厥亦除。然厥有昼夜，热亦有阴阳，宜于泻阳中补阴，抑阴内补阳，庶阳火得阴而消，阴火得阳而化，提阳出于阴，日间无昏晕，升阴入于阳，夜间无迷眩。用**旋转阴阳汤**：人参、柴胡一钱，白术、茯苓、当归、麦冬、花粉三钱，白芍、生地五钱，附子一枚，炒栀子二钱。一剂安，不必再剂。此阴阳双补，痰火两泻，补泄兼施，不治厥自定。倘补阴不补阳，泄阳不抑阴，则阴阳偏胜，痰火必相争，变必非常。

一大怒复加拂抑，忽大叫而厥，吐痰如涌，不识人，人谓痰盛，谁知肝气逆，得痰而厥乎。肝性急易怒，怒则气不易泄，肝性更急，肝过急，则肝❶血必燥，必求救于脾胃，然血不能以聚生，脾胃出水谷，未遑变血，势必变为痰，肝喜血不喜痰，痰欲入肝，肝不受，痰阻肝外，以封肝窍，肝乃损，则气燥急可知。既无津液灌注，必多炎氛沸腾，痰闭上，火起下，必冲击成厥。法宜去痰，厥乃定。然去痰必平肝解开郁，用**解郁汤**❷：香附、当归五钱，花粉、茯苓三钱，麦芽、炒栀子❸二钱，黄连五分，甘草一钱。三剂全愈。此清热不燥，导痰不峻，解肝郁实神。

一怒辄饮酒，不醉不休，忽厥昏不知人，稍苏犹呼酒，号叫数次复昏晕，人谓太醉，谁知胆火动乎。肝胆相表里，肝逆胆亦逆，肝火动，胆火亦动。酒先入胆，化为水。然酒性大热，过饮，热性不及分消，必留于胆中，况怒伤肝，肝火无所发泄，必分入胆，胆得酒，又得肝火，热更加热。肝胆，心母，母热必呼

---

❶ 肝：原作“脾”，义晦，今据《辨证录》改。
❷ 解郁汤：《辨证录》名“平解汤”。
❸ 炒栀子：此下《辨证录》有“半夏二钱”。

子解氛，肝胆热必移热于心，心不可受热也，乃变厥。法宜泻肝热，解酒热。用**逍遥散**加味：柴胡一钱，白芍一两，苓、术五钱，当归、葛花二钱，甘草二分，陈皮五分，炒栀子、白芥子三钱。三剂全愈。用逍遥散治湿郁，栀子泄火，加葛花解酒，白芥子消痰。酒性生湿，湿易生痰，去湿痰无党，去痰火无势，欲再厥得乎？故多用苓、术以助柴、芍者，此耳。

一午候吐酸水一二碗，至未心前痛，至申痛甚厥去，至戌始苏，每日如是，人谓阴分热，谁知太阳膀胱有瘀血不散乎。膀胱水得气化乃出，水不出，自是气不化，今小便不闭，是气未尝不能化。气本无形，气化宜无不化，瘀血结住不散。血有形，无形易散，有形难化耳。未、申时，正气行膀胱，气行于血中，血不能行于气内，故作痛发厥。似宜大行气，气行血亦行，然瘀血有形，必用有形物治，用**逐血丹**：归尾一两，大黄、花粉、红花、厚朴、丹皮三钱，桃仁二十粒，枳壳五分，水蛭一钱（火煅烧黑）。二剂瘀血净。妙在用水蛭入大黄、厚朴中，逐有形血块，则病如扫，痛厥去。不然，痛厥虽止，血块终不能逐，不可轻弃此物，遗病终身。

一如人将冷水浇背，陡然一惊，手足厥冷，遂不知人，已而发热渐苏，日三四次，人谓祟凭，谁知气虚极乎。夫气卫身，气盛则体壮，若气衰则体祛。外寒侵，乃内气微，气既微，原不必外邪袭，常觉阴寒逼体，如冷水浇背，正显内气微也，气微自生内寒，何祟来凭？然厥症多热，肢冷，吾恐心中之热，然内热极，反生寒颤，与气虚极亦生寒颤正同，苟不辨明，杀人顷刻。大约内热外寒，脉必数有力，舌干燥，气虚外寒者，脉必微无力，舌必滑润，故现气虚症。须大补气，不可益大寒。用**苏气汤**：人参一两，陈皮一钱，枳壳三分，菖蒲五分。数剂愈。方重用人参补气，陈皮、枳壳宽中消痰，则苏气更神，益菖蒲引三味直入心中，则气不散于心外。

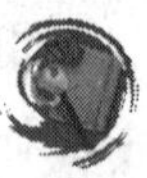

春 温

一春伤风，头痛鼻塞，身热，人谓太阳伤寒，谁知伤风欲入太阳乎。春伤风，在皮毛入肺，鼻肺窍，故不利。风入肺不散，则金气不扬，失其清肃之令，必移邪入太阳，膀胱恐邪入，坚闭其口，水道失行，于是水不下通，火上炎，头自痛，绝异传经太阳伤寒。法宜散肺风，杜入膀胱路，身热自退。用**舒肺汤**：桔梗、茯苓三钱，甘草、花粉一钱，苏叶五分，桂枝三分。二剂全愈。此专入肺散风邪。有风必生痰，有痰必有火，妙用花粉消痰又解火，桂枝、茯苓开膀胱口，引邪直走膀胱下泄，因肺欲移邪，随机顺用也。

一春伤风，身热，咳嗽吐痰，恶热口渴，人谓伤寒传经入阳明，谁知伤风，阳明火刑肺乎。阳明胃土本生肺，何反刑肺？肺娇脏，性虽不畏风，体未尝不畏风。风入肺，必变为寒。胃，肺母，见肺子寒，以热济，然胃本无热，胃热，心火生也。心，胃母，心知胃生肺，乃出其火相助，然助胃土必至克肺金，借兵讨贼，反致养兵残民，胃热肺亦热，故咳嗽口渴。宜泻心安胃，自肺得养，风邪自散。用**平邪汤**：黄连三分，甘草、苏梗、紫菀、葛根一钱，石膏、贝母、茯神三钱，麦冬五钱。三剂愈，不必四剂。此泄心十三，泄胃火十六。盖心火克肺轻，胃火刑肺重。轻泄心火，则心不助胃以刑金；重泄胃火，则胃不刑金以伤肺，肺气回，肺邪自去。

一春伤风，发寒热，口苦，胁胀满，或吞酸吐酸，人谓少阳伤寒，谁知少阳春温乎。少阳胆木，喜风何又伤风？盖同气易入也。但伤寒亦伤风，何冬谓伤寒，春即谓春温？不知冬之风寒，春之风温，寒伤深，温伤浅。伤深者，邪至少阳，有入里之惧；伤浅者，邪入少阳，有出表之喜。故同入少阳，伤风伤寒实异。然治少阳伤风，又不大异。舒半表里邪，风自散。但伤寒邪入少阳，有入里症，宜大柴胡、承气下之；若伤风入少阳，以小柴胡和之有余。用**加减小柴胡汤**：柴胡钱半，茯苓三钱，黄芩、甘草、花粉一钱，陈皮五分[1]。二剂全愈。妙在多用茯苓，使邪从膀胱出，更胜原方。少阳居半表里，宜和解，使邪从表而入者，仍从表而出，又恐表不能上散，用茯苓引入膀胱从下出，佐柴胡以散邪。

一春伤风，身热，呕吐不止，人谓太阴伤寒，谁知太阴伤风乎。太阴脾土，风伤太阴，则土中有风，风在地中，则土必震动而水滥，故呕吐，非阴寒入脾土令人呕吐者可比。此太阴伤风，宜散风安土。用**奠土汤**：白术五钱，茯苓三钱，人参、柴胡、葛根、半夏一钱，甘草一分，神曲五分。三剂全愈。方祛邪于补脾内，脾健风自息。

一春伤风，汗出，胃干燥，渴欲饮水，人谓太阳伤寒，谁知春温火邪入膀胱乎。膀胱，肺子，肺受风邪，久则变热，肺乃求救于膀胱，邪即乘其求救而下行，膀胱思欲救母，乃不肯下泄，上与风火相斗，邪见膀胱正气盛，乃不入膀胱而入胃，于是胃热，与邪争，故出汗。汗出，胃液自干，故口渴思水以救内焚。法不必散风邪、泄火焰，速利膀胱，使邪从小便出，胃液自生。用**五苓散**：白术一钱，茯苓、泽泄、猪苓三钱，肉桂一分。二剂愈。五苓利水药也，何能止渴生津，祛风散火？盖五苓专利膀胱水，膀胱，太阳经也，伤风已经出汗，宜邪尽除，乃口渴思水，明是邪热不从皮毛外出，欲趋膀胱，五苓利膀胱水，火亦流矣。火从水去，胃火已消，胃自生津，自上润于肺，肺得胃液，皮毛自闭，邪又从何而入。

一伤风，头痛发热，盗汗微出，见风则畏，人谓太阳伤寒，谁知乃春温伤风，非伤寒。头痛属太阳，然风能入脑，亦作头痛，未可谓身热头痛便是太阳症。风从皮毛入，肺主皮毛，肺通鼻，鼻通脑，风入肺，自能引风入脑作头痛。倘肺气甚旺，则腠

[1] 陈皮五分：此四字原无，今据《辨证录》补。

理自密，皮毛不疏，风何从入？惟肺气虚，故风易袭，邪正相斗，故发热。肺气虚，安能敌邪，所以盗汗微出。此明是伤风，勿作伤寒轻治。况伤寒恶寒，伤风恶风，今畏风不畏寒，乌可不急散其风？然邪之所凑，其气必虚。补肺气，表风邪自愈。用**益金散风汤**：人参五分，甘草、紫苏、荆子、花粉一钱，北味三粒，麦冬、桔梗三钱。三剂全愈。方散重于补，何名益金？不知肺为邪伤，其气甚衰，若大补重药必难受，不若于散表中略补益，则邪既出，正又内养，斯为善矣。

一伤风，头痛发热，身疼，骨节俱酸，恶风无汗，人谓伤寒，伤寒则不恶风，此内伤脾肾。风邪乘虚入肺，经络不相流通，故身热。但内伤脾肾，与肺无涉，何肺即有外邪？不知脾，肺母，肾，肺子，母虚子亦虚，子虚母亦虚，理也。肾脾气虚，肺安得不虚。肺虚不能外卫，故风邪易入。邪入肺益虚，何能下润肾宫、旁灌百骸。自骨节酸痛，腰安得不重？但肺气既虚，腠理不闭，邪易入，汗亦宜易出，何无汗？不知邪欺肺气虚，又窥脾肾不足，邪久内踞，反恐肺窍大疏，代守毛孔，不使外风另入，故畏风。外邪且不能入，何汗之能出。法宜散肺邪，仍补脾肾。脾旺肺金有生，肾足肺金不燥，自上达脑，头痛除，下达膀胱，腰重去，中和中焦，支节酸疼尽愈。用**黄紫丹**：白术、当归、麦冬五钱，茯苓三钱，羌活、紫苏、甘草、黄芩、人参、贝母一钱，细辛五分。此补多于散，何纯补脾不补肾？人生后天以脾胃为主，脾健胃气自开，胃开肾水自润，况参、术原入肾，白术尤利腰脐，腰脐利，一身气无不利。况肺，脾胃子，母健子有不健乎？又黄、羌、苏、贝祛风散火、消痰泄水，自汗出热解，邪从外越。

一春伤风，身热十余日，热结在里，往来寒热，人谓邪在太阳将入里。不知春伤风与冬伤寒不同。冬月寒入太阳，久则变寒；春之风入太阳，久则变热。寒则迁动不常，必至传经入脏；热则静守不移，惟固结在腑。然入脏在腑虽异，寒热则无不同。寒在脏，则阴与阳战发热；热在腑，则阳与阴战发寒。随脏腑衰旺，分寒热往来。此症最难辨，亦辨之时令而已。冬月热结在里者宜攻，春月热结在里者宜散。散热寒自除，寒除热亦止。用**散结至神汤**：厚朴、甘草、柴胡一钱，白芍五分❶，当归、炒栀子三钱，枳壳五分，桂枝三分。一剂全愈。方多平肝药，何绝不去舒肺邪？盖肺气为邪所袭，则肝木必欺肺金之病而自旺，旺则木中生火，以助邪热刑肺，倘不泄肝而徒去泻肺邪，则肺愈虚，热又何能遽解。惟泻肝火，则内结既衰，益桂枝数分，但去散太阳风，不助厥阴火，此热结所以顿解。

一伤风八九日，风湿相抟，身体烦疼，不能转侧，不呕不渴，人谓伤寒风湿在太阳经，谁知伤风亦能使风湿相抟乎。夫湿从下受，膀胱先受之，风从上受，肺先受之。膀胱受湿，无风则不能起浪；肺受风，无湿则不能生风❷。伤风而致风湿相抟，因下原感湿，上又犯风，两相合而两相成，遂四体烦疼。烦疼，风也，恐非水湿。盖湿主重着，烦痛，身不能转侧，非重着乎？以此分别风湿同病实确。且风症必渴，湿症必呕，今风湿两病，风作渴，水济之；湿欲呕，风止之，故不呕吐❸。宜双解风湿。用**双解风湿汤**：茯苓、苡仁一两，柴胡二钱，防风、甘草一钱。防风、柴胡祛风，苓、苡利湿，甘草和解，自风湿解，诸病尽痊。

春月伤风八九日，寒热如疟，热多寒少，不呕吐，人谓伤寒如疟症，谁知春月伤风亦有此症。风邪入表里，多作寒热，不独伤寒然也。伤风轻于伤寒，至八九日邪宜散，何尚如疟？疟多成于风，伤风正犯风邪，安在无如疟症？但无痰无食俱不成疟，是则伤风如疟，亦胸膈胃脘中有痰食不化，八九日正欲去，痰与食留之耳。热多寒少，非内伤重外感轻之明验乎？既痰食在中，宜多呕吐，何如疟反不呕吐？不知内既多热，自能燥湿，痰得火制，自不外吐矣。然内热极，外反现假寒，故寒热如疟。但不可

❶ 五分：《辨证录》作“五钱”。
❷ 风：《辨证录》作“岚”。
❸ 吐：《辨证录》作“渴”。

作真疟治。用**破瘕汤**：人参、鳖甲三钱，白术、白芍五钱，陈皮、石膏、半夏一钱，神曲、甘草五分，柴胡二钱，山楂十粒。四剂全痊。此补正寓祛邪，正无亏，邪自退舍。

春伤风，汗多，微发热恶寒[1]，人谓传经邪入阳明，谁知伤风春温亦有邪入胃中乎。邪到阳明，必多汗而渴，今汗多不渴，是火邪犹未盛，邪未盛，故微发热。然伤寒邪入，胃火炽，伤风邪入，胃火微旺，何也？盖伤寒，寒也；伤风，风也。寒邪入胃，胃恶寒变为热；风邪入胃，胃喜风变为温。盖热本胃热，不过风以煽之也。风煽其火，则火必外泄，不留胃中，所以热而多汗，口反不渴，不同伤寒传经入胃之邪。然何以辨？以伤寒恶寒，伤风恶风，切不可误认伤风为伤寒耳。盖恶风即伤风耳，法宜散风，火自解。用**薰解汤**：石膏三钱，干葛二钱，甘草、荆芥一钱，茯苓、麦冬五钱。二剂愈。干葛、荆芥本发汗，何用反止汗？不知伤风多汗，风煽也，荆、葛散风，风熄火亦熄，况石膏泄胃火，火尽汗又何出。又麦冬滋肺，茯苓利水，甘草和中，又安得出汗。

春伤风，口苦咽干，腹满微喘，发热恶寒，人谓伤寒邪入阳明，谁知伤风邪入阳明乎。伤风本轻于伤寒，何伤风竟同伤寒？不知邪入阳明，重病不同，此乃病轻，未尝不同。口苦，不过胃不和；咽干，胃少液；腹满，不过胃有食；微喘，胃少逆；发热恶寒，不过胃之阴阳微争耳。法宜和胃，不必泄火，解热不伤气。用**和解养胃汤**：玄参一两，甘菊、麦冬、花粉三钱，甘草、苏子一钱。二剂愈，不必三剂。方解阳明火，不伤胃气，故和胃辟邪。

春伤风，口燥，但欲漱水不欲咽，人谓阳明火逼热犯肺，必衄血。不知此冬伤寒，邪入阳明病，春伤风无之。然伤风何终无衄血？盖风性动而变，不比寒性静而凝，故伤寒在胃，热逼于口

[1] 寒：《辨证录》作“风”。

舌咽喉者，阴阳拂乱，衄血成；伤风逼热于上，虽漱水不欲咽下，然以风吹热即散，安致衄。法泄阳明火，口燥自除。用**石膏散**[1]：石膏三钱，葛根、甘草一钱，玄参、银花、麦冬五钱。二剂愈，不必三剂。此泄胃火，不散胃中寒。然玄参、麦冬、金银花上补水，下又济水，得甘草，实和阴阳于顷刻。

春伤风，脉浮，发热口渴，鼻燥能食，人谓阳明火热，必衄血。不知伤寒不衄，邪不能出，伤风正不必衄，何也？盖伤寒入胃，邪热大炽，非水谷不能止炎上之火，既能食，脉仍浮，是火仍不下行，必上行，故必衄。若伤风，脉原浮，非火必欲上行，故虽口渴鼻燥，能食则火可止遏，火下行，不上行，岂致衄。法但宜泻胃火。用**宁火丹**：玄参一两，甘草一钱，生地三钱，青蒿五钱。三剂愈。妙在玄参、生地解胃热，仍是补药，青蒿、甘草同用，尤解胃热，使火下行，不上行，且青蒿更平肝火。脉浮，风象，肝平木气自安，何有脉浮。

春伤风，自汗，医又发汗，小便自利，人谓伤寒出汗，致津液内竭。谁知伤寒邪入阳明，火焚其内，致汗出，正阴不能摄阳，阳外泄，医又发汗，阳泄阴亦泄矣，安得津液不内竭。若伤风自汗出，乃肺金虚，非胃火盛，复发汗，则肺气益耗，金寒水冷，小便自利，断不可用治伤寒法。但补肺虚，固腠理，则汗止病亦愈。用**六君子汤**加减治。人参、白芍三钱，白术一钱[2]，陈皮三分，甘草、北味五分，黄芪、麦冬五钱。一剂汗止，津液自生。此补胃健脾，使土旺生金，肺气自安，肺安，腠理自密。

春伤风，下血谵语，头汗出，人谓阳明火大盛，必发狂，谁知热入血室，似狂非狂乎。虽伤寒邪入阳明、热入血室有下血谵语发狂，然此乃热自入。伤风下血谵语，亦热入血室，乃风邪热而入也，症虽同，轻重实殊。盖热自入者，内外无非热；风袪入

---

[1] 石膏散：《辨证录》作“金石散”。

[2] 一钱：《辨证录》作“一两”。

者，内热外无热。既热有轻重，何头汗无异？盖血室部位在下焦，脉实走头上，故热入于血室，其气实欲从头巅由上而下泄，然下热未除，各腑之气不来相应，所以头有汗，至颈[1]而止。故伤风寒，内热同，头汗出亦同。法散风寒，引热外出自愈。用**导热汤**：归、芍、丹皮三钱，柴胡二钱，黄芩、甘草、花粉一钱。二剂愈。此即小柴胡变方。但小柴胡纯泄少阳火，此兼补肝胆血，血足木不燥，不来克脾胃土，则胃得养，胃火自平，引火归经，即导火外泄。

伤风潮热，大便微硬，人谓伤寒邪入阳明，又将趋大肠，谁知肺金干燥乎。大肠与肺为表里，肺燥大肠亦燥，不必邪传大肠始有燥屎。风伤肺金，最易煽干肺气，不同寒伤肺经之清冷，故风邪入肺，大肠最易燥结。然邪隔大肠甚远，非大肠中有邪火结成燥屎，必须下，能以伤风潮热、大便微硬系金燥，非火盛也。似宜润肺也，然大便开合，肾主之，肾水足，大肠自润。用**金水两润汤**：熟地、麦冬一两，柴胡、甘草一钱，丹皮三钱。四剂愈。此熟地补水，水足，水不耗肺，则肺金不燥，又麦冬补肺，则金水两润，自大肠润灌输输有水，可以顺流，既无阻滞，何有候潮候汐，余热犹存？

春伤风，谵语潮热，脉滑，人谓阳明胃热，乃伤寒传经病，谁知春温亦有胃热乎。春令发生，胃本宜热，加春风薰蒸，胃中自然之热原不可遏，忽逢违逆阻抑，不能直达湮郁之气，故谵语发热。对疑发热宜矣，何只潮热？不知胃中有痰，则发大热，谵语声重；胃中无痰，只潮热，谵语声低。脉滑为痰，风寒本同，伤风尤为征验。用**消痰平胃散**：玄参、青蒿一两，半夏、茯神、车前子三钱，麦冬三两。二剂愈，不必三剂。妙在青蒿能散阴热，尤解胃火；玄参、麦冬更消上焦炎，火去痰无党；又得半夏、茯神、车前利水湿，湿去痰涎自消，火势自灭，欲再郁蒸潮热迷我心，胡能？

---

[1] 颈：原作“头”，今据《辨证录》改。

春伤风，日晡发热，不恶寒，独语见鬼，人谓阳明症，欲发狂，谁知春温过热乎。但此症在伤寒乃实邪，在春温乃虚邪。实邪从太阳来，邪正炽，不可遏，必发狂；若虚邪从少阴来，虽旺将衰，断不发狂。盖实乃阳邪，虚乃阴邪。阳邪见鬼者，火逼心君外出，神不守心宫；阴邪如见鬼者，火引肝魂外游，魄不守肺宅。故实邪宜泄火安心，虚邪宜清心养肺。用**清火养肺汤**：荆芥、黄芩二钱，麦冬五钱，玄参一两，花粉、茯神三钱，甘草、苏叶一钱。三剂愈。方全清肺，何能安胃？不知胃火乃肺所移，清肺金邪必来救肺矣。又玄参为君，乘其未入肺，半途击之，邪尤易定。茯神安心又利水，邪不敢上逼，下趋膀胱，何能入肝、入肺引我魂魄？

伤风发潮热，大便溏，小便利，胸膈满，人谓伤寒邪入阳明，不知乃春温热留阳明。风伤肺，从皮毛入，宜从皮毛出，何发热反留胃不去？胃，肺母，母见子被邪侮，必来救。邪见母来，复舍子寻母，使母贫，邪自舍母寻子。胃，水谷之海，较肺富厚不啻十倍，邪何利于子轻舍其母。自利胃母富，弃肺子贫，故不去。胃恐邪留，未免供给不周，邪视供给丰欠分寒热盛衰，故潮热。此阴阳不正，二便何能平？故小便利，大便溏。阴阳既不正，则转运失职，胸膈何能快？宜祛胃邪，阴阳自正。用**加减柴胡汤**：黄芩、柴胡、知母、甘草一钱，茯苓五钱，枳壳、神曲五分，萝卜子三钱。三剂愈。妙在萝卜子、茯苓同用，最能分阴阳之清浊，清浊分，寒热自解，何有膈满？。

春伤风四五日，身热恶风，颈项强，胁满肢温，口渴，人谓三阳病，谁知春温似伤寒而非乎。伤寒三阳合病，何以春温绝不异？盖春温风伤少阳也，少阳在半表里，三阳之表，俱可兼犯，故三阳症俱现，不比伤寒邪由太阳入阳明，由阳明入少阳，由少阳入厥阴，三阳病俱在。故治春温病，只单治少阳，不必连三阳同治。用加味**逍遥散**：柴胡、当归二钱，白术、甘草、陈皮、炒栀子仁一钱，茯苓、白芍三钱，羌活五分。二剂愈，不必三剂。

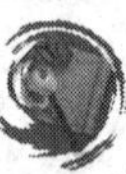

论理，泄少阳胆邪足矣，何并和肝气？然胆之受邪，因肝气大郁，春温病每从肝胆入邪，治肝胆，表里之邪无不尽散。

一经水适来伤风，发热恶寒，胸胁胀满，谵语，人谓伤寒结胸，谁知热入血室乎。此症男女皆有之，但男子乃热[1]祛热而入也，女则血欲出热闭之也。热闭其血，血化为热矣。似男女症不同，然热则同，故治亦不大异。用**导热汤**[2]。此方最舒肝胆气闭，经水于血室中，正肝胆病也。肝藏血，非少阳胆气之宣扬，则血不外出，此汤舒肝胆气，则已闭之血肝不能藏，血泄，热何能独留？故二剂效。

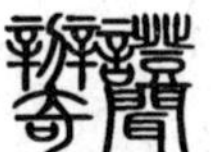

伤风身热后，肢体骨节皆痛，肢寒甚，人谓伤寒由三阳传少阴，谁知肾水素虚，因伤风后烁肺金，肺伤不生肾，肾水更枯，何能灌注一身？自肢体骨节皆痛。水枯宜火动，何四肢反寒？不知水火原相根，水旺火亦旺，水衰火亦衰，水初涸，火随水伏，不敢沸腾，故内热外现寒象。法不可见外寒妄用温热，宜急补肾中水，以安肾火，则水足制，水火既济，何有肢体骨节手足生寒乎？用**六味地黄汤**：熟地一两，枣皮、山药五钱，茯苓四钱，丹皮、泽泻三钱。四剂全愈。此症风邪已散，再用祛风，肺气益虚，更耗肾水，水亏火旺，反致生变，此方直填肾水，使水火既济。

一伤风后下利，咽痛，胸满心烦，人谓伤寒邪入少阴，阴寒上犯心肺，下犯大肠，谁知伤风后，身凉则邪尽散，又何阴邪之留乎。然下利者，乃大肠之阴虚自利，非邪逼也。咽痛，阴水既干，虚火自越，咽喉细小，不能遽泄，乃作痛。胸满心烦者，肾水不能济心，肾火反致上焚包络，胸安得不满。胸既不虚，心亦不能安，故烦。此症切勿认伤寒。治宜补水以济心，复补金以生肾水，水足肾气生，自上交心制火，下通大肠利水。用加味**地黄**

---

[1] 热：《辨证录》作“风”。

[2] 导热汤：方见本门第十五则。

汤：熟地、茯苓、山药、麦冬五钱，枣皮、泽泻、丹皮三钱，北味一钱，肉桂五分。三剂尽愈。肾阴虚，用地黄汤滋肾，加麦、味益肾化源，何又加肉桂补命门火，非仍治[1]少阴寒邪乎？不知水非火不生，肉桂不过助水衰，非祛寒之盛，且大肠自利，得壮火而泻、少火而止，方虽减地黄增苓、泄，亦足利水固肠，然无命门火相通，终难速效。

春伤风二三日，咽痛甚，人谓寒逼少阴火，谁知火逼少阴之寒乎。盖伤寒咽痛，乃下寒实邪逐火外出；伤风咽痛，乃下热虚火逼寒上行，正不可混治。盖伤寒咽痛，必散邪以逐火；伤风咽痛，必补正以祛寒。方用**补喉汤**：熟地二两，枣皮、茯苓一两，肉桂一钱，牛膝二钱。一剂顿愈。盖地、枣滋阴圣药，加肉桂、牛膝则引火归源，自易易矣。况茯苓去湿利水，则水流火亦下行，何至上逼而成痛，故一剂效。

春伤风，身热下利六七日，咳呕，心烦不得眠，人谓邪入少阴成下利，致呕逆、心烦不眠，谁知春温正多如此。但此症在伤寒宜利水，春温不可徒利水。伤风至六七日，邪自散，今不散，留连作利，脾衰可知。今咳且呕，不特脾衰，胃亦衰。脾胃气衰，肺气先绝，肺衰肾亦衰矣。况下利，重伤肾阴，力难润心。心无水养自烦躁，势必气下降取救于肾，肾又涸，心气至肾而返，心肾不交，安得来梦？宜健脾胃，益心肾，不必顾风邪。用**正治汤**：人参二钱，熟地、白术、炒枣仁五钱，麦冬三钱，茯苓一两，竹茹一钱。此方心、肾、脾、胃、肺兼治，尤妙茯苓为君，能调和五者，又利水，身热自止，咳、呕、烦、不眠俱可渐次奏功。

春伤风，手足逆冷，脉紧，心下满而烦，饥不能食，人谓伤寒之症邪入厥阴，结胸中。脉浮属风，紧属寒，脉紧伤寒，谓春月得之，必是伤风非伤寒谁信？然实有见。盖风最入肝，春风尤

[1] 治：原作“滋”，义晦，《辨证录》作“治”，今改。

与肝木相应，故木遇风便迎入。但木性喜温风，不欲寒风。春多温风，寒风亦间有之，偶遇寒风，肝气少不顺，脉即现紧象。第于紧中细观之，必前紧后涩。紧，寒象；涩，逆象。寒风入肝，手足必逆冷，肝气拂抑，心又何能安泰乎？心不舒，不能生脾胃，肝又不舒，必克脾胃，所以饥不能食也。寒入厥阴，由三阳而至；风入厥阴，乃独从厥阴自入也。故伤寒邪入肝深，伤风邪入肝浅。入深者恐再传，入浅喜易出。但解肝中寒，木中之邪[1]、木中之风自散。寒去风走，饮食可进，烦满逆冷亦尽除。用加味**逍遥散**：柴胡二钱，白芍五钱，当归、茯神三钱，白术五分，甘草、肉桂一钱，陈皮三分。一剂全愈。逍遥散原解肝气，得肉桂则直入肝，扫荡寒风。阳和既回，大地皆阳春矣，有何郁气上走心下克脾胃？脾胃气升，草木敷荣，断不遏抑摧残。认作伤寒，用瓜蒂散，必致脏腑反覆。

春伤风，忽厥，心下悸，人谓伤寒书言有“不治厥则水渍入胃”，不知伤寒之悸，恐邪下行，不可止；伤风之悸，又虑邪上冲，不可定。盖寒属阴，阴则走下；风属阳，阳则升上，故同发厥，同心悸，伤寒宜先治厥，后定悸；伤风宜先定悸，后治厥。用**定悸汤**：归、芍一两，茯神、生枣仁五钱，半夏、炒栀仁三钱，甘草一钱，菖蒲、丹砂末五分。二剂愈。方单治悸，治厥已寓。盖病本心胆虚，补肝，胆气旺；补肝，心亦旺。又恐补肝助木中火，加栀子以补为泻，而后以泻为补，肝平厥自定。总之，伤寒为外感，伤风为内伤，治外感者，断不可以治内伤。

春温，满身疼痛，夜发热，日凉，人谓伤寒少阳症，谁知肾肝阴气大虚，气行阳分病轻，气行阴分病重耳。阴阳互为其根，阴病阳亦病，何春温阴虚阳独不虚乎？不知肝肾中原有阳气，阴虚，阳中阴虚，非阴中阴虚也[2]。故阳能摄阴，阴不能摄阳，自夜凉。宜补肝肾之阴，则阴与阳平，内外两旺，佐攻风邪，风邪

[1] 木中之邪：《辨证录》无此四字。

[2] 非阴中阴虚也：此六字，《辨证录》无。钱本作“非阴中之阳虚”。

自散。用**补夜汤**[1]：熟地一两，当归、鳖甲、生首乌、丹皮、骨皮、贝母三钱，白芍、茯苓、麦冬五钱，柴胡一钱。此补阴转阳圣药，用攻于补，亦寓抚于剿。如贼执主妇，苟室中空虚，贼必愈怒，箠楚焚烧更甚。今补阴如金玉投房中，贼必弃主妇取资财，又佐祛邪，如外人来救，贼自惊惶，况家人庄客精健，贼思饱，扬而去，自不战亟走。

春温，日发热，口干舌燥，夜身凉，神思安闲，似虐非虐，人谓伤寒如虐，谁知伤风邪留阳分乎。邪之所凑，其气必虚。气，正阴阳之气也。风邪即阳邪，阳邪乘阳气虚尤易入，以阳气不敌耳。宜于补阳中用攻邪，则阳旺邪自退。用**助气走邪汤**[2]：柴胡、厚朴二钱，当归、花粉三钱，芪、术、麦冬五钱，人参、黄芩一钱，枳壳五分，楂肉十粒。二剂即愈。此补正以祛邪。如白昼贼入，明欺主弱，倘主退缩潜遁，必罄窃而去。今用参、归、芪、术补阳，主气自旺，号召家人舍命相拒，邻佑闻之，执耒负锄以战，贼去惟恐不速。

春感冒风寒，咳嗽面白，流清涕，人谓感外邪，肺先受之，谁知脾肺气虚，外邪乘乎。肺主皮毛，邪从皮毛入，必先伤肺，然肺不自伤，邪实无可乘，是邪入乃肺召也，祛邪可不亟补肺乎？惟补肺必先补气。肺主气，气旺则肺旺，邪自衰。然不升提，则气陷不升。故补气祛邪，不若提气祛邪更胜。用**补中益气汤**加味：人参二钱，芪、归、白术、麦冬三钱，陈皮七分，甘草五分，柴胡、花粉一钱，升麻四钱[3]，黄芩八分。二剂全愈。补中汤治内伤神剂。春月伤风亦内伤。用参、芪、归、术补气，用升、柴提气，且升、柴升中带散，内伤兼外感尤宜。故服之肺自旺，邪自散。

---

[1] 补夜汤：钱本、《辨证录》作“补夜丹”。
[2] 汤：《辨证录》作“散”。
[3] 升麻四钱：《辨证录》作“升麻四分”。

春感冒风寒，身热发谵，人谓阳明内热，谁知肺热逼胃乎。肺，胃子。子为贼执，用火烧劫，其母痛切，正不必贼入室而后魂惊魄散，始为呼吁。春日风邪中人，原不走太阳膀胱经，每直入皮毛走肺，肺得风邪则肺气大伤，肺伤则寒变热，与伤寒由卫入营寒变为热者无异，其实经络迥殊。人见其寒变热无殊，竟以冬寒法治春温，反致伤命。苟知春温与冬寒不同，虽见发热谵语，知治肺不治胃，则胃气无伤，肺邪易散。用**宜春汤**：枳壳、陈皮五分，桔梗、玄参三钱，甘草、紫菀、竹茹一钱，麦冬五钱，花粉、黄芩二钱。二剂愈。方散肺邪火，不犯阳明胃气，肺气安，胃火亦静。如贼释其子之火攻，不特其子安宁，其母不啻如解己厄，何必更护母以移别室？故治肺不必治胃。

春温，头痛身热，口渴呼饮，四肢发斑，似狂非狂，似躁非躁，彼此传染，人谓伤寒疫症，谁知伤风时症乎。夫气运原不尽拘一时，天气不正，感寒冒风便变热。肺气不宣，胃气不升，火郁于皮毛腠理，流于头作痛，走于肤成斑。倘用伤寒法治，必生变。以所感实春温气，非冬寒传经邪。传经邪无定，春温邪有定。何有定反多变迁？正时气乱之也。盖时气与疫气正同，但疫气热中带杀，时气热中存生。时气多死，皆治不得法，医杀之也。惟时气既不杀人，何沿门传染？以时气与疫气均不正气，脏腑闻正气阴阳生，闻邪气阴阳乱。然人脏腑坚固，虽闻邪气不能入。可见春温传染，正脏腑虚也。宜补脏腑，少佐解火祛邪，则正气生，邪气自退。用**远邪汤**：人参、柴胡、生草、黄芩一钱，苍术、茯苓、荆芥三钱，苏叶五分，玄参一两，白芍五钱，花粉二钱。四剂全愈。此祛邪不伤正，治不正时气最效，不只治春温也。

卷 六

山阴　陈士铎远公父原本
宁乡　文守江南纪氏敬述
男先五建中氏

火 热

一阳明火起，发狂，腹满不得卧，面赤而热，妄见妄言，人谓内热极。然阳明属土不属火，何火出于土，谓是外邪助乎？既非暑气侵，又非寒气变，一旦火起发狂，人多不识。不知土中之火乃心中之火，心火起，阳明火翕然而发。阳明胃府多气多血，胃火一发，猛烈莫制，往往卷土而来，火焰升腾，其光烛天，旁烧四境，不尽不已，非惟焚民室，且上烧宫殿，心君不宁，逼之下堂。神既外越，自妄见，安止妄言，故谵语生。此内因，非外邪。法与伤寒狂不同，即与伤暑狂亦异。然阳明火由来虽有内外之殊，治阳明火法无彼此之异。必须急灭其火，以救燎原之势，不可因循观望，使高堂广厦、矮屋低房尽成乌烬。用**竹叶石膏汤**：人参一两❶，石膏、麦冬一两，竹叶二百片❷，知母三钱，甘草一钱，糯米一撮。二剂诸证愈，不必三剂。此退胃火神药也，凡胃热无不宜。然救一时，不可泄长久火。论理内热既起于心，宜泄心，反先泄胃者，恐胃火太盛，变生不测。盖心火不止，不过增胃火炎，胃火不止，必犯心。所以治心火者，必先泄胃。胃既泄，减石膏、知母，加黄连一钱，玄参一两，二剂，不特胃火全消，心火亦息。

---

❶ 一两：钱本作一钱，《辨证录》作“五钱”。
❷ 二百片：《辨证录》作“三百片”。

一热病完谷不化，奔迫直泄者，人谓大肠火，谁知胃火太盛。胃火上腾不下降，胡直趋大肠作泄？盖胃为肾关，肾虚关门不守，胃挟水谷之气下行。肾虚为寒，胃何反能热？不知肾虚，水虚也。水虚则命门火无制，直冲于胃，胃火盛，龙雷之火共相附会，不上腾而下泄。胃火盛，又得龙雷火，则势更猛，以龙雷之性传于大肠，不可传导，故奔迫直泄。似宜先治肾，然胃火不泄，则肾[1]火断不回，遽泄胃火，则胃土因火而崩，胃水随土而泄，又安能底止？又必先健土而后利水，则水清土健，土健火安，龙雷火易收。用**缓流汤**：茯苓、苡仁、人参一两，芡实、山药三两，车前子五钱，甘草、北味一钱。方无一味非健土，又无一味非利水，故利水之中不走其气。下气不走，上火自升。况健土又无非补肾，肾得补而真阴生，龙雷之火自仍归肾藏。肾火安，胃火失党，胃土又健，水谷更易分消，自火衰泄止。

一口干舌燥，面目红赤，易喜易叹，人谓心火热极，谁知心包膻中火炽乎。心包膻中，相火也，相火虚火。膻中，臣使之官，喜乐出焉，是膻中乃心宰辅，代心君而行赏罚。喜怒者，赏罚所出也。心君神明则赏罚正，心君乱则赏罚移。如权臣假君以行己喜怒，久忘其为臣，以一己之喜怒，为私门之赏罚。及后，置公议，任私情，喜叹失正。宜泄心包火。然泄心包必至损志，志[2]虚心包气更虚，必致心包火更盛。不如专补心气，心气足，心包火自安，何致上炎口舌面目，成喜叹不节乎。用**归脾汤**：人参、茯苓、麦冬、山药、当归三钱，炒枣仁五钱，远志一钱，广木香末三分，黄芪二钱，甘草二分。三剂诸症平。此补心气，仍是补心包火，何以火反息？不知心火宜泄以为补，心包火宜补以为泄。心包火旺，由于心君气衰，补心，心包不敢夺权，又何敢喜叹自若，僭我君主。喜叹既正，则赏罚条教、颁赐无不得宜，宁有酷烈炎炎之变？

---

❶ 肾：原作“胃”，字误，今据《辨证录》改。
❷ 志，志：此二字，钱本、《辨证录》作“心”。

一鼻出黑血不止，名曰衄衊，乃心热极，火刑肺金也。夫肺为心火克，宜红血，今血黑，得毋疑肾火刑母乎？肾，肺子，安有子杀其母者？然黑实肾色，何也？因心火太热，心移热于肺，肺受火刑，必求救于肾，肾恶心火克母，乃出其全力以制心，心已移热于肺，肾即随火而奔入肺，肺并力相战，誓灭此而后朝食，混杀肺宫，肺无可藏，肾即逐血出鼻，红变为黑。真不共戴天，焦头烂额，白日俱昏。宜单治心火，不必泄肾火[1]。盖火息金安，肾水不与心相斗。用**救衊丹**：黄连二钱，茯神二钱，丹皮、生枣仁、生地三钱，麦冬五钱，玄参一两，柏子仁一钱。四剂愈。此制心火，不损心气。肾见君火衰，肺金旺，则仇之已极[2]矣，自返兵旋旅，何至穷寇再追。或谓心为肾子所篾，则心气必伤，自宜急泄肾气，毋使追奔，何泄心以助其虚？不知肾水原非有余，不过因肺母之难，奋不顾身，若因心火起衅，转伐肾子，非理也。况方虽泄心火，正未损心气，名泄心即补心也。不过少解其炎氛，以泄肾子之愤耳。愤雪，火即解。且肾有补无泄，倘泄肾转足激怒，必变生不测，非善矣，何若泄心火为得。

一热极发斑，身中如红云一片，人谓内热极，外发皮肤，孰知此热郁于内，不能外发乎。此病寒热药两不宜。火热宜凉药，何不可投？盖内热未有不从外泄者，火得寒解，然火得寒又闭。微火可寒解，盛火寒折，往往遏外出之机，闭塞不泄，成发狂不能治。若用热药，则火以济火，势加酷烈，必变亡阳，是寒热两治均误事。治须和解，然和解又不可拘。火盛者，水必衰，徒解火不益水，火未必遽散。宜于补水中行散火法，则火无干燥而发越。方用**风水散斑汤**：玄参、当归二两，荆芥、升麻三钱[3]、生地一两。三剂斑全消，不必四剂。此方玄参补阴，以解浮游火，归、地补心胃血，尤妙在多用荆芥、升麻风药解郁热，火得水制，亦火得风扬，全不泄火，已获泄火之效，实有深义。

---

[1] 火：钱本、《辨证录》作“水”。

[2] 极：《辨证录》作“泄”。

[3] 升麻三钱：《辨证录》作“升麻一钱”。

一热极发斑，目睛突出，两手冰冷，人谓心火热极，不知又有肝火助也。热病何反见寒冷？火极似水耳。火极何似水？热极于心，四肢之血齐来救心，转无血以养手足，故为冰冷，外寒极也。外寒极，实内热极，致目睛突出。肝开窍于目，目大眦，心窍也。心火既盛，又得木中火相助，则火更添焰，火性炎上，所以直奔其窍而出。目窍细小，不足畅泄其火，怒气触睛，故突出。宜泄心火，更平肝木，则木气舒，心火自散。方用**风水散斑汤加减**自愈。玄参一钱❶，当归一两，黄连、荆芥、升麻三钱，白芍一两，生地五钱。此方加黄连泄心火，白芍平肝火，二经火散，又得荆芥、升麻引群药入腠理，则上下四旁余热尽消，且不至遏抑。尤妙补多于攻，散火不耗气，自成既济之美。庶热者不热，冷者不冷。

一热极，日夜两眼不闭，人谓心肾不交，心肾何不交致此？皆谓火盛，谁知是水火衰乎。心火最畏肾水克，又最爱肾水生，盖火非水不养；肾水最爱心火生，最恶心火烧，盖水非火不干。是心肾相爱则相交，心肾相恶则相背。欲使相背者相交，必使相恶者相爱。使相交者相背，自相爱者相恶。求其闭目神游华胥，式好无尤，得乎？宜补心液，下降肾中，补肾精上滋心内，并调肝气，相引于心肾间，俾相恶者仍相爱，则相背者必相交。方用**引交汤**：菖蒲、炒枣仁、枣皮、沙参、玄参、故纸五钱，熟地、麦冬一两，茯苓、炒栀子三钱，白芍二两。二剂酣睡。此方心肾双补，妙在专平肝气，兼清木火。盖肝火泄，心火自平，肝火泄，肾水亦旺，势必心气通肝，肾气亦通肝。方中又有菖蒲引心，破故纸引肾，介绍既同心，复有币帛之投，有不欢好如初，重结寤寐哉。

一人肝火内郁，结而不伸，闷烦躁急，吐痰黄块，人谓火郁宜达，然达之愈炽，何哉？盖未尝肝肾同治也。肝属木，木中有火，火郁而不宣，虽是外邪蒙之，亦因内无水润之也。木无水

❶ 一钱：钱本、《辨证录》作“一两”。

润，郁更甚，倘徒用风药以解肝火，不用润剂荫肝，则熬干肝血，火益盛。徒用润剂益心，不用风剂舒肝，则拂抑肝气，郁更深。郁深则烦闷于心，火盛则躁急于腹，欲痰涎化，得乎？治法，舒肝解火，复补肾济水，自郁结伸，诸症愈。方用**肝肾两舒汤**：熟地、玄参、白芍一两，茯苓三钱，丹皮三钱，柴胡、甘草、炒栀子一钱，当归五钱。四剂全愈。方用柴、芍、栀子舒肝，风以吹之也；熟地、玄参、丹皮补肾，雨以润之也。茯苓、甘草调和二者，使风雨和顺。如夏令炎热，草木枯槁，忽金风习习，大雨滂沱，自然快畅。枯槁倏变青葱，井中泥泞尽为清泉，爽气迎人，犹有烦闷躁急、吐痰成块哉。

一头面红肿，脐以下现青色，口渴甚，似欲发狂，人谓下寒上热，谁知下热极假现风象乎。若作下寒上热治，立发狂死，必至皮肉尽腐。此症误听方士，修合金石，助命门火，强阳善斗。盖金石药必火煅煎烹，性燥烈，又鼓勇浪战，自动其火，必大泄精。火极原已耗精，复倍泄精以竭水而再，再而三也，势必阴虚火动。人每日日吞咽此药，脏腑无非火气，虽多用饮食，火极易消，不及生精化水。火无水制，自腾头面，初微红，久纯红作肿。脐以下现青者，盖青，风木之色。脐下部位属肾，肾火旺，肾水干，则肝无所养，于是肝气不安，下求于肾，肾又作强火炽，肝气干燥之极，不敢自还，遂走肾部位，现青色。人肝气不上行而下行，气逆何如？气逆，火愈上升，欲不渴得乎？然水止可救胃中干燥，不能救五脏焦枯，势且饮水而口愈渴，安得不发狂。须大补水，不可大泄火，盖泄火则火息水竭，必死。用**解毒救焚汤**[1]：熟地四两，玄参二两，麦冬、白芍、银花三两，甘菊五钱，牛膝一两，黄柏一钱。数剂青色除，再数剂红肿渐愈。此方减半，再服一月，始不发疽。盖热极发红是极恶兆，况青色，则脏腑肠胃内烂，疮疡外生，安有性命。前圣不论及者，以上古恬惔冲和，未尝服金石毒药。后世觅春药如饴，方士逢迎贵介，用意造方，全不识水火既济，夭人天年，特传方救之。火有余，

[1] 解毒救焚汤：钱本、《辨证录》作“救焚解毒汤”。

水不足，故地、冬大益肾水，又恐不足息燎原之火，又益玄参、甘菊平胃炎，虽泄火，仍滋阴，则火息正又无亏。火既上行，非引而下之，则水不济火，恐上升，又加牛膝润下，使火下降不上升。肾既久竭，所补之水仅足供肾，安能分余膏养肝，复佐白芍滋肝，肝平，不必取给肾水，自气还本宫，不致走下外泄。然火焚既久，火毒将成，虽现在火为水所克，从前火毒安能遽消？故补银花消毒，妙在银花更益阴，消毒不消阴也。又恐阳火非至阴之味不能消，少加黄柏折之，虽黄柏大寒，入大补阴水中，反解火毒，引补水药入至阴中，泄虚阳之火。此方除黄柏外必宜多用，始能补水不足，泄火有余，否则火炽不可救。或谓补药太多，恐胃难受，盍减分两使胃安，徐奏功。不知非滂沱大雨，安能止遍野燎原。且火腾，胃中不啻望甘霖止渴，何虑难受。

一目红肿，口舌尽烂，咽喉微痛，两胁胀满，人谓肝火旺，谁知肾火旺乎。目属肝，两胁亦肝位，何谓肾火？以咽喉口舌之痛烂知也。然口舌属心，咽喉属肺，与肾无干。不知肾火龙雷火也。龙雷由地升天，肾火由下升上，入两胁，两胁胀，入咽喉，咽喉痛，口舌眼目随至俱病。今四处病，肾火大炽耳。盖各经火只流连一处，断不如此齐病，乌可独治一经？然治肾火，各经火尽散。用**六味地黄汤**加味治。熟地、麦冬、白芍一两，苓、泻三钱，山药、丹皮五钱，枣皮四钱。四剂俱病痊。六味补水，水足火自息。白芍舒肝平木，麦冬养肺益金，金生水，水不必去生肝，水尤易足，火尤易平。盖肾火虽龙雷，其实虚火，虚火得水即伏，何必泄火以激怒。此补水制火之妙也。或曰六味补水制火，然师每用原方，不遵分两，何皆各愈？嗟乎！用药必须看病，药投其病，虽佐使，多用为君；病忌其药，虽君主当减为佐，但不可轻自去留，违立方初意。

一寒热时止时发，日四五次，热来躁莫当，寒来颤不已，人谓寒邪在阴阳间，谁知火热在心肾内。心肾本相克而相交者，倘相克不交，必寒热无定。盖心喜寒，不喜热，肾喜热，不喜寒，今心热为寒宜心喜，肾寒为热宜肾喜。然热为肾喜，心必恶，寒为心喜，肾必恶。肾恶心寒，恐寒犯肾，不敢交心；心恶肾热，恐热犯心，不敢交肾。然肾恶心寒，又恶心不交，肾自欲交心，心不受，则以热凌心；心恶肾热，又恶肾不交，心自欲交肾，肾又不受，则以寒犯肾。于是因寒热盛衰分止发时候。心肾无时不交，日间寒热止发无常，因交而发，因不交即止，何怪热来躁莫当，寒来颤无已，实有妙义也。夫热来时肾气升腾也，心虽恶热，心中正寒，宜不躁，兹何躁？盖心寒则心气大虚，惟恐肾气攻入，惧而躁，非热而躁也。寒来时心气下降也，虽肾恶寒，肾中正热，宜不颤，兹何颤？盖热气大乏，惟恐心气耗夺，吝而颤，非寒而颤也。然欲不躁，须使心不寒，欲不颤，须使肾不热。用**解围汤**：人参、枣皮、茯神、枣仁五钱，熟地、当归、白芍一两，柴胡、菖蒲一钱，远志、半夏二钱，玄参三钱。四剂俱症失，六剂不发。此心肝肾均治也。心肾交，必肝为介绍，分寒热，止躁颤，非肝调剂，断不奏功，故加入柴、芍大舒肝郁，从中委曲，宁尚乖离。用此药之理，所宜知也。

一热极，心头一块出汗如雨，他处全无，人谓心热，谁知小肠热极乎。小肠在脾胃下，何火能犯心出汗？盖小肠与心为表里，小肠热，心亦热矣。然汗出于心头皮肉之外，仍心热，非小肠热。然心无液，取给于肾以养心，倘汗是心出，竟如雨，必亡阳，立化乌烬，胡心神守舍不狂？明是小肠热水不下行而上出也。然水无有不下，何不走阴器而反走心前皮肤？正表里关切，心因小肠而焚，小肠即升水救心，心无窍入，遂走皮肤，由毛窍尽出。法仍治小肠，利水，分消火气，水自归源，汗不外出。用**返汗化水汤**：茯苓一两，猪苓、刘寄奴三钱。一剂汗止。二苓利水，加刘寄奴止汗又利水，性又速，同二苓从心直趋膀胱，由阴器下泄，水去，火亦随去矣，正不必再剂以损脏腑。

一口舌红肿不能言，胃甚饥渴，人谓胃火上升。夫胃火动，非发汗亡阳，必躁妄发狂，宁止口舌红肿不能言乎。然此心包火也。舌乃心苗，亦心包窍。心包代心君出治，必借口舌以宣政令。惟心包无火，则口舌间无非清气上升，喉舌安闲，言语响

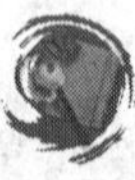

亮。迨心包火动，易于作祟，如权臣多欲，立威示权，必先从宣传之人始。今相火动，喉舌红肿，势也。既红且肿，何能言语。又如相臣肆戮辱，则喉舌之臣钳口结舌，缄默求容，然过于肃穆，不投货财，不足餍所求，贪饕念起，饥渴所以甚也。法清心包火，不泄胃，恐胃土衰，心包转来生胃，其火愈旺。用**清火安胃汤**：麦冬一两，石斛、丹参、生地三钱，炒枣仁五钱，竹叶百片。三剂症痊，饥渴愈。此全泄心包火，又不泄心气。心包火息，胃气自安。又如大臣遇明主，格外包涵，悔艾洗心，共图安奠，乱世奸雄，转为治世能臣。

一满身皮窍如刺钻，又骨节内疼痛，外拍冷水少止，人谓火出皮肤，谁知火郁脏腑乎。脏腑火必从皮毛出，既外出，又何刺痛？盖火欲出不得出也。火性炎上，从皮肤旁出，本非宜，人既内虚火盛，阳气又旺，火欲外泄，皮肤坚固，火本郁，又拂意，遂鼓勇外攻皮肤，思夺门以出，毛窍不遽开，火不得已，仍返脏腑作痛。冷水拍少止，火喜其水之润肤，而反忘其水之克火也，非因水外击，即足散火能止痛也。法不必统脏腑火尽泄，但泄胃火，余火自息。用**攻火汤**：大黄、炒栀子、白芍三钱，石膏五钱，当归一两，厚朴、柴胡、甘草一钱。二剂愈，不必三剂。此泄脾胃火不损脾胃气，又兼舒肝，火尤易消。此扼要争奇，实有秘奥。

一心中如火烧，自觉火焰一起，辄欲小便，急遗溺，大便随出，人谓心火下行，谁知心与心包二火作祟乎。心包，代君司化者也。君火盛，相火宁，君火衰，相火动，似相火猖狂，仍系君火。然亦有君火盛相火亦动者，盖君相二火不可齐动，齐动不两立。相见君火旺，不敢上夺君权，让君下行，君火既动，无可发泄，心与小肠为表里，自移热小肠，相火随辅君火下行，既入小肠，更引入大肠矣，故二便同遗也。法安二火势，焰自消。用**四物汤**加味治之。熟地、当归、玄参一两，川芎、黄连、车前子二钱，白芍五钱，黄柏一钱。四剂全愈。四物补血，火动由于血燥，补血，脏腑无干涸，凉血，火焰不浮游。况黄连清君火，黄柏清相火，车前利水，引二火直走膀胱尽泄，何乱经之虑。

一大怒后百节俱疼痛，胸腹胀，目紧闭，四肢逆冷，指甲青黑，人谓阴症伤寒，谁知是火热乎。阴症似阳，阳症似阴，最宜辨，此阳症似阴。指甲青，阴症之外象也，逆冷非寒极乎。不知内热极反现外寒，乃似寒非寒也。大怒必伤肝，肝气急，肝叶极张，怒则更急，叶更张，血沸火起，不可止抑。肝主筋，火起，筋乃挛束作痛。火外焚，痰内结，痰火相搏，湿气莫散，乃走其湿于手足。指甲，筋之余也，故青黑。手足逆冷，胸腹正大热也。宜平肝气，散内热，寒象自散。用**平肝舒筋汤**：柴胡、陈皮、甘草、秦艽、乌药一钱，白芍一两，牛膝、生地、丹皮、炒栀子三钱，当归五钱，防风三分，神曲五分。四剂全愈。此入肝解怒，怒解火自平，火平筋舒，理也。此症误辨阴阳，必致杀人。宜先以水探之，饮水不吐者，阳症；饮水即吐者，阴症。倘不吐，即投此方效。

暑 症

一行役负贩，驰驱于烈日，感暑猝倒，人谓中暑，谁知中暍乎。暍与暑何分？盖暑热由外入，暍热由内出。行役负贩，驰驱劳苦，内热欲出，外暑遏抑，故猝倒，是暑在外，热闭也。倘暑不宣扬内热，则气闭热反不散。宜散内热，佐消暑。用**救暍丹**：青蒿五钱，茯苓、白术三钱，香薷、知母、干葛一钱，甘草五分。二剂热散，不必三剂。方用青蒿平胃火，又解暑热为君。香薷解暑，干葛解热为佐。又虑内热极，但散而不寒，恐火炎上，故加知母凉之，更妙在白术、茯苓利腰脐，通膀胱，使火热下趋小肠尽出，火下行，自不逆冲，外暑内热各化乌有。

一膏粱子弟，多食瓜果寒胃，忽感暑猝倒，人谓中热，谁知中暑乎。盖膏粱人，天禀弱，又多欲，未有不内寒者，复加瓜果增寒凉，宜暑难中，然内寒极，外热反易入，暑气弥漫两间，无阴可依，遇阴虚人即乘而入。法不可先祛暑，必须补气。然既因

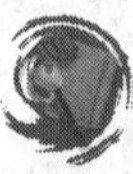

阴虚以致阳邪，似宜补阴，何反补阳气？不知补阴则阴虽旺，转为阳邪所喜，阳正恐阴弱不能相配，若助阴，毋论阴难祛阳，阳邪且久居不去，必深根蒂固而生变。惟补其阳则阳气旺，正阳与邪阳攻击，又益散暑药，则邪阳自不战而走。用**散暑回阳汤**：人参、茯神、白术五钱，香薷、扁豆二钱，陈皮五分，甘草一钱。方中参、术、茯、豆健脾补气，用以回阳。香薷散暑，何多少悬殊？不知阴虚，脾虚也，脾虽属阴，非补阳药不效。况阳邪盛，非多用何以相敌。倘少用，恐致败衄。即取胜，暑退元气未能遽复，与其暑退补阳，何若于邪旺时多用。正无亏，邪又速去。

一中暑气不升降，霍乱吐泻，角弓反张，寒热交作，心胸烦闷，人谓暑气内热，谁知阴阳拂乱乎。阴阳和则邪不能干，苟阴不交阳，阳不交阴，邪即乘之而入。邪扶强不扶弱，阴强助阴，阳强助阳。夏人多阴虚阳旺，邪即乘阴虚而入，欺阴弱也。然阳旺又助阳不助阴，阴见邪助阳，又妒阳旺而相战，阳又嫌与邪党，欲嫁邪于阴，阴不受，于是阴阳乱，邪往来作祟。此阴阳所以不通，上不升，下不降，霍乱吐泄，角弓反张，阴不交阳作寒，阳不交阴作热，心胸竟成战场，安得不烦闷。宜和阴阳，佐祛暑，缓调，不可遽折。用**和合阴阳汤**：人参、香薷、藿香、苏叶、花粉一钱，白术二钱，茯苓五钱，厚朴五分，陈皮、枳壳三分，砂仁一粒。水煎，探冷徐服。二剂愈，不必三剂。此分阴阳清浊，通上下浮沉，调和拂乱，实有奇功，助正不增火，祛邪不伤气，殆此方欤。

一中暑热，腹疼痛，欲吐不能，欲泄不得，人谓干霍乱。霍乱何分干湿？以不吐泻耳。邪在胃则吐，则邪越上，在腹得泄，则邪趋下。越上邪不入中，趋下邪不入内。今不吐不泄，坚居中焦，如皇城反叛，四境虽安，腹心之祸立时变乱，喋血于禁门，横尸于内殿，非奋不顾身之将，冒矢受锋，乌能安反侧于顷刻，定祸乱于须臾。用**人参瓜蒂汤**：人参一两，瓜蒂七个。煎饮，即吐愈。此脉必沉伏，不吐则死。古亦知用瓜蒂，但不敢加参。胃气虚，故中暑，今大吐，胃必更伤，故用人参，吐中安胃。且胃素虚，暑邪壅之，虽用瓜蒂，气祛不能上送，欲吐不能，即吐不多，邪终难出。用人参一两，则阳气大旺，力能祛邪。得瓜蒂，安得不大吐。使邪散正气无伤，如内乱定，君臣复归，仍是攸宁。

一中暑热极，登高而呼，弃衣而走，见水而投，人谓暑毒侵，谁知胃火助乎。暑热犯心不犯胃。盖暑与心俱属火，同气相得也。胃，心子。胃见暑邪犯心，即登土中之火以相卫。胃多气多血，火最酷烈，暑邪畏胃火，遁心中，心喜寒不喜热，又畏暑邪直入，不敢自安，胃又怒暑邪入心，纵火焚烧心外，二火相逼，心君下堂，神无所依，登高而呼，火上腾，弃衣而走，憎衣添热，见水而投，喜克火也。此时无津液养，必多汗亡阳，阴阳两竭，火不大泄，燎原之势，何以扑灭。用三**圣汤**：人参、石膏、玄参三两。二剂。另用**缓图汤**：玄参二两，人参、青蒿一两，麦冬三两。二剂全愈。前汤少有霸气，然火热极，必烁干肾水，故重用。然人参与石膏同重，故但泄胃火，不伤胃气。玄参又滋润生水，水生火尤易灭。后方不用石膏，以胃火大泄，不过余烟时起时灭，故改麦冬、青蒿益阴又息火。或问因暑发狂宜消暑，前方泄火不顾暑，何以奏功？不知暑亦火，泄火即泄暑。若加入藿香、香薷等，则石膏下降，二香外散，掣肘反不建功。

一中暑热症，必多汗，今大汗如雨，一出不止，人谓发汗亡阳，死症，谁知亡阴死症乎。暑热伤心，心伤汗自外泄，然心中无汗，何以有汗，此汗生于肾，盖心液肾所生也，岂心中之汗非肾所出乎。虽汗多亡阳，乃阳旺，非阴虚。但阴不能制阳，阳始旺，亦阴不能摄阳，阳始亡。阴阳互为其根，阴不能摄阳，阳能恋阴，尚可回阴中。阳一出不返，阳根于阴，阳出不留，阴亦俱出，罄肾中之精，化汗大泄，试思心液几何，能发汗如雨乎？明是肾汗，非心汗。汗是肾非心，亡亦是阴非阳矣。世谓发汗亡阳，未知阴阳之道也。用**救亡生阴丹**：人参二两，枣皮二两，熟地半斤，北味、茯神、白芍一两。熟地、枣、味俱填精补水，茯神安心，白芍收魂，人参回阳，此人所知。阴已外亡，非填精何

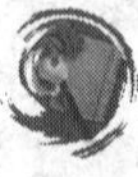

以灌注涸竭之阴；阳已外亡，非补关元，何以招散失之阳。妙在枣皮、北味补阴仍收敛，阴得补而水生，肾中有本，汗得补而液转，心内无伤。又茯神安之，白芍收之，则阳回阴返，自有神捷。如家遭回禄[1]，搬移惟恐不速，及火灭屋存，亲友争助，兼有金帛米粟，自速奔回，重寻家室，整旧如新，以安眷属。倘少用煎药，无论水不骤生，火不遽息，遥望室庐尽化，又无米粟金帛，神亦何恋而复归乎？此论实人所未知。

一中暑热极，妄见妄言，见鬼，然人不烦躁，口不甚渴，人谓热极发狂，谁知寒极相战，寒引神出，似狂非狂乎。中暑热症，何变寒，寒更变似狂。盖阴气素虚，阳又不旺，暑热乘阴阳两衰，由肺入心，心气不足，神即越出逃肾，肾中阴寒之气上升，则暑邪自出心外，流连肺内。暑邪既出，心宜重归本宫，然心尚恐暑侵，仍依肝子以安神。肝藏魂，神入于肝则肝魂不宁，出于躯壳，妄见妄言见鬼。魂外游，神居魂室，反享宁静，况无肝火，肾中阴寒相逼，心君藉以杜暑，恃此无恐，有何烦躁乎？惟肺独受暑邪，火刑金作渴。然肾见肺被刑，肾中阴寒直冲救肺，故口虽渴不甚。宜散肺中暑邪，补脾胃。土旺肺亦旺矣。肺旺又得散邪药，暑自难留，暑散魂归神返。用**护金汤**：麦冬一两，人参、茯苓三钱，百合五钱，紫菀、香薷、甘草一钱。二剂愈。妙在补肺脾胃气，不救心以益寒，不助肾以泄火，不补肝逐神，魂自归肝，神自返心者，以邪有制，不必逐之太过，正不大虚，不必补之太多。不可因邪居上而下治，正轻于下而重治。

一中暑热，吐血倾盆，色紫黑，气喘作胀，不能卧，口渴饮水，又不快，人谓暑极动血，谁知肾热极呕血乎。明是中暑吐血，何谓属肾热？盖暑火动肾火也。肾火，龙雷火。龙雷原伏地，夏月地甚寒，不能下藏，多上泄，怒激而成霹雳，火光划天，大雨如注，肾火下伏于肾，每与天之龙雷相应。暑气亦天龙雷火，暑热极，龙雷乃从地出，非同气相引之验乎。天气大热，

---

[1] 回禄：火神名。俗借为火灾之称。

龙雷之火遍满六合，岂人身五脏反不深入乎？然人龙雷不动，则暑气不能相引。苟肾水亏，肾火欲动，一遇天之龙火，同气相感，安得不勃然振兴，龙雷一发，已不可止，况两火相激，其势更烈，乃直冲而上，挟胃中血大吐。血紫黑者，正显龙雷之气也。况龙雷霹处，必变紫黑，脏腑何不然。火既升，所过胃气必大伤，气伤则逆，逆则喘。胃血出，胃火又伤，何能遽生新血以养胃？故胸膈胀。胃为肾关，关门不闭，夜无开合之权，安得卧？吐血则液干，液干则口渴，内水不足，必索外水以救。饮水不快者，龙雷火，阴火，非阳火。宜大补肾水，不可大泄火以伤肾气。用**沛霖膏**：玄参四两，人参一两，生地、麦冬二两，牛膝五钱，荆芥炒黑三钱。四剂全愈。仍服六味地黄丸。此大补肾水，水足火自归肾。火归，血自止于胃关，何用知、柏泄火，香薷、藿香散暑。况泄火必损胃，散暑必耗肺，必血不止，火不灭而死。若用前方，既沛肾水，又生胃气，有益无损。

一中暑热，足冰冷，上身火热，烦躁不安，饮水则吐，人谓暑气阻隔阴阳，谁知暑散肾火不能归肾乎。龙雷之火，因暑相感，乃奔腾，世徒泄暑热，不引火归源，暑散火不得归，留上焦而作热。火尽在上，下焦无火，安得不两足如冰。火在上，寒在下，两相攻，中焦排难解纷，两不相合，自烦躁不安。上热熏肺，口必渴。饮水止可救上焦热，中焦已非所宜，下焦纯寒，正恶冷水，欲不吐得乎。不可治暑泄火，必须补火。盖龙雷火，实宜泄，虚宜补。然补火仍须补肾水，真火非真水不归，得真水火下藏，肾不至再升。用**八味地黄汤**：熟地一两，山药、枣皮五钱，丹皮、苓、泻三钱，附、桂一钱。二剂愈。六味补水，附、桂引火，于真水引真火则火易归，于真火生真水水尤润泽。水火既济，何至阴阳相背。

一夏日自汗，足逆冷至膝，腹胀满，不省人事，人谓阳微之厥，谁知伤暑湿不解乎。夫湿从下受，湿感人，必从下而上，故所发病亦先见于下。湿病得汗，邪宜解，何自汗湿仍不解？得毋非湿乎？此非自汗不能解湿也。湿又感暑，自汗止可解暑，不能

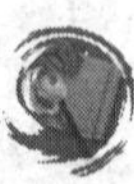

解湿。以暑热浮上身，湿中下身，汗解阳分，不解阴分耳。宜利水以解湿，逐热以解暑，上下气通，湿热尽解。用**解利汤**：石膏二钱，知母、半夏、猪苓一钱，泽泻一钱，甘草五分，白术、茯苓三钱，肉桂一分。十剂愈。此五苓、白虎合方也。湿因于暑，不祛暑，湿不易消，用白虎于五苓中，解暑利湿也。

一冬令偶开笥箱取绵衣，箱内热气冲鼻，须臾烦渴，呕吐，洒洒恶寒，翕翕发热，恶食喜水，大便欲出不出，人谓中恶，谁知伤暑乎。夫冬月伤暑，言本不经，不知气虚人，遇邪即感，不必酷热烈日奔走，暑始伤。或高堂静室避暑，反得暑。是暑伤人每不在热而在寒。暑天晒衣裳被褥，夹热收藏笥中，暑气未发，一旦开泄，体虚感触，正易中伤，及中伤，暑气必发。况冬时外寒内热，以热投热，病发必速，故闻气即病。不可作伤寒治，当舍时治暑，症自愈。用**香薷饮加减**。人参、白术三钱，茯苓、香薷、扁豆二钱，黄连、陈皮、厚朴五分，甘草三分。不必二剂。若执冬月无伤暑症，置香薷不用，几固哉，甚矣！医宜通变，贵审问。

燥 症

一阴已耗，思色以降精，精不出内败，小便道涩如淋，人谓小肠燥，谁知心液燥乎。久战，相火旺也，然由心火旺。君火静，有为，行似无为；君火衰，不能有为，转若有为。盖心君衰，相火上夺其权，心欲固，相欲动；心欲闭，相欲开，况心原思色，无怪精自降也。然心衰因肾水虚。心液，肾精也。精足上交心，心始不动，即动，相代君行令，不敢僭君以夺权，故久战不泄。精虚心无所养，本不可战，相火鼓动，定难持久。今阴耗，非精虚比。其心君寡弱，惟相是任，心甫思色，相火操柄，久之心弱，相亦不强，不必交接精已离，既离，又不能行河车逆流法，安能复回故宫哉？势必闭塞溺口，水涩如淋而作痛。法须补心仍补肾。然补肾不利水，则水路不通，精浊不泄。用**化精丹**：熟地二两，人参、牛膝、生枣仁五钱，枣皮、麦冬、白术、沙参一两，前子三钱。二剂愈。人参生心液，熟地、枣皮、沙参填肾精，麦冬益肺，使金生水，肾自滋心，又得枣仁，则心有权，自下通肾，肾气足，气行膀胱，又白术利腰脐，则尤易通达，加牛膝、车前下走利水，则水窍开，精窍闭，何患小肠之燥涩。心液非补肾不化，精窍非补肾不闭，倘利水逐浊，何能效乎。

一阳物不举，强入房，耗精，则二便必牵痛，数至圊不得便，愈便愈痛，愈痛愈便，人谓肾火燥，谁知肾水燥乎。肾中无水，火不旺，无火，水不生。老年水火两衰，故宜闭关不战，中年乃纵欲竭精，火随水流，此病不免。倘慎疾闭关，亦可延年。无如见色奋勇，或半途倒戈，入门流涕，肾不多精，又畅泄，则精已涸竭，无阴以通大小肠，二肠干燥，自两相取给，彼此牵痛。上游无泉源，下流必竭泽，下便，上愈燥痛，下痛，上愈燥便急。宜大补肾水兼补肾火，盖水得火易生。用**润涸汤：**熟地二两，白术、巴戟一两。方用熟地滋真阴，巴戟助真阳，妙在补阳仍补阴，则阳生阴长，不至强阳。二味补肾水火，不为之通达，故肾气不入二肠，故加白术利腰脐，则前后通达，何致干燥，数至圊而不得便哉。

一日间口燥，舌上无津，至夜又润泽，人谓阳虚之燥，谁知阴畏阳火之燥，不交阳乎。人无病，阴平阳秘。惟阳旺则阴衰，阳衰则阴旺，皆成病。口燥，阴阳两虚。然有辨。夜燥，阴气虚；日燥；阳火旺。肾水，阴水也。舌上廉泉，正肾水所注，肾水注廉泉则舌上不不燥，胡阳火遽至烁竭哉？阳火烁肾水，宜立亡，何仅口燥？且肾水干，自日夜焦涸，何但日燥？此阳火甚旺，阴水尚未大衰，只可自顾保阴，不能分润济阳，坚守其阴于下焦，不肯上交阳位，故日燥夜不燥。法不必泄阳火之旺，惟补真阴水，水足济阳。用**六味汤加麦味：**熟地、麦冬一两，枣皮、山药五钱，丹皮、苓、泻三钱，北味一钱。数剂愈。六味补水，麦、味固肺，肺肾相资，水尤易生，下水满，上水自盂。阴何吝而不交阳？阳得阳而化，亦得阴而平，阴既既济，阳又不旺，口

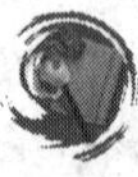

安得再燥。

一交感乐极情浓，精泄，阳物不倒，精尽血随，人谓火动极，谁知水燥极乎。肾中水火不可须臾离，盖以阴阳之气彼此相吸不能脱。阳欲离阴，阴下吸，阴欲离阳，阳上吸。惟醉饱入房，乱其常度，阴阳不能平，于是阳离阴而阳脱，阳不来救也；阴离阳而阴脱，阴不来援也。至是则水火两绝，魂魄且不能自主，有精脱而死者。今但精尽血随，乃阴脱阳未脱也。使阳脱，阳物何能不倒。急大补肾水，俾水生留阳。然阴脱，须阳药引阴，今阳强不倒，倘补阳，必更燥，涸水且不生，又何能引阴？不知无阴则阳不得引，无阳阴亦不能引。宜用九分阴药，一分阳药，大剂煮饮，水火无偏胜，阴阳相抱合。用**引阴夺命丹**：熟地八两，人参一两，北味三钱，沙参二两，肉桂一钱。连服四剂，始有性命。再将前药减十分之七，服一月如故。用熟地、沙参大补肾阴，人参固未脱之阳，北味收耗散之气，用肉桂于纯阴，引入于孤阳内，令已离者重合，已失者重归。倘不多补阴，重用人参、桂，则阳旺阴涸，止可救绝于一时，不能救燥于五脏。

一夜不能寐，口中无津，舌干燥，或开裂纹，或生疮点，人谓火起于心，谁知燥在心乎。心属火，必须肾水滋为既济。水既不滋心，舌，心苗，何得不燥。至夜，心气入肾，肾中无水，不敢入，故不寐。宜大补心津，则心不燥，口舌自润。然徒补心，心液未必大润。盖心津，肾内精也。肾水上交心，则成既济，尤宜补肾生心。用**心肾两资汤**：人参、茯神、炒枣仁、沙参、枣皮、芡实、山药三钱，柏子仁、北味一钱，麦冬五钱，熟地一两，丹参、菟丝子二钱。十剂夜卧安，口中生津，诸症尽愈。此心肾同治，补火水足济，补水火相生。故不见焦焚，反获优渥。

一咳嗽吐痰，皮肤不泽，少动则喘，人谓邪在肺，谁知燥在肺乎。《内经》曰：夏伤于热，秋必病燥。前症皆燥症。人咸谓燥症必补肾水，肾水干，燥乃成。不知此燥因夏伤于热，耗损肺气，不必补肾，但润脾，肺燥可解。然脾，肺母，肾，肺子，脾健本生肺，肾足尤不耗肺，补脾肾，肺不更润乎。用**子母两濡汤**：麦冬、熟地五钱，天冬、玄参三钱，紫苑、牛膝、花粉一钱，甘草三分，苏叶五分，丹皮二钱。十剂愈。此肺、脾、肾同治方也。然治脾肾，无非治肺。脾肾濡，肺安独燥。

一两胁胀满，皮肤如虫咬，干呕不吐酸，人谓肝气逆，谁知肝气燥乎。肝藏血，肝中有血，则肝润气舒；无血，肝燥气郁。郁则下克脾胃，土气不能润，何以化精微生肺。故伤于中，胀满、呕吐；伤于外，皮毛拂抑似肝逆，实肝燥也。然肝燥由肾亏，滋肝不补肾，终非治法。故必大滋肾，肾濡肝亦濡。用**水木两生汤**：熟地、白芍一两，茯苓、白术、牛膝、玄参三钱，柴胡、陈皮一钱，甘草三分，神曲五分，甘菊、枸杞二钱。四剂愈。或疑用地、芍濡润自建功，今术、苓、柴、曲不益燥乎？不知过于濡润，反无益。以脾喜燥，纯用濡润，未免太湿。脾先损，安能资肝。用燥于湿中，正善治燥。

一口渴喜饮，时烦燥，喜静不喜动，见水果则快，遇热汤则憎，人谓胃火盛，谁知胃气燥乎。胃属土，似不喜水。然水润物生，火燥物病，况胃土属阳，阳土非阴水不养。胃中无水，断难化物，物难化，愈无水养土，土正如大旱望时雨也。无水解热，烦燥生，理也。人静火降，动，火起。内火盛，自索外水救，热汤、水果相反，喜寒不喜热，又何疑。论理，胃燥尚未至热，然燥极必至热极，解燥须清热。用**清解汤**：玄参一两，生地五钱，花粉、甘菊、茯苓、麦冬、沙参三钱，丹参二钱。十二剂全愈。方何平胃火兼平少阴相火？盖胃火必得相火，势乃烈。虽治躁不必泄火，然土燥由火炽，平相火，胃火失势，燥尤易解，此先发制人之妙也。

一肌肉四肢消瘦，皮肤飞屑，口渴饮水，人谓风消，谁知脾燥乎。盖脾燥由肺燥，肺燥由胃燥。胃燥必致胃热，胃热必移热于脾，脾热燥乃成。脾，湿土，本喜燥，燥宜脾所喜，何反成风消症？盖脾最惧肝木，木克土，肝怒，胃火逃窜，见胃火入脾，

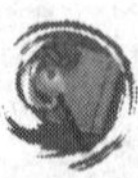

即挟风木之气相侮，脾畏肝木，不敢不受其风，风火合，安得不燥。脾燥何以外荣？是以内外交困，风消成。用**救消汤**[1]：麦冬一两，玄参二两，柴胡一钱。二十剂痊愈。此润肺不润脾，何脾消能愈？盖病成于肺，润肺脾亦润。加柴胡大有深意，柴胡最舒肝气，肝不克脾，脾气得养。况又泄脾肺火，火息风不扬，故脾燥易解，风消又何难愈。

一目痛后，眼角刺触，羞明喜暗，人谓风邪在肝，谁知胆血燥乎。胆属木，木中有汁，是木得水而后养。胆系通于目，不若肝窍开于目。目无血而燥，宜是肝病非胆病。然肝胆为表里，肝燥胆亦燥。胆肝皆主藏不泄，胆汁藏，目明，胆汁泄，目暗。盖胆汁即胆内血，血少则汁少，汁少不能养胆，即不养目。宜亟滋胆中汁，尤不可止治其胆，更宜润肝中血，胆汁自润，目之火自解。用**四物汤**加味。熟地、白芍一两，川芎、柴胡一钱，当归、甘菊三钱，白蒺藜钱半。连服八剂，诸症愈。四物补肝中血，补肝，胆在其中。且四物尤入心肾，心得之而濡，不助胆火；肾得之而泽，不盗胆气。心肝肾无干燥，胆独居于燥乎。

一目不痛，瞳神日紧小，口干舌苦，人谓心火旺，谁知心包干燥乎。目系通于五藏，不止心包一经。何瞳神紧小，独责心包？不知瞳神之光，全责心肾。心包代君出治，瞳神实心肾所注。然心精必得肾精交心包，心肾之精始交于目。盖心君无为，心包有为也。故心包属火，全恃肾水滋。盖肾不交心包，即心包不交心，火无水济，则心包无非火气，干燥急，何能内润心外润目？窘迫情形，安得上显瞳神。是则瞳神紧小，其原因肾水干枯。用**救瞳汤**：熟地、玄参、白芍一两，枣皮、丹皮、当归五钱，甘菊、山药三钱，柴胡五分。此肝肾同治法也。心包无水，不治心包，滋肝肾者，以肝乃心包母，肝取给于外家，以大益子舍，势甚便，理甚顺，即无扞格，自获优渥，紧小之形，不化为宽象哉。

---

[1] 救消汤：钱本、《辨证录》作“散消汤”。

一秋后闭结，不能大便，人谓大肠火，谁知肺燥，因而大肠亦燥。盖肺与大肠相表里，肺燥，大肠安得独润。且大肠之能开合，肾气主之也。肾足，大肠有津，肾涸，大肠无泽。有津则大肠易于转输，无泽大肠难于搬运，是大肠全藉肾水之相资。然肺，肾母，肺润则清肃之令行，易于生水，肺衰则肾水无源，肾又何能润于大肠。此大肠所以燥也。宜补肺肾，大肠自润。用**六味地黄汤**加味。熟地、麦冬一两，枣皮四钱，北味一钱，山药、茯苓、丹皮、泽泄三钱。四剂自通。切戒用大黄、芒硝。盖此病本伤阴，又加劫阴药，重伤其阴，必成阳结，使腹中作痛，危哉。

一夏秋小便点滴不出，人谓膀胱热结，谁知肺燥，膀胱亦燥乎。膀胱之通，故由肾气足，亦由肺气足。膀胱与肾相表里，肺为水道上游，二经足，水始有源。肺燥至，既亏清肃之行，复少化生之气，膀胱纯是干枯，又从何处以导细流。此小便不通，实无水化也。宜亟润肺，更当补肾。肾水足，自膀胱滂沛，何虞燥结。用**启结生阴汤**：熟地一两，枣皮、苡仁、麦冬五钱，前子三钱，沙参三钱，山药四钱，肉桂一分，益智仁一钱。此补肾仍补肺者，滋生化之源也。补中仍通结者，水得补无停滞，益收补利。加益智防遗，肉桂引路，滂沛之水自趋膀胱，燥者不燥，闭者不闭。

一消渴饮水，时重时轻，人谓心肾火腾，谁知三焦气燥乎。消症分上中下，其实皆三焦火炽。下焦火动，上中二焦火同起，故渴甚。下焦火息，上中二焦火浮游不定，故时渴时轻。盖下焦火发，每不可遏，故下焦火，宜静不宜动，又易动难静。盖此火必得肾水相制。人多肾水不足，水本虚，取资于水者又多，奚能制火乎？火动必烁干三焦气，则三焦更燥，如大旱望雨。法必补肾水。用**六味汤**加味：熟地二两，枣皮、丹皮、麦冬一两，茯苓、山药、泽泻五钱，北味。三十剂愈。六味治肾，麦、味治肺，非止清肺火也。盖补肺助肾源，肺旺肾更有气。肾水旺，足

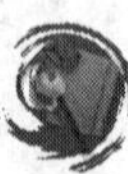

制下焦火，上中二焦乌能兴焰。

一大病后，小肠细小不能出溺，胀甚欲死，人谓小肠火，谁知小肠燥乎。小肠开合，半由膀胱，半由肾气，故小肠结全在膀胱闭，膀胱闭又成于肾闭也。然肾气无时不入膀胱，即无时不入小肠，何便闭结？盖肾水结而膀胱枯，故小肠亦燥而成结。宜大补肾水，又补肺金，以膀胱气化，必得肺金清肃之令行。肺旺更利水，则肾气开，小肠亦开。用**治本消**[1]**水汤**：熟地二两，枣皮、麦冬一两，前子、茯苓五钱，北味二钱，牛膝、刘寄奴三钱。二剂愈。此专治肺肾，肺肾不燥，小肠自润，故奏功。

痿　症

一胃火日冲肺，遂痿弱不起，不能咳嗽，及咳嗽，又连声不止，肺中大痛，非肺痈之毒，乃肺痿之病也。肺之成痿也，乃阳明火上冲肺，肺液少，不能减阳明焰，金从火化，久之，肺叶酿成火宅，清凉药又不能直入肺，非格清凉也。肺热何能生肾？水干无以济火，则阳明火更甚，自求救水谷。水谷清肃之令不行，不能化津输肺，则肺燥为何如。如是，肺液尽变涎沫浊唾，不得不从外出。肺液干，肺气自怯，涎沫浊唾苦难推送，故咳嗽不能。然涎沫终非养肺之物，必吐出始快。无如盘居于火宅，不可犯，咳则火必沸腾，胸膈必痛，此欲嗽所以不敢也。然咳终不可忍，而咳嗽生。涎沫虽出，火无水养，上冲咽喉不肯下，故连声不止。咳且胸膈痛，连声不止，安得不损干燥之肺乎。若用治痿药，愈伤其肺。宜泄胃火，大补肺气，更兼补肾水。用**生津起痿汤**：麦冬、玄参、熟地一两，甘草二钱，甘菊、银花五钱，天冬三钱，花粉一钱，贝母一钱。八剂咳止，再十剂痿除。此方补水泄火，不用大寒。盖阳明胃火初起，用大寒，泄火所以救肾水，久，用微寒，散火所以生胃土也。胃火盛，乃胃土之衰，扶胃土即所以泄胃火。胃火散，胃土健，胃气自升，化水谷之精微，输

[1] 消：原作“清”，义晦，今据钱本、《辨证录》改。

津于肺。又加二冬、草、粉、贝母，益肺消痰，肺中更润。又得银花败浊之毒，则肺何至再燥。尤妙加熟地以补水，水旺不耗肺，则肺更安，清肃下行各脏，水生火息，痿自愈。

一胃火冲心，烦闷，怔忡惊悸，久成痿，足难动履，谓心火旺，谁知胃火盛乎。胃土，心火，心能生胃，胃不宜克心。然心火生胃则心火不炎，胃火薰心则心火大燥，倘徒泄心火，胃见心寒，益肆其炎，愈添心燥，必下取肾水。胃火盛，熬干肾水，何能济心？心火益旺，水益枯，骨中无髓，安得足有力？宜大补肾水，少清胃火，胃气安，肾水生，自上交心。用**清胃生髓丹**：玄参一两，麦冬、甘菊、沙参五钱，熟地二两，北味二钱。四十剂全愈。痿症无不成于阳明火，然多用石膏、知母，必伤胃气，胃伤脾亦伤，脾伤肾安得不伤。故不若玄参、甘菊，既清胃火，不损胃土，胃气生，自生津下注肾，上且灌心。况麦、味益心，熟地、沙参滋肾，上下相资，水火既济，痿自愈。

一阳明火固结于脾不解，善用肥甘，食后即饥，少不饮食，便头红面热，两足乏力不得行，人谓阳明胃火成痿，谁知太阴脾火盛烁阴乎。痿症责阳明，何太阴火旺亦成痿？盖脾胃相表里，阳明火旺，太阴火亦旺。二火搏结腑脏，饮食仅足供火消磨，不生津注肾，肾宫涸，又何足充骨髓？故骨无力，难步履。宜益太阴阴水，以治阳明阳火，则脾胃不亢，筋骨中髓血有盈满之机。用**调脾[1]汤**：人参、麦冬、甘菊五钱，薏仁、山药五钱,、玄参、芡实一两，金钗石斛三钱。二十剂愈。此补脾胃，不助火乎？夫火旺正因土衰，土衰不能生水，火乃烈。又加玄参、甘菊、石斛微寒，火自衰，土自旺，脾胃既旺，津液生，灌注五脏，转输两足，火下温，不上发，头面不红热，胫趾何有伶仃之叹。或疑火盛易消致善饥，似宜消导，今不损有余，反增不足，恐不可为训。不知脾胃俱不可伤，伤之火愈炽。补阴则阳伏，消食则伤阴，何必消导。

---

[1] 脾：原作“肺”，字误，今据《辨证录》改。

一怒后两胁胀满，胸旁时痛，不思食，口渴索饮，久之两腿疼痛，后遍身亦痛，或痛两胁，或痛十指，痛时但可卧，足腰筋麻，艰动履，人谓痰火作祟，谁知肝痿乎。肝何以成痿？盖阳明火助也。大怒伤肝，肝必燥，木中火无以自存，必克脾胃土，脾阴不受，胃乃独受，胃初强，不服肝克，两相战，故胸胁痛。后则胃土不能敌肝，听其使令，久之，饮食少用。人生赖水谷化生津注肾，食少处无水养肝，肝更燥，胃又出其火以增焰，肝火之性动，遂往来经络作痛。倘更入房，则精泄无水制火，自足软筋麻，呻吟于卧榻，不能行动。似须平肝泄阳明火，但阳明久受克，其气必虚，再加泄火，不虚虚乎？又须泄火不伤气为得。用**伐木汤**：炒栀仁、骨皮、丹皮、青黛、金钗石斛三钱，白芍一两，当归、甘菊、女贞子五钱。二十剂愈。此妙在平肝火，阳明胃土亦同治。胃气不伤，胃火自息，食进津液生，水足骨髓裕，痛痿无不自愈。

一素好色，加劳役，伤骨动火，复入房大战，至两足痿弱，立腿颤，行骨痛，卧不起，然颇能饮食，易消，人谓食消，谁知肾火盛，引动胃火成肾痿乎。肾火何以引胃火？盖胃为肾关，胃开合，肾司之也。肾火冲胃，胃之关门敢阻抑乎？必同来助势，听肾火使令。况肾火，龙雷火也。龙雷过处，劈木焚林，且胃火性喜炎上，安得不相因而起。二火上消铄，肾水立干。幸肾火盛，胃火尚未大旺，故但助肾消食，不至发汗亡阳。且饮食易消，犹有水谷养阴，虽不能充满骨中，亦可少延肾内。宜急补肾水以制阳光。用**起痿降火汤**：熟地三两，薏仁、金钗石斛、牛膝五钱，枣皮二两。二十剂全愈。此大补肾阴，全不泄胃火，如皇居粮足，则士马饱腾，关门守卒，安敢兴鼓噪之声。自见粮糈搬运，任出入，何至攘夺争取。及转输如意，国富民殷，朽红充满于天庾，边塞尽皆支给，既无枵腹之愁，必多超距之勇。

一烦躁口渴，面红耳热，时索饮食，后仍饥渴，足乏力，不能起立，吐痰多，人谓阳明实火，谁知阳明虚火乎。阳明水属阳，宜为阳火，阳火宜实，何以名虚？不知胃火初起为实，久旺为虚。胃火初起，口大渴，身大汗，甚则发狂，登高而呼，弃衣而走，所谓燎原火也，非实而何。至旺极必衰，时起时灭，口虽渴不甚，汗虽出不多，虽谵语无骂詈，虽烦闷无躁扰，得水渴除，得食饥止，此乃零星余火，非虚而何。实火不泄，必出神；虚火不清，必成痿。实火不泄，必熬干肾水，必亡阳；虚火不清，则销烁骨髓，必亡阴。阴亡，安得不成痿？宜清胃火加生津液药，自阴长阳消。用**散余汤**：生地、玄参、麦冬一两，茯苓、花粉、神曲二钱，竹叶百片，人参三钱，麦芽一钱。十五剂全愈。此方散胃火不损胃气。胃气生，津液自润，自灌注肾经，分养骨髓。倘用大寒，直泄胃火，则胃气必伤。如大乱后巨魁扰乱而去，所存余党宜用招抚，若再用兵，贼虽斩死无遗，必致四境萧然，杳无人民，非招徕数十年不可。何若攻补兼施为得。

一好酒，久坐腰痛，渐次痛及右脚，延及右手，不能行动，已而齿痛，人谓贼风侵体，谁知痿症乎。或谓痿不宜痛，今腰痛、牙齿痛，恐非痿。嗟乎！诸痿皆起于肺热，善饮，肺必大热。经云：治痿必取阳明。阳明胃主四肢，岂独脚。夫痿虽热病，热中有湿，宜察。痿兼湿重者，缓筋而软；兼热多者，筋急而痛，是痿未尝无痛。苟不祛湿以清火，反助湿以动热，痿必不痊，转增其痛。宜专治阳明生胃气，佐泄火利湿，诸痛自消。用**释痛汤**：人参、黄芪、茯苓、当归三钱，白术、生地、麦冬五钱，玄参一两，甘草三分。四剂病除。方皆入阳明药。入阳明平胃气，即入阳明平胃火，况苓、术更利湿，复生胃，是治湿又治阳明。药投病之所喜，安得不速愈。

一肥胖好饮，素畏热，忽自汗如雨，四肢俱痿，复恶寒，小便短赤，大便或溏或结，饮食亦减，人谓中风，谁知痿病已成乎。痿有五，皆由肺热。好饮，必肺热。胃，肺母。欲救肺，必速救胃土。经云：治痿独取阳明。正言救胃也。胃土不足，肺金又伤，金失所养，不能下生肾水，水干则火盛，肺更伤。况胃主四肢，肺主皮毛。肢痿乃胃衰，汗如雨乃肺匮。明是子母两病，

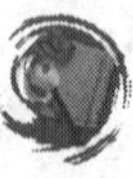

不急救胃，何以生肺滋肾？用**滋涸汤**：玄参、麦冬一两，茯苓、人参、甘菊、女贞子、天冬三钱，生地二钱，黄芩一钱，花粉一钱，芡实五钱。四十剂全愈。此补阳明胃，兼清肺热。不补肾，肾水自润。较东垣清燥汤更神。

消渴

一消渴，气喘痰嗽，面红虚浮，口舌腐烂，咽喉肿痛，得水则解，日饮水汁一斗，人谓上消，谁知肺消乎。肺属金，宜清肃，何火炽如此？心火刑也。心火刑肺，何竟成消渴？火刑肺，肺金干燥，肺又因肾虚，欲下顾肾，肺燥，肺中津液自顾不遑，安能顾肾。肺既无津养肾，又恐肾水涸，乃索外水以济。然肺得补水，只可救本宫之炎，终无益于肾。肾得外水不受，与膀胱为表里，故饮水即溲。似宜专泄心火，救肺热。然肺因火热发渴，日饮外水，必有水停心下，水日侵心，则心火留肺不归心，久成虚寒，是寒凉反为心恶。且寒凉不能上存，势必下趋脾胃。夫肺火盛不可解者，正苦于脾胃虚，土不能生金也。再用寒凉，必损脾胃气，肺又何养？必仍治肺金，少加补土，则土旺肺气自生，清肃行，口渴止。用**清上止消丹**：麦冬二两，天冬、银花一两，人参三钱，生地、茯苓五钱。二十剂全愈。此重治肺，轻治脾胃。治肺不损金，清火不伤土。土生金，金生水。但加金银花实有妙义。火刑金，多饮水则寒热相击，热虽暂解，毒必留积，用清金药解热，不能解毒。与其俟毒发用解毒，何若乘解热兼解毒为得哉。尤妙银花不特解毒，且善滋阴。

一消渴，恣饮数十碗，始觉胃中少快，否则胸中嘈杂如虫钻，易饥，得食渴减，不食，渴尤甚，人谓中消，谁知胃消乎。胃消多因燔熬烹炙肥甘醇厚过于贪饕，酿成内热，津液干涸，不得不求济外水，水入胃，不能游溢精气，上输于肺，肺因胃火炽，不能通调水道，于是内外水，建瓴[1]而下，饮一溲二，不但

[1] 瓴：原作“瓶”，字误，今据《辨证录》改。

外水难化，且平日素蕴水精竭绝，尽输而下，较暴注、暴泄为尤甚。此竭泽之水，不尽不止。肾水未亏，尚可制火，膏粱人肾水无不素乏者，能保不烁干肾水足矣，尚望肾救援乎。内外无制，势必求外水相济，外水又不可济，思食济之。食入，胃止解火于须臾，不能生水于旦夕，不得不仍求水救渴。宜少泄胃火，大补肾水。肾水生，胃火息。肾有水，关门不开，又何从沸腾。用**闭关止渴汤**：石膏、青蒿五钱，玄参、麦冬、熟地二两。二十剂全愈。用石膏、青蒿止胃火，玄参、熟地填肾水，重用麦冬益肺。夫胃关开，由肾火动，肾火动由肾水乏，今补水则水旺，肾火无乱动，火静，肾水不沸腾。肾水既安肾宅，胃火何能独开胃关。

一消渴，饮一斗，溲一斗，吐清痰，投之水中立散，化为清水，面热唇红，口舌不峭，人谓下消，谁知肾水泛上作消乎。肾水泛上，升咽喉，口舌宜不渴，何渴甚如此？盖下寒极，逼火上焦作渴。此火乃肾中龙雷火，龙雷一发莫制，可于水中引，不可于水中逐。论理，仲景肾气丸最妙，然此丸只治消渴已痊症，不能治消渴初起症。当汉武乍患下消，张使君实别有方，惜未传，铎即得其隐，不出之救万世乎。用**引龙汤**：玄参三两，肉桂三钱，枣皮四钱，北味一钱，麦冬一两。此火非玄参三两不能止焰，非肉桂三钱不能引归。枣皮、北味非用生精，实取止渴。又益麦冬者，以龙火久上，未免损肺，得麦冬生其气，则金生水，火得水尤易归。或疑多用玄参止焰，用肉桂引火，何重用三钱？不知玄参消浮游火，恐性太凉，非多用肉桂不能制寒。制其寒则寒变为温，又非大热，龙雷性恶大寒，又恶大热。大寒愈激其怒火上炎，大热愈助横火上炽。今为肉桂三钱，玄参三两，则寒居九，热居一，调和于水火之中，又有枣皮、麦、味，不见热，惟见温。龙雷喜温，所以随归肾脏。火归肾，命门不寒，蒸动肾水，下温上热自除，实有妙义。

一消渴，口干舌燥，吐痰如蟹涎白沫，气喘不能卧，但不大渴，渴时必须饮水，然饮后即化白沫，人谓下消，谁知肾火沸乎。肾火乃水中火，火生水中，然亦藏水内，火无水不养，亦无

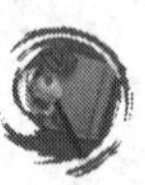

水不藏，故水不足必至火有余，火于是越出肾宫，上腾咽喉口齿。肾中水火原不可离，火既上升，水必随之。水即不欲升，釜底火大烈，安得不沸腾。惟是水涸，以致沸腾。烈火日炊，自成焦釜，不以外水济得乎？然焦釜沃水，仍沸腾而上，故吐如蟹涎沫。不必泻火，宜补水，使精足自制阳光。用**宁沸汤**：麦冬、枣皮三两，茯苓一两。日一剂，半月全愈。方用枣皮三两大补肾水，又加麦冬三两，岂滋肺生肾乎？不知久渴，口吐白沫，必熬干肺液，使但补水，火得水虽下降，肺中干燥，又必成肺痿、肺痈。故补肾随补肺，不特子母相生，亦能防祸未形。然为二味，复加茯苓，不益燥乎？讵知饮水多，膀胱必有积水，今骤大补肾水，不为分消，则因补留滞，亦未可知。得茯苓利导之，则补阴无腻膈，水下趋，火不上沸，水火济，消渴除。

一善饮喜果，患消渴，饮水数斗，食倍溺数，服消渴药益甚，人谓虫消，谁知脾气虚热乎。消渴，脾坏而肾败。脾坏则土不胜水，肾败则水难敌火。二者合，病成。倘脾不坏，肾不败，宜无消渴。不宜消渴而消渴，必脾热乘之，得之酒果而致也。酒性热，热甚则饥，非饱餐不解。然多食愈动火，火动须水济，饮水多安得不多溺？此似消渴非消渴。法平脾中虚热，佐解酒消果药，则火毒散，消渴除。用**密香散**：木密三钱，麝香三分，酒为丸。更用黄连、神曲一钱，茯苓、人参三钱，陈皮三分。煎汤，日送三丸。丸完愈。用麝香取能散酒，且最克瓜果，瓜果闻麝即不结子，非明验乎。木密又名枳，即吉勾子，入酒过夜，酒化为水，故合二味，专消酒果毒。更用参、连、苓、曲平脾中虚热，则腹中清凉，消渴自愈。

卷 七

山阴　陈士铎远公父原本
宁乡　文守江南纪氏敬述
男先五建中氏

痉 痓

一感湿热，忽又伤风，口噤不能言，项背几几，脚挛急，角弓反张，人谓太阳伤寒，谁知太阳之痉病乎。夫痉病有三阳三阴，亦能传经，与伤寒无异。但伤寒单伤于风，痉病则合湿热而成。似乎伤寒可单治风，痉病兼治湿热。夫邪之所凑，其气必虚，一邪相犯。已是正气之亏，况三邪同犯乎。补正祛邪，治痉无难速愈。或谓一邪相犯，尚须祛邪，况三邪并犯，则邪气弥漫，非用祛邪药安能济？不知一邪其力专，众邪犯，其势散。力专宜攻，势散可补。于补中行攻法，又何不济？无如其症同于伤寒，不散邪骤补，所以杀人耳。苟知可补，又分症治，实易易也。如此症见太阳征，不可径治太阳邪，而宜补太阳气，太阳正气旺，风湿热不治自散。方用**五苓散加减**：白术、茯苓一两，泽泻三钱，猪苓一钱，羌活五分，桂枝三分。三剂诸症痊。五苓散利膀胱水，此症三邪中，至难去者湿耳。先利其湿，则火随水泄，风邪无党。故少用羌活、桂枝祛风，则风自解。虽然五苓散非单利湿药，术、苓原健脾胃，今加之为君，则补重利轻，所以健功速。倘少少用之，则攻多于补，不能奏效。

一感湿热，又感风，颈项强直，一目或左右视，手足搐搦，人谓少阳伤寒，谁知少阳痉病乎。少阳居半表里，其势将欲入肝，而意欲留阳明，故三邪同感而目所以左右视，以审量于二者

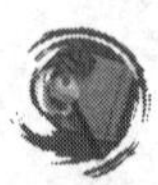

之间。手足搐搦者，风性动，湿性静，两相违背。风欲动，湿挽之，湿欲静，风激之，热又从中冲击，此搐搦之所以起也。搐搦不已，又风引上行，于颈项不利而湿气留中，遂至强直不摇。法须和少阳正气，少用散邪，易于解纷。用**小柴胡加减**治。柴胡、黄芩、甘草一钱，当归三钱，白芍、茯苓五钱。二剂全愈。小柴胡和少阳圣药。又加入归、芍补肝气，使肝旺邪不敢遁于肝。加茯苓五钱，健胃利湿，则邪不敢回于胃。茯苓且同柴、芩以祛风热，引之而共之于膀胱，湿尤易下，安不速愈。

一感湿热，复感风邪，手足牵引，肉瞤胸胀，低头视下，肘膝相构，人谓阳明伤寒，谁知阳明痉症乎。阳明胃土，风入必变为热，况又原感热气，以热济热，宜发汗亡阳，何以肉瞤胸胀，不发狂，手足牵引而不出汗？反低头视下，不登高呼？肘膝相构，不弃衣而走？正以湿邪混也。盖阳明火最恶燥，今湿气虽侮胃中阴，不益胃中燥，即发汗，不至亡阳发狂。妄用风药散表，遂致汗出不止。仲景曾用大承气汤下邪，然脾旺者，尚不致伤损脾气，否则下之亡阴，恐有外虞。然风湿既同入胃，将何以解？法宜治胃不伤胃。方用**全阴救胃汤**：玄参、茯苓五钱，桃仁、葛根、人参、麦冬一钱❶。二剂全愈。方妙在资胃中阴，不损胃中气。玄参去热，葛根去风，茯苓去湿，三邪去，又得人参生胃，麦冬生肺，何又用桃仁？不知桃仁最动，三邪并入胃，未免彼此观望，况补多攻少，邪得补，流连亦未可知，加入桃仁性急，补既不滞，攻亦不缓，始济。

一感湿热，复感风邪，发热腹痛，肌肉颤动，四支坚急，人谓太阴伤寒，谁知太阴痉症乎。太阴脾，乃湿土。湿土何禁湿邪再犯？湿入于脾，最难分消。湿邪去，湿根尚在，再感湿，仍如前病矣，况又加热以助炎蒸，加风以生波浪，自中州反乱，四境骚然，坚急成，颤动见。倘用安土之品，则土旺无泛滥，水干无郁勃，风邪即欲作祟，平成既奏，亦可解愠。无如人动言下，讵

❶ 一钱：《辨证录》作“五钱”。

识下多亡阴？无阴灌注，脏腑胸腹手足又何所资以养？势必坚急颤动更甚，甚有亡阴而死者，可不慎乎。方用**安土散**：白术一两，茯苓、苡仁五钱，石斛、前子三钱，赤小豆、通草一钱，柴胡五分。此方利水为君，仍健脾。盖土旺自制水，况又利之乎。此原湿邪难治，单去攻湿，风与热自易吹散，所谓攻邪必攻坚也。譬如大敌在前，满山遍野俱是贼党，倘止从旁掠阵，贼拔全营俱来，尽加死斗，必至败衄，不若竟攻中坚，突围直入，擒贼巨魁，则余氛不战自遁。痉病之重治湿邪，亦正此意。

一感湿热，又感风邪，遂成痈瘛，身卷足弯，不能俯仰，人谓少阴伤寒，谁知少阴痉病乎。足少阴肾，宜热不宜寒，宜湿不宜燥，何以痉病有湿热反痈瘛踡弯，不能俯仰？不知肾最恶风。肾喜热者，喜真火生，非喜邪火；喜真水养，非喜邪水。盖邪火助燥，邪水增湿。二邪入肾，肾已有尻以代踵，脊以代头之病，况又益风，安能无痈瘛踡弯，又何以俯仰哉？法仍须治湿热，少佐祛风。用**助肾辟邪丹**：茯苓、薏仁五钱，防已、豨莶一钱，玄参三钱。方用防已治肾中风，苡、苓去肾中湿，玄参、豨莶治肾中热。风热湿三者均治，何病不去。肾有补无泄，今去三邪，得非泄肾药乎？然苡、苓利湿不损阴，防已虽去风不伤气，玄参、豨莶虽去火不灭光，非泄肾，仍是补肾，倘单泄不补，乌能奏功。

一感湿热，又感风邪，厥逆下利，舌卷囊缩，背曲肩垂，项似拔，腰似折，手足俱冷，腹胀大，人谓厥阴伤寒，谁知厥阴痉症乎。风湿热三者，合而成痉。邪传厥阴，乃肝木之经，其势更急。误发其汗，必致动湿。湿虽阴类，然是外受阴邪，非肝中真血。所动之阳奔于湿中，为湿所役，必至亡阳。盖脱出之阳，势本急疾，亲上飞腾，不啻龙之出谷，其体轻矫而不可止遏。今为湿所滞留，则如蛇行匍匐，尽力奔越，究难飞腾，此痉皆误汗而成。法不可拘于散邪，仍须补正。补正奈何？亦救其亡阳，亟使回阳耳。虽然阳之所以亡者，由于阴虚不能摄阳，故补阳必须补阴。补厥阴之阴，仍从少阴肾经以补也。方用**回阴散痉汤**：巴

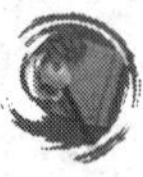

戟、山药、白芍五钱，茯苓、白术一两，防风五分，炒栀子、甘草一钱，当归三钱。此补肝血，佐去风湿、去火之味，自是正治。何又益巴戟乃正补少阴也？盖厥阴木非少阴水不生。何必补肾火？讵知汗发亡阳，阳气尽泄，肾中已无真火，单用寒凉祛热，则脾胃不胜其寒。巴戟温肾，不大热，肾温阳回，肝清阴足，阴阳和，正气固，三邪不攻自破，况原有攻乎。此有益无损，千古未明，特表之。

一小儿头摇手劲，目上视，身体发颤，或吐不泻，或泻不吐，人谓惊风抽掣，谁知是风热湿三者合之以成痉乎。小儿纯阳，宜无虚，然多食瓜果，湿留于胃，湿久变热，热极生风，此风起于内也。人见小儿头摇手劲，不论虚实，投抱龙丸，不效，改牛黄丸，又不效，乃用金石脑麝香窜开窍镇惊，无不立亡。嗟！嗟！惊风二字杀儿，不啻百万，无有辟其非者。南昌喻嘉言颇知其失，大声告诫。无如一时不可转移，且嘉言有论无方，世亦不识治法，铎畅论之，且传方。小儿易于成劲者，因骨脆皮薄，不耐风邪，故风邪一入腠理，便入脏腑，况小儿喜欢饮食，又喜寒不喜热，以致损伤脾胃成吐泄。上吐下泄，则阴阳两亏，平日所受之湿尽行越出。湿出，热留脏腑，无阴相养，遂变成风象以惑人。但治风不治正，必十人十死。盖其中实无风，妄用风药，倍耗其损伤之气，安得不速死。法但补脾胃、止吐泄，则十人十生。用**救儿回生汤**：人参二钱，白术三钱，茯苓、车前子一钱，砂仁三粒，炒黑干姜五分，山楂五粒，厚朴、神曲三分，萝卜子、半夏五分。以十岁为准，五岁减半。三剂全愈。此方补中有利，非一味呆补者比。调和于脾胃，则阴阳既济，自无变动。或曰补之是矣，少加祛风散热，未为不可。不知当夏令，少加黄连数分以解暑，若冬令，非惟忌用寒凉，且当增入辛热。盖小儿吐泄后，热必变寒，况时令严寒乎。若风药，四时俱不可乱用，不得已，可少加柴胡二三分。

一小儿吐泻后，口噤不出声，手脚挛急，人谓惊风搐搦，谁知脾胃寒虚之痉病乎。小儿纯阳，先天肾气自固，无如小儿喜餐生冷，未有不伤后天者，后天既伤，先天亦损，先后天一齐损伤自变症纷纭。吐泄后无津液以润肠胃，肠胃既乏，又有何气以运动四肢？故手足挛急搐搦。脾胃亏损，肝木必来相侮，脾胃苦无津液以供肝木取资，则肝木大燥，燥极生火，火极生风。肺金见肝木克脾胃，必欲制肝以报土母之仇，无奈母为肝伤，则土弱金不能强，力难制肝，反为肝凌。肺金畏肝中风火，惟恐逼干肺气，钳口结舌不敢出声。可不急治肝以救脾胃乎？方用**活儿汤**：白芍、白术三钱，茯苓五钱，人参二钱，栀子、麦芽、半夏、神曲五分，枳壳三分，甘草一分。三剂全愈。此平肝以扶脾胃土，脾胃气生，肺气自旺，足以制肝，又何风火之不息哉。或谓肺弱不能制肝，自宜补肺，不知补肺必用润剂，不又助脾胃湿乎？痉病正苦湿，故重用茯苓，所以平肝安肺，不可润肺害脾胃。

一小儿偶感风邪，发热身颤，手背反张，人谓惊风角弓反张，谁知痉病中之寒邪乎。盖小儿气血未旺，不耐伤寒壮热，故一时昏沉，非因风动惊也。故治小儿伤寒，断不可与大人例，动用风药祛风。盖因虚入风，治虚风自出，况只犯寒而不犯风，又何可祛风？倘施祛风，则风门大开，内风无可散，势必损伤正气，正气一伤，则营卫无所蔽，腠理不密，勾引外风深入内藏，遂不救。宜补正气，少加散邪，寒易解，脏腑不伤，手到奏功，方用**护子汤**：人参一钱，茯苓三钱，白术二钱，柴胡五分，桂枝二分。不必再剂。亦何神乎？盖小儿初伤风寒，必先从太阳入，今用桂枝、柴胡解太阳、少阳之邪，则邪不敢遁入于阳明。况人参固脾胃，邪尤不敢入中宫。又加白术利腰脐，茯苓通膀胱，则邪从外入者必散。既无外邪，柴胡舒肝气，桂枝暖脾胃土，正有益无损。无如人不知此等治法，妄捏惊风，施发散镇坠，以至杀儿，医不悟，病家未知，万儿啼号于夜台，深可痛也。

一新产后，忽然手足挛搐，口眼㖞斜，头摇项强，甚则角弓反张，人谓产后惊风，谁知亡血过多成痉乎。产后旧血已亏，新血未长，原不必户外贼风，即举动时风自内生，觉两股间阳寒逼人，少不慎，风入矣。然风因虚而入，补虚风即出。然从血以补

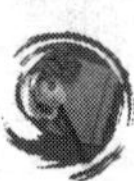

乎？拟从气以补乎？亡血不能速生，气祛实宜急补，补气血尤易生，风又何存乎。故血舍驱风，尚非正治，矧纯用镇惊，非下之石耶。用**救产止痉汤：**人参五钱，当归一两，川芎三钱，炒荆芥一钱。三剂全愈。此即佛手散变方，加人参则气更旺，气旺邪不敢敌。况荆芥引血归经，邪何独留？且荆芥原能祛邪不损正，故用之出奇。倘不补气血，惟事祛风，则血舍更空，风且直入，立杀其妇，慎哉。

一忽手足牵掣，口眼歪张，人谓中风，谁知痉病骤发乎。中风身必颠覆，吐痰，痉病状似中风，身不颠覆，口中喉内无痰涎，有水鸡之声。盖中风无风，风从内起；痉病则风从外入者居多。风自外入，风自成威，不必借重内痰之助，所以但有牵制歪张，绝无汹涌秘塞。若风从内起者，火动生风，有痰以助。故中风无邪，无外邪也；痉病无邪，无内邪也。无外邪者不可治风，无内邪者不可不治风。然单治外不治内，则外风虽去，内风必生，是以祛风必须补正。方用**补中益气汤：**人参、陈皮、甘草一钱，黄芪、白术、当归、柴胡三钱，升麻四分。三剂不再发。补中盖气汤非祛风之剂，乃用治痉，何反易奏功？盖气虚则风易入，补气则正旺，足以祛邪。方中用柴胡，少用于补药中，则能提气以卫正，多用于补药中，则能益气以祛邪，故用三钱，而风难再留，何必更借重他药哉。人但知多用参、归、芪、术以补正，绝不知柴胡多用于参、归、芪、术中尤易祛邪，余所以特表之。

汗　症

一大病后，日常遍身出汗，人谓内热发汗，谁知阳虚外泄，腠理不能自闭也。大病后气血大亏，气不能入血中，必至逼气于肤外，使肺金清肃之令行，气虽欲越出，腠理未疏，何能外泄？惟大病后必损肺，肺无自主之权，又安能禁其气之不泄哉。气既不固，汗，气所化也，汗随气泄，气泄而魄汗淋漓，遂致遍身出汗，有不散尽真气乎？似与亡阳症同，然亡阳症身丧顷刻，何自汗不至遽殒？盖亡阳乃热邪驱，自汗乃阴虚促也。阳病暴，阴病缓，阳暴难于救援，阴缓易于调剂。自当以补气，补气兼以补阴，则阴能摄阳，汗自止矣。方用**摄阳汤**：人参、黄芪、熟地一两，白芍、麦冬五钱，北味一钱，枣皮三钱。十剂全愈。此用参、芪大补其气，气足则肺金有养，皮毛自固。又益麦、味，则肺不特足以卫外，兼可以分润肾水。犹恐汗出太多，必损耗真阴，更加熟地、枣皮益精，使肺金不必来生肾水，则肺气更旺，皮毛益固。尤妙增白芍收敛肝气，则肝木自平，使肺金无仇相逼，则肺气安，自能行清肃之令。清肃令行，下输于膀胱，则上下气舒，心中生液，不来克肺，则肺金有权，安肯听汗自出，此摄阳之妙法也。倘贫穷无力买参，前方倍加黄芪二两，增防风五分，功同，但必须多服数十剂。

一梦遗后，身体狼狈，加太劳，或行房太甚，遂盗汗淋漓，人谓肾气虚，谁知心气热乎。心肾，两相交者也。心喜寒不喜热，肾喜热不喜寒，似相违，然相违未常不相合。梦遗自精水不足，加行役劳其筋，行房损其骨，则内阴大亏，又何能上济心？心无肾水济则心热增，心热肾水更耗，久则肾畏心之取资，坚闭肾宫，心欲交肾，肾畏心炎不纳，势必仍返于心，无奈心无液养，烦躁生。然心君虽无宁静之气，未尝无专主之权，徒然烦躁，相火尚不敢显背君主，越出躯壳，乘君假寐，乃窃资重潜移，故盗汗与自汗实不同。自汗，心不得自主；盗汗，心尚能操意。此汗必出在胸间者尤甚。汗本热，越出躯壳外，则变为寒。正因相火热乃虚火，非实火，况乘心君之未知而遁出，非明目张胆者比。热出为寒，正显其阴象也。况心原无液，何以得汗？亦窃肾之余津私自潜移耳。泄心热仍宜补肾水，肾水足，心火自清，心火宁，心汗自止。方用**防盗止汗汤**：麦冬五钱，生枣仁、熟地一两，枣皮、人参、丹参、茯神三钱，黄连、肉桂五分。二剂全愈。此心肾双补。心肾两足，自离而复合。尤妙黄连清心，肉桂温肾，二味同用，能交心肾于顷刻。心肾交则心君清明，相自畏主，何敢窃国帑偷用哉。倘不补心肾，惟事止汗，汗不能止，必轻变重，重变危矣。

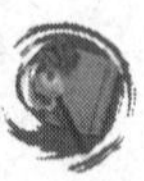

一夜汗，初少，后渐多，日久每夜出大汗，至五更止，人谓阳虚盗汗，谁知阴虚出汗乎。阴虚乃肾虚，肾藏真阴宜秘藏，何故发汗？盖肾中火动也，肾水非火不养，肾火妄动，何能生水，何反泄水？即水泄，宜从下出，何走皮毛旁出？不知肾火能生水者，真火也，真火喜静不喜动，水静则真火生水，水动则真火泄水。生水火秘藏，泄水火奔越。故肾中火动，仍肾水自动。肾水动者，由纵欲耗精。精泄过多则劳精，劳精则水动，水动火亦动。火动水不足以济，则火且挟水腾出于本宫，不从下走，乃随火性游行于经络腠理，遇毛窍而泄。初则偶尔游行，久则夜夜出汗，阴气愈虚，愈虚愈汗，毛窍竟成转输大道矣。然汗既宜无分昼夜，何独夜汗？得未阴虚阳未虚乎？阴阳，两相投者也，未有阴虚阳不虚者，况汗亦阳液，安在见其非虚。不知阴阳各有道路，行于阳分，则阴不敢夺阳权，行于阴分，则阳不敢夺阴柄。夜间出汗，实阴走于阴途，至五更，则阴不敢入阳界，故汗遇阳气而自转，非阴虚而阳不虚。宜大补其阴，加阳分药提阴出于阳分，庶阴遇阳而止。方用**补阴止汗汤：**熟地一两，枣皮五钱，人参二钱，沙参、白术三钱，地骨皮一两，北味一钱，桑叶十片。十剂不再出。此方熟地、枣皮补精，地骨、沙参补阴，更消骨髓中虚热，五味、桑叶止汗神剂，参、术健脾天胃，补气药也。多用补阴则水足制火，少用补阳则阳易提阴，阴阳水火既无偏胜，自无走泄，又何必用涩精之牡蛎、敛汗之瞿麦哉。

一每饭头顶至面与颈脖间大汗淋漓，身又无恙，人谓阳气旺，谁知胃气盛乎。胃气即阳气，胃旺则阳旺，不知阳旺者合三阳言也。胃旺者，单言胃经。胃属土，无水谷之入则气安静，即饥饿，其火暗起，亦不过在胸膈间，不能上至头顶。惟水谷填于阳明，则胃中之火借水谷以助势，遂化汗上升，越出于头面上下。此汗明是胃火。然胃火盛宜发汗亡阳，何但出汗上身，下身干燥？盖胃火盛由于心包火旺，心包主火以生土，非助火以害土。胃得火生以出汗，不同于邪火之自焚，故止出汗上焦，不亡阳下焦。宜泄胃火，不可损胃气，使胃平汗自止。用**收汗丹：**玄参、生地三钱，五味三分，桑叶十片，白芍五钱，苏子、荆芥、白芥子一钱。服一月愈。此妙在不泄胃火，反去滋阴。盖阳盛者阴衰，补阴则阴旺，自足摄阳，不必止汗汗自止。况桑叶、荆芥引经止汗，白芥、苏子消痰定气，抑阳归阴，化汗为精，又何疑乎？然必久服始效者，以调胃药和缓，不宜急遽。

人有心头有汗，一身手足无汗，人谓心热，谁知思虑过度，则心火炎烧，逼干其液。液干宜无汗，何心头反出汗？不知此汗非汗，乃心液，内不能存，外走出耳。或疑心液无多，安得尽化为汗？不知心为君主之官，心热则脏腑之液群来相资，因内热甚，不养心为液，反越心为汗。汗既出多，无有尽期，脏腑液何能相继？势必心愈热，汗不可止。及至汗不可止，而心中干燥，烦躁不眠生。治不可缓，宜补血养心，泄火生液，汗自止。方用**滋心汤**：人参、白术、玄参、丹皮、丹参三钱，桑叶十四片，黄连、甘草五分，生地、麦冬、枣皮五钱，沙参、柏子仁二钱，熟地一两。十剂不发。此方名滋心多滋肾。盖心液必得肾精上溉，液乃生，故欲补心，必须补肾精。补肾少加清心，则心火安，液不外越，汗又安有外泄。

五　瘅

一谷瘅，胸中易饥，多用饮食又发烦头眩，小便难涩，身黄如金，人谓胃中湿热盛成瘅，谁知脾胃虚热乎。脾，阴土，用则阳；胃，阳土，用则阴。脾胃和同则刚柔济，通调水道，易于分消，安有湿热存留。惟七情内伤，胃无阴以和阳，则热聚消谷，脾无阳以和阴，则寒聚积水，两相搏激，故昏眩烦闷。所食水谷不变精华清气，反蒸腐败浊气。浊气下降者也，浊气下流于膀胱，膀胱受胃热，气化不行，小便闭塞，水即走于阴器，热散走于皮肤，故身黄。宜升胃中清气以分利膀胱，则清升浊易降，水利热易消。用**分浊散**：茯苓一两，栀子、前子、猪苓三钱，茵陈一钱。十剂全愈。方用茯苓为君，利水不伤胃气，后佐以去热消湿，则胃无火亢，自脾无水郁。倘不早治，水湿流入于肾，必至

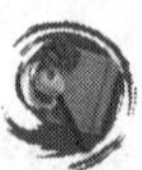

腹满成蛊，不治。

一酒瘅，心时懊，热不能食，常呕吐，胸腹满，然清言了了，人谓酒湿作疸。然作疸由于内伤饥饱劳役也，善饮由于胆气旺。盖胆虽不能容酒，实能渗酒，酒经胆渗则化为水，入膀胱下泄。惟饥饱劳役，则五脏损，脏损腑亦损。脏腑俱损，宁胆气独旺？胆气衰，人纵饮，胆独不能渗，必更伤胆气。胆不渗，酒必留脾胃间。脾胃已损，酒又不能受，传之膀胱，膀胱亦不似前之健，水入又不能消，下既不泄，必返上吐。吐既逆，泄又难，中州又不可久留，于湿热气蕴冲膈，心懊侬，由是遍渍肢体，尽发黄。夫懊侬，心神昏乱可知，何又清言了了？不知酒气熏蒸于一时则懊侬。懊侬，则欲痛不痛之状，非心神妄乱不宁也。宜解酒毒，兼壮其胆。胆气旺，酒自消，酒消水气自泄，水泄黄亦自解。用**旺胆消酒汤**：柞木枝、栀子、桑皮、白茯苓三钱，白芍一两，竹叶百片，泽泻二钱。八剂全愈。妙用柞木枝消酒毒于无形，则拔本塞源。胆气不可不旺，助胆舍栀、芍无他味，余药不过分消湿热，辅君成功。若用吐下，皆操刀之医也。

一女劳疸，肾气虚损，肢酸痛，夜梦惊恐，精神困倦，饮食无味，举动乏力，心腹胀满，脚膝痿，阳痿，股内湿痒，水道涩痛，时有余沥，小腹满，身黄额黑，人谓黄疸，谁知因女色成乎。入房能久战，相火旺也，火衰强战，泄精必多，火随水散，热变为寒。人身水火原不可少，水衰不能制火则火动，火衰不能利水则水留，火得真水成液。今留邪水，反害火成瘅。故女劳疸，仍是湿热结精窍间，非血瘀闭骨髓内。倘用抵当汤峻攻瘀血，或矾石散荡涤微阴，必立亡。宜补肾气，又不可助火；利膀胱水，又不可亡阴。当缓图，难近效。用**减黄丹**：白茯苓、山药、芡实、苡仁五钱，人参、菟丝三钱，白术、前子、生枣仁一钱。三十剂愈，五十剂可无忧。此恣欲失肾成瘅，必更好色，苟坚忍房事，信服前汤，无不生。方妙在固本救伤，并不驱邪泄瘀，肾日足，黄日减。或疑女劳疸因肾无火，何不补火，但补阴利湿？不知疸虽成于无火，今病久阴耗，补火恐又烁阴，反害之矣。

一肺疸，鼻塞不通，面黄，口淡咽干，小水不利，人谓黄疸，谁知疸实由于肺气虚乎。肺气旺，清肃下行膀胱，湿热尽从下泄，则小水大行，湿故去，热亦难留。惟肺气虚，湿热相侵，郁蒸胸膈，肺不胜邪，肺乃燥。肺燥乃失清肃之令，水湿遂乘燥而入，燥湿合而成热，湿热相留，欲分入膀胱，膀胱不受，欲走毛窍，腠理未疏，乃变黄色于皮肤。法宜宣通肺气，健脾胃。或疑腠理密，湿邪存皮肤内，今健土复宣肺气，倘毛窍大开，湿人汗泄，未必不变为水臌。不知肺气闭于上，水气始塞于下，使肺气上通，水且下降，况重补脾胃以生肺乎。此治肺疸必宣扬肺气也。用**扬肺利湿汤**：桔梗、桑皮、茵陈三钱，花粉、猪苓二钱，白术、茯苓五钱，黄芩五分。十剂诸症愈。此开腠理，生津液，则肺润。合之茯苓、茵陈、花粉，则土气大旺，金气扬，清肃行，膀胱壅热立通，小水利，黄乌得不愈。

一心疸，烦渴引饮，水停心下作水声，胸前时多汗出，皮肤尽黄，惟目白，人谓黄疸，谁知心中虚热而成乎。夫心喜燥不喜湿，然过燥又非所宜。然心终不宜湿。以湿济燥，不过权宜一时，久则必致害心。水，阴物，阴居阳地，彼此眷恋，不肯遽趋以入小肠，心又因水制，力难分消以入膀胱，乃停心下作澎湃声。膻中相臣见水犯心，必出火以救，战于胸间，水得火炎，化热为汗，时出胸前而出，余水乃欲趋无路，遏抑于皮肤发黄。肝开窍于目，心，肝子，心病肝亦病。然肝见心为邪逼，必出力相援，邪见肝旺，不敢犯界，故目不黄。宜补肝气以生心，泄水湿以逐热，则黄疸自散。用**泄肝利湿汤**：白芍一两，茯苓、白术五钱，茵陈、炒栀子三钱，木通、远志一钱。十剂愈。此补肝正补心，泄水正泄热，故效捷。倘徒治黄，不辨脏气生克，妄用胆草等，必变寒，黄难治。

一肝疸，两目尽黄，肢体尽现黄色，但不如目甚，气逆肢冷，腰以上汗出不止，腰下无汗，此肝气郁，湿热团结不散也。

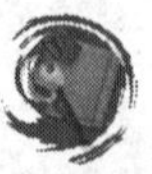

肝木非水不长，乃肾中真水，非外来邪水。邪水渍水必生病，盖肝藏血不藏水，外来水多，肝闭不受，必移水于脾胃。然水先经脾胃来，脾胃必不受，势必移于膀胱，膀胱因肝木之湿热，不敢引入以致自焚，于是复返入肝，肝不能容，乃郁勃发汗，汗难尽出而发黄。夫腰下正肾部位，肝之湿热欲下走肾宫，肾气恶肝邪犯母，故杜绝不许入，故无汗而发黄。宜开肝气郁，佐之分湿散热，则黄疸自愈。用**利肝分水饮**：胆草二钱，茵陈、猪苓、前子、白蒺藜三钱，茯苓一钱，柴胡一钱，甘菊五钱。十剂病止，二十剂全愈。此开郁于分湿中，补肝于散热内，既逐邪又顾正。

一脾疸，身黄如秋葵，汗沾衣服皆成黄色，涕唾亦黄，不欲闻人言，小便不利，此乃脾阴之黄也。夫脾不恶热实恶湿。脾，湿土，又加水湿，湿以济湿，脾中阳气尽消，无阳则阴不能化，土成纯阴，阴土何能制水？水存脾中，寒土不能分消，听水流行于经络皮肤也。凡脏腑水下输膀胱，乃气化也。今脾纯阴，则无气以达膀胱，故水不入。然水寒宜清，今变黄，寒极似土也。寒极宜见水象，水，黑色，今见黄者，如水寒畜于阴浊之池，其色必黄也。不欲闻人言者何？脾寒极，心寒可知，心寒则胆怯，闻人言惕然惊矣。宜大补脾，温命门火，佐以利水，则阴变阳，黄病愈。方用**补火散邪汤**[1]：白术三两，附子、半夏、茵陈三钱，人参二两，白茯苓一两。八剂愈。方用参、术补脾，苓、茵利水，附子温火。真火生，邪火自散，元阳回，阴气自消。阴阳和协，水火相安，有何黄病。

一肾疸，身体面目俱黄，小便不利，不思饮食，不卧，此乃肾寒也。肾藏真火，最恶邪水，凡水得肾气皆化，故肾与膀胱为表里，肾旺膀胱亦旺。然肾所以旺者，肾火旺也。火旺而水流，火衰而水积。水积多，成水臌，难治；水积少，成黄瘅，易治。黄疸不可单治瘅，须补肾中火，佐以健脾祛湿，用**济水汤**：白术三两，肉桂三钱，山药、苡仁一两，茵陈一钱，芡实五钱。八剂

[1] 补火散邪汤：此五字原无，今据《辨证录》补。

愈。白术健脾，兼利腰脐气，健脾正以健肾。况茨、茯、山药补肾，又兼利湿，肉桂温命门火，则肾中不寒，元阳自透于膀胱。况苡仁直走膀胱，离照当空，冰山雪海尽行消化，何黄不散。或问黄病俱湿热，未闻有湿寒，此论得毋过奇乎？嗟乎！黄病有阴黄症，脾寒能作黄，肾寒独不能作黄乎？况肾寒发黄，别有至理。黄，土色。黄极必变黑，则纯阴无阳必死。今但发黄，是阴已逼阳外出，只存一线之阳在皮肤，欲离未离也，故补阳而阳可续。倘致皮黑，方虽佳不救。

一心惊胆颤，面目俱黄，小水不利，皮肤瘦削，此胆怯湿乘也。少阳胆，甲木。木最喜水，湿亦水，入胆何反成疸？然水泛木浮，水过多则滔天浴日，木根不实，反苦于水矣。少阳胆，何禁汪洋之侵蚀乎？故胆怯，胆怯水邪愈胜，胆不能防，直入于胆中矣。水入胆，胆汁反越出，黄病成。法宜泄水湿，则胆气壮，木得养。然木为水侵久矣，泄水能去水，不能固木根。木必生于土，水多土崩，何能生木？故又宜培土。用**两宜汤**：茯苓、苡仁五钱，白术一两，柴胡、郁李仁五分，胆草、茵陈一钱。此利湿无非利胆气，又无非健脾气。水多遇土，自归膀胱从小便出。

一小便点滴不出，小腹膨胀，足肿身黄，此膀胱湿热结而成瘅也。膀胱经气化则能出水，无热气、无消气，俱膀胱闭而不行。所以寒则水冻不能化，热又水沸不能化。黄瘅无不成于湿热，是膀胱黄瘅乃热病，非寒也。热结宜解热，寒结宜祛寒。瘅成于湿热，宜解热明甚。然祛寒必用热药温命门，解热必用凉药益肺气。盖肺气寒肃，自行膀胱，膀胱不能闭结。用**清肺通水汤**：白术一钱[1]，茯苓五钱，麦冬、桑皮三钱，前子三钱，泽泻、黄芩、苏子二钱。四剂瘅愈。此与扬肺利湿汤大同小异，然彼提肺气，此清肺气，二方皆解湿。利与通微异，利只开水道，通则大开河路。

---

[1] 一钱：钱本、《辨证录》作“一两”。

泻

一饥渴思饮食，下腹便觉饱闷，必大泄后快，昼夜数次，面黄瘦，肢肉减削，人谓胃气虚，谁知脾气困乎。能消不能食者，胃气虚，由于心包冷；能食不能消者，脾气困，由于命门寒。今思饮食，食后反饱闷，是胃能纳，脾不能受也。然何以大泄后快？脾湿土，既无温暖之气，水谷又湿，湿以助湿，惟恐久留害土，情愿速传为快。如黄河至中州，既无高山峻岭，又少深池大泽，土松水泛，易于冲决，波涛汹涌，连泥带水，一泄千里，日积月累，非断岸摧崩，即长堤迁徙。脾，中州土，大泄之状正同。法宜治脾，并治肾中火。用**奠土汤**：白术、茯苓一两，砂仁五分，山药一两，半夏、故纸一钱，人参五钱，萝卜子二钱，附子三分。方用参、苓、白术健脾，附子、故纸助命门火，山药补肾，砂仁、半夏，萝卜子又分清浊。一二剂效，多用亦无妨。自能回阳于既危，生阴于将绝。

一日间不泄，至亥子必痛泄一二次，重则五六次，此肾与命门虚寒也。其初亦因脾胃虚寒作泄起，久泄亡阴，脾传肾。苟肾火不衰，脾即传肾，久之肾仍传脾自愈。惟命门火衰，不能蒸腐水谷，脾传肾，遂不能返。亥子时，肾北，水主事。水寒火不能温，水乃大泄，此即《内经》大瘕泄也。用止水药反不能济，必须补水，使阴亡者速生，尤须兼补火，阳旺始能摄阴。用**填坎汤**：枣皮、茯苓、芡实一两，巴戟五钱，肉桂、车前子三钱，北味、人参三钱，白术二两。十剂不发。此脾肾兼补，又妙分水止泄，湿自解。况肉桂温命门火，膀胱易于化水，宁复走大肠而作泄。

一腹大痛，手不可按，忽大泄，饮食下喉即完谷泄出[1]，势

---

[1] 饮食下喉即完谷泄出：泄字原作“吐”，义晦，《辨证录》作“饮食下喉即出，完谷不化”，今改。

如奔马，不可止抑，顷刻泄数十次，一昼夜约至百次。人谓火泄，谁知肝木挟邪大泄乎。症因夏日贪凉，向风坐卧，暑热不宣，藏于脾胃，至秋凉风透入，克肝，肝木之风，郁而不宣，乃克脾胃，脾胃之热遂与战，走石扬沙，将腹中水谷尽驱直下，必欲不留一丝始快，故腹痛甚急。脾胃欲止，风不肯止，脾胃欲闭，热不肯闭，下焦关门大开，上焦关门难合，故食下喉，不及传化而即泄。必急救脾胃气，后可因势利导。然非大剂速救，鲜不立亡。用**逆挽汤**：人参、大黄一两，茯苓二两，黄连、栀子、甘草三钱。方用人参固脾胃气，则气不骤脱。此泄乃火留于肠胃，非大黄迅逐，火不遽散，水不尽流。然非栀子、黄连，则火邪甚炽，盘涧曲溪，未能遽涸，三味并用，则大小河渠尽行启泄。然分消无法，又恐壅抑阻滞，益茯苓分清浊，兼健脾开胃，土气既坚，自无冲决。更虑过于迅逐，邪去虽速，未免大伤肠阴，故佐甘草，调和于迟速之间，使参易于生气，正剿抚并用，无死斗之虞。

一口渴饮水，忽大泄，一昼夜至数百次，完谷直下无留，人谓火泄，谁知水不足制火乎。胃为肾关，胃火必得肾水相制，肾水亏，胃火必旺，胃火既旺，内养无资，必索外水以济，然外水可少止上焦炎，不能助下焦水，故外水入，肾不受。肾与膀胱相表里，肾不受，膀胱亦不纳，水无从出，直趋大肠而作泄。但胃火既盛，渴饮凉水宜发汗，今何作泄？盖肾水不能制胃火，胃火反欺肾弱，挟外水侮肾，不泄汗而泄水。迨后不特水骤崩，火且骤降，关门不闭，上下尽开，直进直出，不啻崩湍峡泉，建瓴而下。似宜急则治标，然徒止泄，不急救阴，则亡阴立尽，何能制火以存胃气？用**生阴止泄汤**：枣皮、白芍、山药二两，车前子、茯苓、白术、苡仁一两，肉桂三分，甘草五钱。三剂全愈。方纯补肾补胃，不止泄，然止已存于补阴中。盖阳火得阴止，倘作胃虚有火治，亦能止，然下多亡阴，何能骤复？何若此方，止泄，阴阳两不相伤。

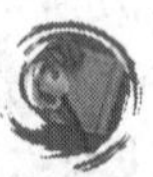

一素好饮，逞醉入房，过于泄精，久则脾气大伤，变水泄，

一感风寒，大泄不止，如溏如积，人谓酒湿损脾，谁知酒湿伤肾乎。脾，湿土，最恶湿。酒最湿，幸酒性大热，脾喜热，湿热合则脾不甚伤。无如人借酒之热助命门火，以博久战，究之热不可长恃，精不能坚守，兴阑精泄火息，湿留肾宫。夫脏腑皆赖肾火以化，肾中有湿，火化而湿随[1]，长年相伴不肯离，岁月既深，火日衰，湿日盛，肾不能久留，仍传于脾，前酒湿未去，新酒湿又来，于是湿盛热亦盛，脾不受热益，专受湿害，故作泄。必大补脾肾，后伤者不伤，后解湿热，则泄者不泄。用**解酲止泄汤**：白术、枣皮、茯苓一两，柞木枝、白芍五钱，黄连三分，附子一分。此脾肾兼补。用柞木枝、黄连解酒毒，苓、术消水湿，芍药敛耗脱之阴，又用附子一分引群药入肾，扫荡湿热，非助命门虚阳也。但必多服。盖酒湿之泄甚难建功，以湿热入肾最难出。十剂，或改为丸，日三服，三月全愈。

一忽作泄，腹痛不可止，面青唇黑，几不欲生，肛边如刀割，大泄倾盆，人谓火泄，谁知受毒作泄乎。此毒或食瓜果，饮凉水，斟隔夜茶，饮露天酒，或游神庙阴寒之地，或探古洞幽暗之方，或贪卧湿地，加餐树间，牛马自死，禽兽难化，皆受毒发泄，虽受毒腹中，泄发肠外，非必死症。然腹疼欲死，乌可不救。宜于解毒中辅泄毒，因势利导。用**化毒神丹**：生草、丹皮、蒲公英五钱，大黄、当归一两，雷丸三钱。不必二剂。生草、蒲公英解毒，合雷丸、大黄则祛毒无太刚，扫毒无过滞，又得当归、丹皮，逐毒不伤肠阴，驱除于至急，消弭于暴亡，实有至理，非孟浪也。

一面黄体瘦，善食易饥，不食则痛，一旦连虫大泄，如团如结，血裹脓包，人谓虫泄。夫虫原因湿生，赖水谷养。善食易饥，乃虫食易消也。不食痛者，虫无食养，食人肠胃也。久之，虫又生虫，聚居于肠胃，索饮食不散。然虫生肠胃，饮食供虫且不足，何能生津液以养脏腑。自脏腑气衰，胃气亦渐弱。胃弱脾

[1] 火化而湿随：《辨证录》作“则火去湿存”。

亦必弱。胃弱食必减，不能入；脾弱食难化，不能出。久之脾胃大寒，虫无可藏，偶得热汤，乘机下遁而大泄。似宜因虫之遁而尽逐，则肠胃无余虫。然过下必损肠胃，必攻补兼施，正气得养，虫亦尽除。用**扫虫汤**：人参五钱，白术一两，大黄、白薇、百部三钱，黄芩二钱，甘草一钱，乌梅一个。不必二剂。服后用四君子调理而安。此汤名扫虫，实补脾胃气。生虫既多，其伤脾胃必久，似宜补不宜攻。然虫大出，不用攻，徒补则脾胃气回，虫亦回，反留后患。故因其自出，即用祛虫药，虫不敢贪补而流连。况攻中仍补，泄虫不耗气，安得不收全功。

一脏腑不调，久泄不愈，人谓洞泄，谁知肝乘脾土，湿气下行乎。肝属木，最能克土。然土旺木不能克，木平土不受克，惟肝旺土又衰，则木来克土，土之湿气难安。人脾土易衰，肝木易旺。此木旺非谓肾水生，乃谓大怒则肝叶张，过于谋虑不决，则失于刚断，躁妄生，皆使肝旺。旺则肝气不泄，必乘脾。脾，湿土，畏肝气克，不上升而下降，遂成泄。宜平肝利水，则泄可止。古有用上涌法效者，有用下泄法效者，皆非善也。用**平泄汤**：白芍、白术二两，茯苓一两。三剂愈。方用白芍平肝，苓、术健脾利湿。肝平不刑土，脾得养，不畏木克，况湿去则土燥，无波可兴，何以作泄？必上涌下泄损阴气哉？

一魅侵，忽大泄，人谓饮食伤，谁知阴气侵，伤于脾乎。太阴脾本阴藏，然阴中有阳，则脾土运行，易于变化，无过湿之虞。是太阴湿土全藉肾中至阳之气也。鬼本至阴，相接久阳气皆为至阴所盗，阴中无阳，何以消化水谷乎？况鬼又邪气，邪盛由于正气衰，正不敌邪，则阴气更盛，阴盛阳微，泄何能止？必补阳以去湿，助正以消阴。用**消阴止泄汤**[1]：苍术五钱，白术、干姜[2]、山药一两，附子三分。十剂，不特泄止，精神亦健。此用苍术祛邪，白术燥湿，姜、附生阳足矣，何又入山药阴？不知人

---

❶ 汤：《辨证录》作“丹”。

❷ 干姜：《辨证录》用量为“一钱”。

为魅侵，不惟阳气消，阴气亦必耗，加山药补真阴，非补邪阴也。况孤阳长，补真阴，正速生阳气耳。阳得阴，姜、附无太胜之虞，反能助二术以生至阳。况山药健脾利水，岂真纯阴无阳哉。

痢

一夏秋腹痛作泄变痢，如鱼冻，久则红白相间，此肝来克脾也。盖夏秋寒热必杂，肝遇凉风木气不舒，上不能宣，必至下克脾土。脾胃受三夏之暑热欺，肝木凋凌，乃与肝相争，肝激成怒，乃相助成恶，忘其自损母气也。红白间者，肝不藏血，色红；肾不藏精，色白也。惟肝血无多，肾精有限，何能绸缪不断，如水倾，如泉涌耶。不知六腑畏肝横，五脏助肾困，交相成也。法急平肝木，少佐祛秽，则肝气不降，肾气顿收，不必止痢，脾胃土自安，何有再痢？用**平肝止痢汤**：白芍一两，当归五钱，栀子、车前子二钱，枳壳、甘草一钱。三剂全愈。妙在全不治痢，但平肝，痢自止。盖痢始于肝，成于肾。平肝则肝气平，肾气亦平，脾胃又乌有不平。今但知治脾胃，故不遽止。

一夏秋先泄后痢，腹疼痛，后重极，急欲痢又不痢，口渴饮水，小便艰涩，少腹作胀，人谓火邪重，谁知湿热甚乎。盖夏伤于热，饮水必多，热虽解于一时，湿每留于脾胃，迨秋，风袭皮毛，热秘脏腑，于是热欲外泄而不能，势必与湿合。然湿热相合，必相争，疼痛生。相争必相背，相背必相离，热欲下出，湿欲相留，彼此牵掣于大肠，后重现。热欲出不得出，则热必上焚，必求水以解。上中二焦枯，然湿留下焦，水得水而快意，而火则忌水，乃盘踞邀截之路，使水不能传膀胱，水火战斗，仍从大肠而出，此少腹所以胀也。宜分解湿热，俾浊者趋大肠，清者入小肠，不必用涩药止痢。用**分解湿热汤**：车前子一两，厚朴、滑石末三钱，黄连、甘草、枳壳、槟榔一钱。三剂全愈。用车前子利水，黄连清热，厚朴分清浊，余皆止秽去滞，调和于邪正以解纷。配合攸宜，安有不效。一湿热作痢，大渴引饮，饮后不甚快，心中懊侬，小便不利，红白相间，似脓血非脓血，人谓饮食太多，谁知火热未解乎。湿热极，始成痢，但有湿轻热重，亦有热轻湿重，此乃湿热两重。单消水则热存，水难降；单清火则水在，火难除。必两泄之，湿热俱不能存。然泄热必伤阳，泄湿必伤阴，不顾阴阳虚实，其不损阴阳者几希。宜于补阴中佐泄热泄湿，则阴不亏，阳亦无害。夫泄之既能损阴阳，则补阴自宜补阳，今仅补阴，即不伤阳乎？不知阴阳互为其根，泄热药仍走大肠，虽损阳，仍损其阴也。今补阴则阴不伤，又何害乎阳？故补阴不必补阳也。用**滋阴止痢汤**[1]：当归、白芍一两，大黄、萝卜子三钱，车前子五钱，槟榔二钱。三剂顿愈。方奇在大黄、萝卜子并用，逐瘀秽、分清浊甚神，又妙用于归、芍内，补以行攻，有益无损。

一湿热极，腹痛作痢，上吐不得入，下泻不得止，至勺水难入，胸中闷乱，人谓禁口痢，谁知胃中湿热之毒乎。夫痢宜下行，下利，宜也，何上吐不能入？此乃胃火，得湿而蕴结不宣，一旦作痢，本欲下行，乃投饮食，火反上炽不降，致胃中闭塞成禁。然胃火盛由于心火旺，心火最恶湿，一得湿，火郁不通，乃停胃口。胃火见心火助，愈增薰蒸，二火合则热势固结不散，湿见火留胃口，亦迟回瞻望，停肠胃作壁上之观，胸中不啻巨鹿之战，安得不闷乱？必开郁火之门，门不易开，必引火以开门为捷。用**引胃汤**：人参一钱，黄连三钱，吴萸、菖蒲三分。为细末，滚水调于茯苓末中。大约茯苓约五钱一匙。每一匙，调稀糊咽。徐咽至不吐，即将前药服完。上下俱开门后，用**靖乱汤**：广木香五分，茯苓三钱，白芍一两，车前子五钱，黄连、甘草、枳壳、木通一钱。二剂愈。前汤以心喜燥，连虽寒性，正燥，以燥投燥，原非所恶。况吴萸性热而燥，以火入火，同性岂有扞格。妙在入人参、菖蒲中，盖胃火，邪火，心火，正火，居邪正间，非得正人君子，则邪火不能散于顷刻，非得导引，则心火不能返故宫。况胃气闭，正胃虚。人参补胃气，胃虚逢补，如饥者得

[1] 汤：《辨证录》作“丹”。

食，安有粮米扣关不为延接乎。关开，将士夺门而入，邪自惊走。苟无大兵相继，敌且死斗不去，又得后汤利水逐秽平肝，是前锋斩关，后队荡寇，安得不成功。

一湿作热痢，数日后腹不疼痛，如脓血，阵阵自下，肢冷，元气欲绝，人谓痢疾火症，谁知火变为寒而阴绝。古云痢无止法，然有初起即宜止者，有日久不可止者，未可执此一言竟不用止。然不止不过久病难痊，轻止每至变生不测，是痢又不可轻止也。夫腹痛为邪，今腹不痛，何邪之有？腹不痛，何脓血自下？乃气脱欲崩。非湿热多而奔迫也。手足厥冷，乃气脱而不能运，非内心热手足反寒冷也。此必须看其舌，热极舌必燥，寒极舌必滑也。热变为寒，其舌必滑。止痢以固脱，不可泄痢以攻邪。用**止脱救痢汤：**人参、白术二两，白芍、茯苓一两，肉桂、石脂末三钱，甘草二钱。三剂全愈。各减半，去石脂，再十剂，元气如故。此痢世不常有，但不可执此方以治他痢。

一受暑湿毒，水谷倾囊而出，昼夜七八十次，脓血稠粘，大渴引饮，百杯不止，人谓热毒攻肠胃，谁知膀胱热结，气不化乎。水湿无不从膀胱出，然膀胱必奉肺气发始能化。今胃受暑，热薰肺，肺不能受，乃移热于大肠，大肠奔迫，必郁结于膀胱。膀胱热结则气不化小水短赤，湿热尽趋大肠出，如决水转石。法须清膀胱热，以迅利小水。然不可徒清膀胱。盖水出高原，肺不热则小水自行，肺与大肠[1]相表里，肺热大肠始热，肺热大肠始热，故清大肠不若清膀胱，清膀胱又不若先清肺热。用**清源止痢汤：**黄芩、紫参、诃子、花粉、地榆三钱，茯苓五钱，甘草一钱。二剂止。此清化源方也。黄芩、地榆凉肺，即解大肠热。紫参清肠胃热，又消积聚，通二便。诃子固肠脱，合茯苓、甘草，则通中有塞，又有调和，所以特神。

一下痢纯血，如陈腐屋漏状，肛门大开不闭，面反红润，唇

[1] 大肠：原作“膀胱”，义晦。钱本、《辨证录》作“大肠”，今改。

如朱涂，人谓痢疾死症。苟阴犹未绝，有可续之机。凡下痢纯血，开手即宜用补，因人执痢无补法，不知前症何常不可补。补阳则有宜有不宜，补阴药止痢，实无不宜。世人一见红白，不问虚实，盖用攻邪逐秽，以致白变红，红变陈腐屋漏色。下痢纯血，原是阳旺阴虚，不补阴制阳，反助阳攻阴，则阴愈虚，阴极则有降无升，肛门大开，不能收闭，正其验也。面红润，唇如涂朱，正见阳在上，阴沈在下也。阳宜降反升，阴宜升反降[1]，宜必死，然奄奄不死者，以阴虽降未绝也。急宜救阴，以引阳气下降，并补阳以提阴气上升，亦死里求生法也。用**补阴升提汤**：山药、人参、枣皮、熟地、茯苓一两，白芍三两，升麻二钱，甘草一钱，北味三钱，诃子三钱。二剂痢止。倘仍如前痢，似阴已绝，阳不能交，不治。此助阴提气圣药，苟阴气未绝，未有不升提者。正不可一用无功，后遇此病置此方不用。如下纯血，急投此方减半，何至死亡。

一贪饮久，湿热所积变痢，虽无崩奔状，必有溏骛，经年不愈，人谓酒积在脾，谁知肾泄乎。酒性湿热，无经不达，惟肾则不能入，既不入肾，何成泄？盖酒气熏也。气熏肾中，肾即醉于酒味，正不必湿热尽入也。肾时旺尚能胜酒，湿热之病不生，至肾衰，酒且欺肾，湿热侵，肾不能敌，乃移邪于脾，脾久困，湿热不能再藏，乃积而作痢。虽积在脾，实在肾。但治脾痢不愈，必治肾。然徒治肾，病亦不愈，必须解酒毒，分消湿热，不治痢自止。用**化酒止痢汤**：人参三钱，白术一两，枣皮、茯苓、柞木枝、白芍、苡仁五钱，黄连一钱，槟榔五分。四剂痢自止，不可多服。后仍忌酒，否则仍发。盖酒气薰蒸于肾，受毒最深。此方解之，则脾胃更苏。倘仍然酣饮，则酒入脾胃，克伐较前更甚，盖已伤不可再伤也。如大兵扫贼，甫庆粗安，复引贼再犯，民经扰后，其困益甚，攻之不可，抚之不能，竟殒天年，慎之。

[1] 阳宜降反升，阴宜升反降：原作“阳宜降不升，阴宜升不降”，义晦。据钱本、《辨证录》改。

一经年里急后重作痢，乍作乍止无休，此休息痢，元气已复，邪气尚存也。痢忌妄止，必因势利导，用补为通，不可用补为塞。补以通之，则通中能止；补以塞之，则塞后宜通。苟邪未涤除，补塞太早，痢经遽止，邪在腹中，时动时止。况益厚味加劳役，休息成。法宜以利为主，利小水不若利大便。盖正气已复，膀胱能气化以分水，何必再利小便？邪不尽，必留大肠，利大肠则邪尽下。然利大肠药，必从胃入脾，由脾入大肠，吾恐肠胃未受益，脾胃先得损。用**尽秽丹**：大黄、滑石、厚朴、槟榔一钱，地榆二钱。为细末，炼密丸，一次服尽，后用膳压之，不使留胃中，必得微利为度，一利痢顿除。此专下大肠湿热。邪原在大肠，故一用奏功。倘畏损伤脾胃，用参汤送之更妙。然宜虚人，不宜健客。

一中气不顺，口中作嗳，下痢不止，人谓湿热作痢，谁知气逆作痢乎。痢多因湿热，然湿热所以停积腹中者，多气阻也。夫大便气闭则结，逆则泄。湿热更兼气逆，徒消湿热不理气，则过于下行，气必更滞。法宜利气，佐消湿泄热为妙。然气所以逆者，以下多亡阴，阴血亏损，气乃不顺，遂因而作逆。欲气之逆者仍返顺，必须补阴以生血。然血难遽生，阴难骤长，用顺药入补阴补血中，则痢速止。用**荜茇散**：荜茇三钱，当归、白芍五钱，牛乳半斤。同煎一半，空心服，不必三剂。盖荜茇顺气，且去积滞更神，同归、芍更生长阴血。佐牛乳者，牛属阴，乳，血类，无形之阴血不遽长，用有形阴血以滑肠中迫急，则血无伤，阴不损，转佐气以去结滞，故奏功甚捷。

一肠辟下血，另作一派，喷唧而出，且有力射远，四散如筛，腹大痛，人谓阳明气冲，热毒所作，谁知气血下陷极乎。清气上升则浊物自降，惟清阳不能升，浊阴之物尤留滞于肠中不化，况又助湿热，则血不能藏，乃下注喷射。或疑血不能上藏，洞泄宜矣，何下出如筛？此湿热太盛，邪欺正虚，逞威作势也。至另作一派，唧血远射者，又有说。邪正不两立，正化食，邪化血，正衰不敢与邪战，听邪气化血，不与邪气化食，邪气遂驱肠中之血以自行，肠中食既不得出，居腹作痛，未免食与血斗，邪气怒食相侵，夺门而出，欲避食同行，出恐不远，故另作一派，远射有力也。宜升阳气，泄湿热。正气盛，邪气自衰，邪衰，血亦不下。用**升和汤**：陈皮、甘草五分，当归、前子、黄芪三钱，熟地、白芍五钱，生地二钱，丹皮、升麻、黄芩一钱。四剂全愈。方名升阳，实多补阴药。盖下血久，其阴必亡，但升阳不补阴，则阳气愈陷，以阳升于阴气之充也。用归、芍、二地补阴，后益黄芪补气，则气自升，不必升麻，阳已勃勃欲举矣。况助升麻，又加车前子去湿，丹皮、黄芩散火，则湿热两消，何气再陷？此升阳全在于和也。

一痢久不止，日夜数十行，下如清涕，内有紫黑血丝，食渐减少，脉沉细弦促，人谓湿热毒未除，谁知瘀血未散乎。痢成于湿热，未闻成于瘀血，此言恐不经。不知血喜流行，不喜于滞，血不流行，血乃化瘀。况因内外之伤以成瘀，欲不为痢难矣。夫人饱食后加疾走，或饮酒余多叫号，或殴伤跌磕忍疼，或大怒气无可泄，或遏郁而愁无可解，或餐燔炙太多，或受诃责非分，皆能致瘀成痢。及成痢，投治痢药绝无一验，以似痢非痢也。宜消瘀不治痢。用**消瘀神丹**：乳香、没药、广木香、槟榔一钱，桃仁十四粒，滑石三钱，白芍五钱。神曲糊为丸。用米饮下百丸，连服二日，下秽物而愈。倘二日少痊不全愈者，此瘀盛也。用大黄一钱煎汤，送前丸二百，必愈。方妙在治瘀，痢未常不兼治。凡久不愈者，可用此以下瘀血，要在人消息耳。

癥瘕

一肝气甚郁，结气块在左胁中，左腹上动痛静宁，久渐壮大，面黄枯，吞酸、吐痰无休，此木郁成癥瘕也。夫肝木喜飞扬，不喜闭滞，肝郁必克脾胃，土受木克，则气不能畅行于脏腑，遇肝部位，必阻滞不敢行，日积月累，无形化为有形，非血积成瘕，食积为癥。宜舒肝郁，助脾胃气，则有形化为无形。倘误认为食，妄用消导，误认为血，轻施败血，则脾胃气大伤，肝

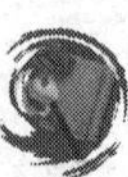

郁仍不能解，势必其形愈大，每致死不悟，不可悲乎。用**平肝消瘕汤**：白术、白芍一两，当归五钱，柴胡、神曲一钱，山楂一钱，枳壳一钱，半夏一钱，鳖甲三钱。二十剂块全消。此平肝解郁，肝气舒，不克脾胃，则土气自安，又加白术健脾开胃，则脾胃气旺，不畏肝克，气自通肝，又何阻滞？况山楂、鳖甲攻坚去秽，如主将健，军士勇敢善斗，贼亦何苦死战不散乎？且原无贼党，不过自己畏怯，闭塞门路，一旦资财富饶，兴工动作，重开路径，何至郁闷不舒，再堆粪土。

一脾气虚寒，又食寒物，结小腹间久不化，成硬块，久能动，人谓征结生瘕，谁知命门火衰不能化物乎。脾湿土，非命门火不生，亦非命门火不燥。倘命门火衰，则釜底无火，何以蒸腐水谷？如阳和之地，有太阳照则万物发育，阴寒之地，则雪积冰坚，草木萎槁，安得萌芽？非土得火之验乎？淤泥湿田，非烈日炎氛未易烁干，是土又得火而燥也。人脾土亦然。无火则脾湿，湿则脾气不化，饮食停住于中，癥瘕生。湿能生物，又加癥瘕之结，宜有变动之物以成其间❶，然乘其初动，用逐秽攻坚，未尝不可遽去。但因火衰，致土衰，由土衰生物，仍用攻逐之法，则愈损脾阴，何若仍补命门火以扶脾气，则旺土自能消化，不用攻逐癥瘕自开。用**温土消瘕汤**：茯苓、白术一两，肉桂、枳实二钱，山楂一钱，人参、巴戟五钱。十剂全消。方用巴戟、肉桂温命门火，火旺阴邪自灭。参、苓、白术健脾又利湿，湿去燥土温和，寒虫水怪何所潜形？况有楂、实原能攻逐乎。此治本又治标者也。

一胃气虚，食不能消，偶食硬物存胃中，久变有形物，腹中乱动，动则痛不可忍，得食则解，后渐大，虽饮食亦痛，人谓痞块成鳖，谁知似鳖实非乎。盖痛时手按，宛如鳖背，又四足齐动，何谓非鳖？盖鳖动物，既成鳖，岂肯久安一处，其非鳖明甚。既非鳖，何形宛如鳖？盖胃属土，土所生物，大约四足居

❶ 宜有变动之物以成其间：此十字，原作“宜有变之水以成其门”，义晦，今据钱本改。

多。土所生物喜静不喜动，故安土重迁，形如鳖而不移。但喜静，何乱动？盖觅食充饥，动静之物皆然。试思得食则减，其乱动非索食之验乎？日供饮食，身形必大，及大，饮食不足以供，自嚼伤皮肉，安得不痛？当以杀虫为主。然杀虫必伤正气，又宜补正。用**攻补两益汤**：榧子、使君子十个，白薇、雷丸、神曲三钱，槟榔二钱，白术一两，人参五钱。一剂腹必大痛，坚忍茶水半日，如渴，再服，少顷，必尽下虫秽物愈。不必二剂。方用杀虫药于参、术中，且以二味为君何也？盖冲锋破敌之师，必得圣君贤相运筹帷幄，始能决胜千里。倘徒用杀虫，未必无功，然斩杀过多，自损亦甚。

一气虚下陷，食停脾胃成块，久形渐大，悠悠忽忽，似痛不痛，似动不动，人谓痞块，谁知由于阳气不升乎。脾胃气不可下陷者，倘饥饱劳役伤其形，房帏秘戏伤其骨，又不节口腹，则脾胃气又何能升？脾胃气降则阳闭阴中，阳闭阴中，阴自离阳，内阴阳不交，饮食不易消化。饮食即能化，气结不伸，亦能成形，但其形外大内歉，按如空虚，现假象惑人也。法不必治块，惟升阳气，脾胃不下陷，气块不消自化。用**补中益气汤**：人参、当归三钱，黄芪、白术一两，甘草、陈皮、柴胡、半夏一钱，升麻四分。此汤乃提阳气圣药。病本气虚，故用黄芪为君。白术用一两者，以块结于腹，取利腰脐，通上下气。参、归助芪、术生脾胃土。土旺用升、柴提之，则气尤易升。癥瘕未必无痰涎相壅，故加半夏于陈、草中，则消痰不耗气，同群共济，发扬阳气，即有邪结，无不散。况原系气块非血块，有不消化哉。

一饮食时被惊，遂致停滞不化，久成癥瘕，医作痞块治不效，用补药亦不效，盖惊未收也。少阳胆主发生，一遇惊则气郁不伸。肝胆相表里，胆病肝亦病，同病相怜，必加怒于脾胃。土畏木旺，虽欲消化糟粕，惟恐木夺其权，逡巡畏缩，不敢转输，于是木土之气两停肠胃，遂成癥瘕。必须开少阳郁，佐之平肝，则脾胃不畏肝胆，自能分消水谷，何癥瘕不散。用**逍遥散**：白

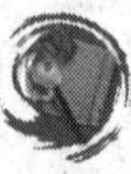

术、柴胡二钱，白芍五钱，当归、鳖甲、茯苓三钱，二陈一钱❶，甘草五分。十剂全愈。此解郁神剂，专入肝胆二经，郁开，脾胃癥瘕不攻自破。

一偶食难化物，又被惊，气结不散，食亦难消，因而痰裹成瘕，此惊气闭结也。惊则气下，食宜随下，胡因惊反阻滞耶？不知气无形，食有形。无形气随惊下降，有形物随惊上升。且惊则气下，气下肝中，非气下脾中也。气下肝中，则肝气不散，势必下克脾土。无物相间，尚留物而不化，况原受难化物于未惊前，又安能既化？此癥瘕所以长存腹中也。法必去惊气，大培脾胃，自不攻而散。用**培土化瘕汤**：白术一两，柴胡、白薇、山楂、厚朴一钱，茯苓、雄鼠矢三钱，枳壳五分，神曲、生首乌、白芥子二钱，鳖甲五钱❷，白芍五钱，山药四钱。二十剂全消。此用白术培土，何又用白芍平肝？盖脾弱由肝胆制也，平肝胆正培脾胃也。木既不克脾胃，土气自升，无物不化，况益消癥破瘕，何块不除，何必用安惊挥骇乎。且柴胡已舒肝胆气，胆扬肝快，即有惊骇，消归何有，宁患癥瘕哉。

一饱食即睡卧风露间，醒觉腹中饱闷，遂成痞。人谓食未消，谁知风露邪裹痰于胃乎。风，阳邪，露，阴邪。二邪合，最难化物，每停腹中不散。宜通阴阳，使阳邪入阴中，阴邪出阳外，阴阳正气两不相损，而后入阴出阳，痰气开，邪易遁。然阳邪不过居胃中，阴邪每越出胃外，凡药皆归胃，邪在胃易散，邪不在胃何能即散？然邪分阴阳，但补阴阳正气，邪不祛自散。用**两祛丹**：白术一两，人参、生首乌、鳖甲末、地栗粉、当归三钱，神曲、茯苓二钱，半夏、贝母一钱。十剂痞全消。此脾肾兼治也。脾肾俱属阴，何置阳不问？不知阳邪入阴分已全乎阴矣。全乎为阴，是忘其为阳，故治阴不必治阳。然方治阴，未尝非治阳，故能入阴中，又能出阴外，阴邪阳邪有以消之。

---

❶ 二陈一钱：钱本、《辨证录》作“陈皮一钱、半夏一钱”。

❷ 五钱：钱本、《辨证录》作“一钱五分”。

一食蔬菜，胸膈有碍，疑有虫，因作痞，人谓虫子作祟，谁知心疑物不化乎。脾胃主化，物凡入胃即化，既虫入胃到脾，又安有不化？虫既化，何成痞？盖疑心害之也。脾胃化物，全藉后天火气。后天火气在心包，先天火气在命门，心包生胃，命门生脾，二经火旺后能化糟粕，出精微，土得火而生也。食菜动疑则心动，心本无为，动则有为，必包代君出治者也。心包主动不主静，宜有为，心既有为，心包反不能有为。宜动不动，宜有为不为，则心包不代君出治，则火气不入胃，胃不能化物，脾遂不为胃而运行，饮食又安得而化？自停住腹中成痞。若不解疑心，健胃脾消痞，癥痞宁易哉？用**释疑汤**：人参、茯苓三钱，巴戟、白术五钱，白薇二钱，甘草、肉桂一钱，使君子三枚，砂仁三粒，广香木三分，菖蒲五分。十剂全消。此温补心包，心包气旺，则心包火自升腾，心包火动，宁安无为，不代心包宣化哉。心包火宣于胃，命门火自翕从，不啻如夫妇同心，合力攻击，虽有癥瘕，何不立化。

卷 八

疟

一疟先腰痛，头痛且重，寒从背起，先寒后热，热止汗出，不能即干，遍身骨节疼痛，小水赤短，人谓脾寒，谁知太阳膀胱疟乎。疟即风邪，风从太阳入，疟邪独不从太阳入乎？惟冬月风邪入太阳成伤寒，何夏秋风邪入太阳成疟？盖冬风至寒，夏秋风至热，风不同，病亦异。虽无食无痰不能成疟，岂夏秋多痰食，冬月独无乎？明是热风作祟，裹痰食不化，行阴作寒，行阳作热也。痰食遇寒则停住，遇热则流行，何反裹痰食不化？不知热风最销烁诸物，明欺痰食易化，包藏胸腹中，脾胃正气恶其包藏，乃相争夺，于是寒热酷烈，因衰盛分胜负。正不敌邪遂狼狈，无津液养身，骨节所以酸痛。正既不敌邪，邪更张，反截其路，小便不能遽出，邪火入，故短赤。宜健脾胃，散太阳邪，消痰化食，邪无恃自散。用**开邪汤**[1]：茯苓、白术五钱，前胡、柴胡、人参、青皮、枳壳、山楂、半夏一钱，甘草五分，猪苓二钱，白蔻三钱。三剂愈。此健脾胃则土旺，敢与邪争，健脾胃妙在利水化湿，引邪直走膀胱。膀胱，太阳经也，邪从太阳入，仍从太阳出，何其顺也。邪入本经，尤易分消。尤妙不专散太阳邪，兼表少阳郁。盖少阳乃太阳去路，早断之，则邪不得不趋太阳原路。况消痰化食，无不得宜，则堂堂之师，贼自惊遁。

一发疟时先热，头痛鼻干，渴欲饮水，目眴不得眠，甚则烦燥，畏火光，厌喧哗，人谓热疟，谁知阳明胃疟乎。阳明胃多气

---

[1] 开邪汤：《辨证录》作“开邪散”。

多血，邪入阳明，其势自大，胃容水谷，宜足容邪，邪入何反作祟？盖水谷正资盗贼粮也。如贼居小处，势不能张，贼不舒展也，乃突围而出，入通都大邑，足供其欲，流毒必加倍，后必贪心未厌，放抢四郊，横掠旁郡，阳明胃邪亦如之。胃中水谷本充饥渴，耽耽虎视，索水救内炎。水愈多，渴愈甚，渴甚多饮，则水停心胃，心气为水遏，不得下交肾，则心肾两开，何能寐？心不能下交于肾，则肾畏火炎，又何敢上交于心滋心液，自心无所养，烦躁生。烦躁生，火邪更炽，伤火更畏火势也。畏火者喜静，喧哗，动之极也，安得不恶。势必急泄阳明胃热邪。然火邪居胃，燥干津液，胃气必虚，使不补正，则正气消亡，邪益跳梁，故须于补中以泄火邪，则正不伤，邪亦易解。用**平阳汤**：干葛二钱，人参、贝母、石膏三钱，茯苓、白术、麦冬五钱，橘红、柴胡一钱。四剂愈。此参、术助脾胃气，干葛、石膏泄阳明火邪，贝母、橘红消阳明痰食，麦冬滋肺，柴胡舒胆，茯苓泄太阳滞，攻补兼施，彼此相制，邪自就抚。

一疟初发，往来寒热，口苦耳聋，胸胁胀闷作痛，或呕或不呕，此少阳胆疟也。风邪必不敢遽入于脏，每伏于半表裹，乘虚弱而后深入，进与阴争则，退与阳争则热。半表里，少阳地也。疟发必有寒热，寒热往来，适少阳所主。口苦，胆汁外泄。耳聋，胆气不舒。胸胁胀闷作痛，胆血有滞。或呕或不呕，胆挟痰食上冲也。治疟法虽多，大约不能外少阳。况病原少阳，乌可舍少阳别治。但少阳疟分偏阴偏阳，偏阴多寒，偏阳多热。有纯热无寒，纯寒无热，皆正少阳造其极，补偏救弊，总不可离少阳。用**和疟汤**：柴胡三钱，当归一两，茯苓、白术、生姜、白芍五钱，半夏、山楂、青皮一钱，甘草五分。三剂愈。此无一味不入少阳经络，又无一味不入脾胃脏腑。祛邪复补正，解表随固里，真和解仙丹，非特祛疟神剂。

一发疟，先寒作颤，后变热，面色苍白，善太息，甚者状欲死，或头疼而渴，人谓寒热相间之疟，谁知厥阴肝经之疟乎。肝疟由少阳胆入，使肝木自旺，则少阳之邪何敢深入？今肝虚，邪

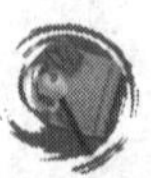

遂乘入。肝气本急，邪入肝中，反两胁不胀满，肝太虚也。盖肝旺必怒，不怒但太息者，肝弱极，不敢怒，又恶邪侵，力不能制，无可如何之势也。甚如欲死者，因力难制邪，情愿死殉，气逆不能发声，非真死也。气逆火升于上，不易下降，咽喉自存火气作渴。宜急补肝以祛邪，不纵邪以伐肝。用**补肝祛疟汤**：当归、白芍、生首乌一两，鳖甲三钱，茯苓五钱，青皮、柴胡、甘草一钱，半夏二钱。二剂愈。此不祛邪，全补肝气，肝旺邪气难留。得柴胡引出少阳，则邪有出路，自然易解。

一发疟，先寒后热，寒从腹中起，善呕，呕已乃衰，热过汗出乃已，人谓感邪作疟，谁知邪盛太阴脾经乎。脾，湿土，原易生痰，痰生，食本难化，又风邪合，自易成疟。各经疟，俱宜兼顾脾土，岂脾自病，反置不补乎。惟脾湿土，其性难温[1]，补脾兼补命门火，则土得温和之气，痰湿自化，痰湿化，风邪无党，难于作慝，欲久居于脾不可得矣。用**温脾祛疟汤**：白术一两，茯苓、山药、芡实五钱，人参三钱，肉桂、炮姜、橘皮、半夏、甘草一钱，白蔻三粒。三剂全愈。疟多本于脾寒，此尤治脾寒圣药。凡脾胃虚寒得疟，无论一日二日，皆神效。

一发疟，寒热俱盛，腰痛脊强，口渴，寒从下起，先脚冷由腿而脐，由脐冷至手，颈以上则不冷，人谓寒疟，谁知少阴肾疟乎。此须补阴为主，倘开手用祛邪药，必变四日两发。盖此疟原是内伤于阴，邪乘阴虚遁入耳。初起用补阴加散邪药，随手奏效。无如人但去邪不补正，遂至阴愈虚，邪益深。然邪乘阴虚入，仍补阴，阴盛邪自退。用**退邪汤**：熟地、生首乌一两，当归、鳖甲、茯神、山药五钱，白芥子、人参三钱，柴胡五分。四剂愈。此补肾真阴，何以加人参、柴胡舒少阳气、健脾胃土？不知邪入肾经，在治法，势必提出少阳半表里，而后风邪易散。又恐柴胡入至阴提出至阳，非人参则升提无力，故用以健脾胃，土有生气，阳足以升阴也。况鳖甲、首乌入阴攻邪，邪何能久恋不

---

[1] 难温：《辨证录》作“原湿”。

去乎？及阴越出于阳，阳气不虚，岂容邪存在，阴阳并攻，邪自却走。

一四日两头发疟，终年不愈，但热不寒，虽有汗，不渴，每发于夜，人谓阴虚极，谁知阳衰极乎。阴平阳秘，则邪不能犯，邪入每乘阴阳之虚，疟邪亦然。然疟必先入阳，后入阴。入阳发近，入阴发远，入至阴其发更远，四日两发者，乃《内经》云“间二日之疟”，即邪入至阴也。邪入至阴最难祛逐，以阳气衰微，不敢与邪相战，邪安居至阴，有无可如何之势。邪正不两立，正不容邪，邪每欺正。今邪居至阴，竟安无事，是邪正两不相分，竟忘其为邪也。如强梁奸主妇，初则相争，及主负创不敢入室，反客为主，鹊巢久居，主妇必欲祛除，力难制缚，不得已偷安同梦，忘其夫之在外。倘主奋勇，邻朋相助，与强梁战，妇必内应，可连战取胜，此疟实同。必大补阳气，后益攻阴，则邪出与阳角，始成功。倘谓阴虚用滋阴药，邪且乐得相资，虽佐祛邪，彼且紧闭至阴之藏，不能入，愈坚不出之念矣。用**升阴祛邪汤**[1]：人参、生首乌、鳖甲、熟地一两，茯苓、枣皮五钱，肉桂、柴胡一钱，白芥子三钱[2]。二剂寒热交战，病反重，四剂愈。此阴阳两补，意重补阳，阳旺敢与邪斗，初服阳与邪战，故病重。兼补阴者，助其阴，邪不敢重回至阴内。用柴胡提阴气交阳，则邪亦从而出，一遇阳气，则彼此大斗。又鳖甲、首乌智勇绝伦，邪自披靡而遁。

一哀哭过伤，痢后成疟，困倦甚，人谓疟母未消，谁知阴阳两亏。阴阳正气旺，邪不能侵，正衰，邪不肯散，是疟之盛衰，全视阴阳之衰旺。下多亡血，亡阴也；悲哀伤气，伤阳也。阴阳两亏，正虚极，何能与邪争？听疟邪往来为日数间止，邪盛则盛，邪衰则衰，邪反为主，正反为客矣。宜助正以祛邪，不可攻邪以损正。倘惟事攻邪，则正愈虚，汗必大出，阴虚阳散而死。

---

[1] 升阴祛邪汤：《辨证录》作“提阴升阳祛邪汤”。

[2] 三钱：此下《辨证录》有“白术一两”。

用**救衰汤**[1]：人参、黄芪一两，白术二两，炙草一钱，当归五钱，半夏三钱。十剂愈。此补正气，又加半夏消痰，盖疟正藉痰而久居，惟补正消痰，则正自旺，痰自消，痰消正更旺。方妙在半夏，则补非呆补，消非峻消。

一疟，卯刻寒起，至酉方热，至寅方休，只苏一时，人谓风邪入营卫，谁知寒气入阳明乎。足阳明与冲脉合宗筋，会气街，房事后，阳明与冲脉之气皆夺所用，其中必虚，寒邪乘之，而入舍于二经，二经过胫，会足跗上，因邪相舍，二经之阳日亏，不能渗荣经络，故痁行不能止。宜补二经虚，兼散寒邪，则阳气自旺，寒邪难居，得汗可解。然足跗道远，非多加药饵不能到。用**解寒汤**：人参五钱，白术一两，附子三分，苍术三钱，川芎二钱，柴胡五分。二剂汗出愈。用参、术补气，芎、柴、苍术发汗，附子引阳明、冲脉、宗筋、气街之所，自气无秘塞，邪散无闭结。

一疟发于寅、申、巳、亥日者，人谓痰疟。亦有辨。夫昼发为阴中之阳，夜发为阳中之阴。故昼发于巳退于申，巳阳申阴也；夜发于亥退于寅，亥阴寅阳也，以此辨之。虽然阳病在气虚，阴病在血少，然无痰、无食终不成疟，消痰化食宁异？且痰食不消，结成疟母，要不离乎肝气郁结，以克脾土。疏肝健土，则脾胃气旺，痰食自化，是治肝以治疟，阴阳正不可异也。用**疏肝两消汤**：当归、白芍、茯神三钱，陈皮、半夏、厚朴、甘草、白芥子一钱，柴胡二钱，白术五钱。气虚加人参三钱，血虚加熟地八钱。八剂，必大汗愈。此阴阳两治法。妙在阴中引阳以出阴分，阴又不伤；阳中引阴以离阳分，阳又无损。两相引，阴阳正气日盛，自两相制，阴阳邪气自消。况气虚加参助阳，血虚加熟地滋阴，又阴阳分治，何疟不除。

---

[1] 救衰汤：《辨证录》作"救正汤"。

虚

一多言伤气，咳嗽吐痰，久则气祛，肺中生热，短气嗜卧，不饮食，骨脊拘急，疼痛发酸，梦遗精滑，潮热出汗，脚膝无力，人谓劳怯，谁知先伤于气乎。伤气，伤肺也。肺伤则金不生水，肾无化源，又何以分余润养脏腑乎？此肺所以生热也。肺热，清肃之令不行，膀胱之不化，脾胃俱失运化之权。土亏金益弱，金弱水益虚，水难养肝，木燥，水不灌心，火炎。木燥侮金，火炎克肺，欲气再旺得乎？气衰则不能摄精，精涸不能收汗，汗出不能生力，故骨脊酸疼，饮食懈怠，欲卧不可得。必先补肺兼补脾胃。盖脾胃，肺母也。用**益肺丹**：人参、白术、当归、山药、芡实三钱，麦冬五钱，北味三分，柴胡、荆芥五分。二十剂诸症愈。或疑损肺者益气，未闻损气者益肺，今何益肺气旺乎？不知伤气，伤肺也。补肺兼补脾胃，虽益肺，实益气也。肺衰则气衰，肺旺则气旺，气衰可不补肺哉？补肺又何能舍脾胃哉。

一失血后不节劳慎色，内热烦渴，目生花见火，耳蛙聒蝉鸣，口舌糜烂，食不知味，鼻孔干燥，呼吸不利，怠隋嗜卧，又不安贴，人谓痨瘵之渐，谁知伤血乎。肝主藏血，失血，肝不藏血也。然肝何以不藏？非大怒动血，必大劳损血。动与损各不同，补养则一。无如酒、色、财、气皆动血之谋，耳、目、口、鼻皆损血之窍。养血无方，补血缺药，失血往往难痊。倘早用平肝止血药，何至濒伤不救。但因失血成损，不急补血，则已损者何以来复，未损者何以不伤。然徒补血，血不骤生，已败之血损其内，情欲损其外，亦必死。盖补血须补气，养血宜益精，使阴阳两资于上下，肝脏之血，已损者能增，未损者能固。用**缓中汤**：当归、白芍、熟地、人参一两，甘草、炒荆芥一钱，山药、麦冬五钱，三七根末三钱，黑姜炭五分。三十剂愈。此气血同补。然补气少，补精血药多。以失血毕竟阴亏，多补阴，少补阳，则阳生阴不至太亢，阴制阳不至太微，自气行血中以生血，

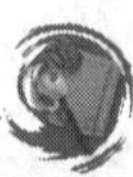

即血固于气内以藏血，尚有走失哉？况荆芥引经，三七、姜炭止血，自无不咸宜。

一人房纵欲，不知葆涩，形体瘦削，面色萎黄，足软膝细腿摇，皮聚毛落，不能任劳，难起床席，盗汗淋漓，此因损精也。阴精足者其人寿，然世无精足之人，故肾有补无泻。世无精足，何不尽患病？亦节与不节耳。贪片刻欢，损百年寿，不可悲乎。夫泄精致死，本自速其死，然未致死，医宜救其生。法不外填精。然泄精既多，不特伤肾，且伤脾，脾伤胃亦伤矣。胃为肾关，胃伤关门必闭，补精药安能直入肾宫？是补肾须补胃，脾胃又相表里，故填精药宜合三经同治。用**开胃填精汤**：人参、麦冬、枣皮、茯苓三钱，白术五钱，熟地、巴戟一两，北味一钱,、肉蔻一枚。三十剂顿愈。方虽难起死，实可填精，人亦加意用之乎。

一行役劳苦不休，致筋拳不伸，缩不弛，卧床呻吟，身疼痛，肢酸麻，此非痿，实伤筋也。筋属肝，肝衰旺，筋亦如之。损筋，损肝也，补肝可缓乎？然肾生肝，水足肝旺，水虚肝衰，故筋衰补肝，肝衰仍须补肾。然补肾，肝固受益，能禁日取给乎？更补心气，肝木不必生心，肝得肾滋，叶条达，筋自润矣。用**养筋汤**：白芍、熟地、麦冬一两，炒枣仁、巴戟三钱。十剂症尽痊。此心肝肾三经同治。凡三经病通治，非独治阳明筋症，在人变通也。

一久立腿酸，立而行房，足必无力，久之面黄体瘦，口臭肢热，盗汗骨蒸，人谓瘵病，谁知起于伤骨乎。骨立全赖骨髓，无髓则骨空，何所恃以立乎。是无髓而伤骨，非伤骨即无髓。然伤骨亦能耗髓，况立行房，骨与髓两伤乎。伤髓即能伤肾，且欲立而不能，况并伤骨，又何能不痛哉。且精足而后髓足，髓涸者，肾水先涸。肾水涸则精少不能化髓，故骨空。欲补骨髓，必先充肾精。用**充髓丹**：熟地、枣皮一两，石斛、沙参五钱，骨皮、牛膝、茯苓三钱，北味一钱。此填补真阴，使水足精满，髓充骨健。倘用冷药补胃，或热药助阳，欲熬津液，必成痨瘵，非医之咎乎。

一过喜大笑不止，至唾干津燥，口舌生疮，渴欲饮水，久之形槁，心头出汗，人谓阴虚火动，谁知阳明[1]火炎乎。心属火，乃阳火，肾属水，乃阴水。阴水得阳火而烁干，阳火须阴水以灌溉。心火非肾水相交，不能止炎上之性，惟是肾水无时不交心。心中无液则心必燥，何心头偏出汗？不知喜主心，心喜极反伤心。盖喜极则心气大开，津不上于唇口，尽越于心头之皮肉，故肾津即化汗，何能上济于廉泉，明是心气截流断塞也。不必补肾水，仍补心气，廉泉穴自通。用**通泉饮**：炒枣仁、麦冬一两，天冬、人参、丹参三钱，柏子仁三钱，北味、甘草、远志一钱，当归五钱。三剂全愈。此补心气又生津液，何必补肾以通源。

一用心思虑太过，精神恍惚，语言倦怠，忽忽若失，腰脚沉重，肢体困惫，人谓祛成，谁知心劳伤神乎。心藏神，神久安于心者，心血旺也。思虑无穷，劳其心矣。心劳则血沸，沸则血渐耗，耗则神无所养，恍惚无定。但神宜静不宜动，神动心更动，心动血益亏，血亏神愈动，虽肾水资，血不能滋，肝木养，液不能入，寡弱之君，势将出亡，将相辅佐无权，望强健不得，故腰膝肢体沉重困惫。用**定神汤**：人参、黄芪一两，茯神、白术、丹参、生枣仁五钱，当归五钱，远志、丹砂末、柏子仁、甘草一钱，巴戟、山药三钱，白芥子二钱。十剂愈。此脾、胃、肺、肝同治。盖心为孤主，非强臣戴护，神必下堂。今脾、胃、肺、肝同治，则扶助有力，心神自旺，劳伤自愈。

一劳心经营太过，心火沸腾，先夜梦不安，久惊悸健忘，心神憔悴，血不华色，人谓心气弱，谁知心血亏乎。心君宜静不宜动，静则心火不炎，肾水自来相济，若动则肾与心气两不相交。火升水降，莫不相关。盖肾水得心火温则生，肾得烈火熬则竭。

[1] 明：《辨证录》作“旺”。

过劳火动，烈火非温火，肾畏之不暇，敢升以受火威逼乎？水不升，心愈燥，且自焚，虚损成，不必外邪耗也。五脏损至心而亡，今心先损，不治。然各脏腑不损，心有取给，正有生机，补各脏气，自虚者不虚，损者不损。宜补脾、肾、肺、肝气。用**卫主生气汤**：人参三钱，白术、麦冬、北味、炒枣仁、白芍、玄参一两，白芥子二钱。二剂愈。此五脏兼补药也，然觉独补心。倘补心不补各脏，或补一二脏，不兼补五脏，反偏胜，俱非善法。

一任情房战，初则鼓勇而斗，不易泄精，久则阳物不刚，易于走泄，后频举频泄，欲忍精获欢不得，骨软筋麻，食少畏寒，此肾中水火两损也。久战不泄，命门火旺也。肾中无火水不生，无水火难养。频泄者，水去火亦去矣。过于泄精，乃肾火不能藏也。火不藏，水始泄，交感兴不酣，泄精必不多，正肾火不大动也。火动极，水泄极。泄极火无水养，更易动，易动加易泄，则水火两伤，欲肾不损得乎？必大补肾水，不可遽补火。盖水涸补火，火且炎上，惟补水，水足制火，且水足火自生。用大剂**六味汤**煎服。二月后加桂附补命门火，则水火既济。八味，水中补火，补阳兼补阴。故补火无亢，补水不寒。

一动即大怒，两胁胀满，其气不平，虽欲忍气，频耐频忘，头疼面热，胸膈胀痛，人谓肝气旺，谁知肝血损乎。肝得血以藏之，则性不急。惟肝血不藏，肝无血养，肝气不舒，遂易怒。盖肝气藏，肝血必外越，肝血藏，肝气必外疏。肝气泄，肝血内生，肝血泄，肝气内郁，二者相反而相成也。易怒者，血欲藏不得藏，气欲泄不得泄。宜补肝血使藏，平肝气使泄。用加味**逍遥散**：白芍一两，白术、陈皮、当归五钱，甘草五分，茯苓二钱，柴胡、半夏一钱，炒栀子、炒荆芥三钱。十剂愈。方善疏肝气，郁解气血自和，况清火血有宁静，引经血不返还[1]，重用归、芍生新，轻用半、柴解逆，故两收其功。

---

[1] 况清火血有宁静，引经血不返还：“不”字疑误。《辨证录》作“况清其火，血有宁静之气；引其经，血有返还之思”。

一不食则饥，食又饱闷，吞酸溏泄，面色痿黄，吐痰不已，人谓胃气伤，谁知脾气损乎。脾代胃行传化，胃气全藉脾气运动，胃化其精微，不特脾益，各脏腑皆受益矣。今脾气伤，不能代胃行传化，不特胃气无生，脾不得胃气之化，则脾亦损，必脾胃两损，何能分津液以注脏腑？必大健胃，兼补脾。盖脾胃宜合不宜离，离则脾病胃亦病，合则胃健脾亦健。用**益脾汤**：人参、扁豆、神曲一钱，山药五钱，芡实、巴戟、白术三钱，砂仁一粒，半夏三分，茯苓二钱，肉蔻一枚。服三月胃气开，六月脾壮，有益无损。此开胃药多于补脾，以脾损由胃虚，故补胃自益其脾也。

一终朝咳嗽吐痰，微喘，少动，短气不足以息，人谓心火刑肺，谁知肺气自损乎。肺主气，心火刑肺，气必损，然形寒饮冷，肺亦自损，且脏腑虽各有气，然皆仰肺中清肃之气分布。今肺损，自卫不足，何能分布？然虽不能分布，脏腑之取给自若，是肺气愈耗。且肺，肾母，肾水非肺气不生，肺不分布各脏，忍见子渴死不救乎。然杯水难救肾枯，自然子病母气亦尽矣。宜大补肺，兼补肾水。用**六味汤加麦冬五味**，大剂饮之。久之，肾旺肺亦旺。盖肾旺肺不必顾子也。补肾以治肺，此善于治肺，又加麦、味，肺之受益无尽，何损不愈。

一贪用饮食，甚至难化物及过寒之味，胸膈饱闷，已而疼痛，后至起嗳吞酸，见美味生嗔，供、芬意憎，人谓脾气困，谁知胃气损乎。脾胃虽相表里，然能入不能出者，脾气衰；能出不能入者，胃气乏。虽胃伤必损脾，脾伤必损胃，亦必别何经伤，使损者多获其益，则胃易开，脾易健。脾虚，肾火寒；胃虚，心火冷。故补脾必补肾火，补胃必补心。今恶食，乃不能食，非不能受，明是胃虚，宜补心火，胃气自开。用加味**六君子汤**：人参、炒干姜二钱，白术、炒枣仁、茯苓三钱，陈皮、甘草五分，半夏一钱，附子一片。二十剂愈。此虽统治脾胃，然枣仁、姜、附补心居重，补脾居轻，实偏治胃。

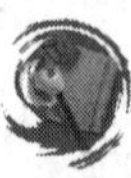

痨瘵

一恣欲伤精，两胫酸痛，腰背拘急，足弱遗精，阴汗痿靡，精神倦怠，饮食减少，耳如听风雨声，人谓传尸痨瘵，谁知伤肾，痨瘵初起乎。夫妇，正也，何至伤肾？怎耐无端图欢，竟至终身害病，倘不知节，便成痨。成痨必失血，因而吐痰咳嗽，夜热盗汗，畏寒畏热，似疟非疟，似饥非饥，似痛非痛，欲食不能，食之不化，如醉如痴，失情失绪，思色降精，见色动意，鬼交梦遗，于是发寒发热，骨髓中生痨虫矣。宜补真阴，开胃气加杀虫。用**救瘵汤：**熟地五钱，白芍、山药、骨皮、麦冬二钱，沙参三钱，北味十粒，白薇、人参五分，白芥子、鳖甲、茯苓一钱。服一年愈。然必断色欲。此补阴居多，加人参以助胃气，则补阴无腻滞之忧，即杀虫亦非毒药，看之似平，配全精良，治初起痨，神效。

又方，伤肾致生痨虫，必先杀虫后补肾。盖虫不去，补精仅供虫用，精旺虫势愈大。与其补中杀虫，不若先杀后补。今方虽杀虫，仍不损阴，且开胃。名**祛祟丹：**鳗鱼一条（六两），山药三两，芡实一两。水煮极烂，少加青盐，连汤汁一日服完，不必吃饭，隔七日再食，如是三次，虫尽死。另服**起瘵汤：**人参、白芍、沙参一钱，茯苓、麦冬三钱，北味、生枣仁、枣皮、巴戟二钱，熟地五钱，白芥子五分。服二月精旺，三月愈。二方皆异人传。

一夜卧常惊，或多恐怖，心悬悬不安，气吸吸欲尽，淫梦时作，盗汗日出，食不知味，口内生疮，胸中烦热，无力思眠，唇如朱涂，颧如脂抹，手足心热，液燥津干，人谓肾经痨瘵，谁知肾传心，心初受病乎。心主宁静，邪不可侵，邪侵，神必外越。肾痨生虫，岂虫亦传心？邪犯心尚不救，况虫有形乎。不知虫虽有形，虫之气无形，肾气无日不交心，肾中虫气乌得不上交。肾气交心，心受益；虫气交心，心受损，何必虫入心心始病。法仍治肾，然治肾而虫在，虫气仍在肾，心仍受虫害。故救心必须滋肾，尤须杀虫。用**起瘵至神汤**：熟地、麦冬一两，枣皮、茯苓、山药、鳖甲五钱，芡实、白术三钱，杜仲一钱，百部二钱，肉桂三分。十剂虫死，服一月安，二月愈。此补肾安心，惟鳖甲、百部杀虫。鳖甲引百部入至阴内，妙在补阴不伤髓，虫死肾无异气，心自受益，又有麦冬、茯、术相扶，自安奠宫中，攸宁殿上。

一咳嗽吐痰，气逆作喘，卧更甚，鼻口干燥，不闻香臭，偶有闻，觉芬郁尽朽腐气，恶心欲吐，肌肤枯燥，时疼痛，肺管内似虫行，干皮如麸片起，人谓肺痨瘵，谁知心痨传肺乎。肺，娇脏，最恶心火克，心正火刑肺，尚有金实不鸣之症，况尸虫病气移而刑肺乎。然肺之伤者，伤于心之火气。心受虫气伤，自顾不遑，何能分虫气克肺？不知心嫌虫气侵，不自受，嫁祸于肺，况肺，肾母，肺自能交肾，肾之虫气独不交肺乎？心肾交侵，倍重于肾之传心矣。消心中虫气，不若消肾中虫气。然心肾两伤，消虫药必先经胃，虫未杀，胃气先亡，肺气大伤化源，非善也。法宜健胃，分布津液，心肾有益，胃无损，虫得而诛。用**健土杀虫汤**：白术五钱，人参、白薇、前子二钱，万年青一片，熟地、麦冬一两，枣皮、生枣仁三钱，贝母一钱。六剂渐止，三月愈。此补胃不助阳，消虫不损液，肾足制心，心不刑肺，实妙法也。

一目𥆧𥆧，面无血色，胁隐隐痛，热则吞酸，寒则发呕，痰如鼻涕，或清或黄，臭难闻，泪干眦涩，尝欲合目，睡卧不安，多惊善怖，人谓肝痨瘵，谁知肺痨传肝乎。肺本克肝，使肝旺，肺何能克？无如肾痨久，不生肝，肝弱可知。肺乘肝弱，将虫气交之，肝欲拒无力，遂顺受虫气。肝，肾子，肾见子受虫气，惟恐肝气不敌，出其气以生肝，虫气即因生同入。况虫久居肾，其啮残于肾必多，安肯久居不出乎。虫蚀肝血，肝又何养？仍须救肾生肝，兼杀虫。用**援瘵汤**：归、芍、熟地一两，枣皮、茯苓、鳖甲五钱，白薇二钱。二十剂痊，服三月全愈。此肝肾两治。鳖甲、白薇杀虫，不寒不热，无偏胜之虞，能补能攻，又两全之

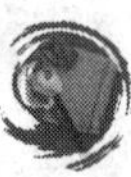

道。杀虫于无形，起死于将绝，非此方欤？痰色青黄，消痰逐秽俱不入肾肝，反伤脾胃，况肝受虫侵，正欲移传于脾，幸脾胃土健，倘再伤，不引虫入中州乎？故大补肾肝，其痰自化，断不敢用消痰逐秽，再伤脾胃。

一胸前饱闷，食不消化，吐痰不已，时溏泄，肚痛腹胀，空则雷鸣，唇舌焦干，毛发干耸，面黄黑，短气难续，便如黑汁，痰似绿涕，人谓脾痨瘵，谁知肝痨传脾乎。痨传脾本不救，然胃气一线未绝，尚可接续于须臾，胃绝，万无生理，脾绝胃未绝，尚有生机。用**二白散**：芡实、山药二斤，万年青四片。各炒，磨为细末，白糖一斤，滚水调服。遇饥即用，以愈为度。二味健脾尤补肾，故奏功。万年青杀虫于无形，入二味中，虫亦不知，何以消藏。但不可责近效。加人参二两助胃气，胃气健，脾气尤易援。

一阴虚火动，夜热如火，五更身凉，汗时有时无，骨髓内炎，饮食渐少，痰如白沫，人谓骨蒸痨瘵，谁知肾水不能制火乎。肾中水火必须两平，有补无泄，断无有余之水火。火有余，水不足也。骨蒸，正火旺水亏。不必泄肾火，但补肾水，则水足制火，肾既不热，骨髓内又何能热哉。用**凉髓丹**：骨皮、丹皮一两，麦冬五钱，金钗石斛三钱，牛膝、茯苓二钱。服一月愈。地骨、丹皮不特补肾水，且凉骨髓与消骨外血。骨中热，骨外安有不热。骨中髓热，必耗骨外血；骨外血热，必烁骨中髓。用二味，髓血两治矣。髓血既无大热，肾中宁独热哉。况石斛、牛膝补肾真阴，阴旺则阳平，水胜则火退，骨蒸痨瘵又何能成。

一气虚者，气息短促不足以息，迥殊劳役气急促者，赖于言语，饮食无味，体倦，人谓气痨，谁知阳虚下陷乎。夫阳升阴降，阳气主升，何反降。由于内伤元气也。元气藏关元中，上通肺，下通肾，元气不伤，肾中真阳自升肺，肺气始旺，得行清肃，分布脏腑。若元气一伤，不特真阳不能升，且下陷至阴中，致发热。此乃虚热，非实热。实宜泄，虚宜补，故必用甘温以退虚热。然不用升发以提下陷之阳，则阳沉于阴，气不能举，虽补气无益。然不于补中提气，则升提力弱，终难于至阴中轻举之。用**补中益气汤**：参、术、陈皮五钱，芪、归三钱，甘草五分，升麻二分，柴胡三分，贝母一钱。十剂愈。此方乃东垣一生学问全注于此。妙在用升、柴于参、当、芪、术内，一从左旋，升心、肝、肾气；一从右旋，升肺、脾胃、命门气，非仅升上、中二焦气也。阳升阴自降。或疑阳气未必尽陷，反升阴气，干犯阳位，为变非小。不知阳气不陷，未有生病者，阳陷人始病。升阳而阴降，阴亦何能犯阳哉。

一血虚，面无色泽，肌肉焦枯，大肠干燥，怔忡健忘，饮食少思，羸弱不堪，夜热无汗，人谓血痨，谁知肝燥生火乎。肝属木，木中火盛每自焚。然肝生火，由于肾水不足，木无水润，则木亦为火。非失血吐于外，即耗血燥于内，肝燥肝火生。夫木中有水，则肝生心，木中有火，肝焚心。故火在心中，可取给于肝，火在肝中，不可取给于心者，以肝自顾不暇耳。宜先补肾水。用**滋肝饮**：玄参、白芍一两，丹皮、沙参、当归、麦冬五钱，甘菊、茯苓三钱。三十剂尽愈。此补肾滋肝，肝得水滋，则肝火不发，何致自焚成痨哉。

一饮食太过，以致食不能化，胸中饱闷，久成痞满，似块瘕非块瘕，恶食，每饭不饱，面黄体瘦，人谓因食成痨，谁知脾衰不化乎。夫食而思乃胃强，已食难受乃脾弱。食太过正胃强。人恃胃强，不论精粗生冷，未免损胃。胃与脾相表里，未有胃伤脾不伤者。然肾气旺，胃虽伤，脾不能伤，肾火能生脾也。故脾气不足，每补肾火而愈。今食不消，见食而恶，是脾伤胃亦伤，单补肾火，仅生脾不生胃。盖肾火生脾，心包生胃也。宜兼补心包命门火。用**助火生土汤**：人参、茯苓三钱，芪、术、巴戟五钱，甘草、肉桂一钱，菖蒲、神曲五分，山楂十粒，志肉八分。二十剂愈。此上补心包，下补命门，中补脾胃，火生土健而食消。倘补火不知命门、心包之异，故健脾脾不健，开胃胃不开，致痨不止。

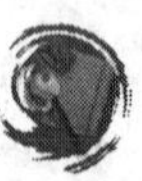

一抑郁不伸，致两胁胀闷，食减，颜色沮丧，肢瘦形凋，畏寒热，此肝气不宣，下克脾胃也。木喜飞扬，一遇寒风、忧愁，便郁不伸。上不生心，乃下克脾胃。脾胃弱，饮食自少，何能分脏腑？医见悠悠忽忽，不饮食，疑虫作祟，用消虫逐秽药，肝不开，脾胃反损，愈困顿，变痨瘵而死。用**顺适汤**：白芍一两，苓、术三钱，人参、甘草五分，白芥、郁金、香附一钱，当归二钱，陈皮三分、川芎八分。二十剂愈。此入肝又入脾胃，舒木宣土，故奏功。

一僧尼、寡妇、未字女、久离妻，欲男子不可得，内火烁干阴水，致血枯经断，朝热，夜热盗汗，鬼交，饮食懈怠，体倦肌削，面黑，人谓瘀血痨，谁知干血瘵乎。女子欲火起于肝，肝火，木中火也。火本从木出，然肝火宜静，以肝藏血也。肝火动则血不能藏，火动则血泄，再动再泄，火动不能遽止，故屡动屡泄，血安得不枯。似宜泄肝火，然可暂泄以止炎，不可频泄以损肝。用**清欲汤**[1]：当归、白芍、葳蕤、玄参、熟地一两，柴胡钱半，丹皮三钱，骨皮五钱，白芥子一钱。十余剂愈。此补肝兼补肾，水旺木荣，木平火息，尤妙补肝、补肾仍有开郁。彼徒补肝血、泄肝火，尚隔一层。

一湿热积脾胃，加食生冷不化，久变寸白虫或蛔虫，腹疼痛，面黄肌瘦，盗汗淋漓，气怯身弱，人谓虫瘵，谁知虫积不散乎。虫虽湿热所化，然湿热积，本脾胃虚。坚土不生虫，以坚无水沃也。土松则湿积，湿积必热生，虫乃育。宜健脾胃，仍佐杀虫，则拔本塞源矣。用**灭虫汤**：白术[2]、百部一钱，槟榔、炙草二钱，使君子二十个，人参、神曲三钱，楝树根五钱，陈皮五分，黄连三分。三剂虫灭，不必四剂。此杀脾胃湿热虫，非杀脾胃血肉虫。血肉虫每灵，湿热虫无知，小治尚效，况用治痨虫法

---

[1] 清欲汤：《辨证录》作“消愁汤”。

[2] 白术《辨证录》用量为“一两”。

乎。毋怪元气回，杀虫捷。［批］苦楝树有种结子者，有大毒，不可用。文守江。

一贪饮致成酒积，脾气损伤，五更作泄，久之淹淹忽忽，饮食少思，多呕吐，盗汗淋漓，人谓酒痨，谁知脾肾亏乎。酒从胃入，宜伤胃，不知酒虽入胃，受之者脾。脾，湿土，最恶湿，酒性正湿，乃移于肾，肾虽水脏，藏精不藏湿，酒气薰蒸，肾受酒毒，乃传脾，脾又不能受，遂传大肠而出。大肠又恶酒湿，不肯久留而遄发。饮酒既多，下泄必甚，下多亡阴，安得不病？宜先戒酒，后解酒毒，仍健脾益肾，救火土之衰。用**消酒散**：白术、枣皮、苡仁一两，葛花二钱，肉桂三分，茯苓三钱。三十剂愈。此脾肾两补，分解酒湿。但酒性大热，宜先解热，何但治湿，且用肉桂助热？不知湿不行，由命门火衰。真火衰，邪火自盛，真火盛，邪火自衰，邪火衰，邪水自流，邪水流，邪火益散。

一小儿多食水果肥甘成疳，身黄瘦，毛竖肤焦，形如猴，状如刺猬，人谓儿痨，谁知脾胃虚乎。小儿纯阳，不宜虚寒。然先天肾无亏，后天脾胃断无损。多食果物肥甘，正伤伤脾胃。脾胃一伤，脏腑之气不能行运，后仍食果物肥甘，欲不成疳，得乎？宜补脾胃，调饮食伤，随手自效。若用胆草、芦荟、黄连、胡连泄火，半夏、枳壳、槟、朴降痰，山楂、麦芽逐食，栀子、楝皮杀虫，反损真元，无异下石。用**六君子加减**：人参二钱，苓、术、黄芪三钱，甘草三分，附子一分，神曲五分。十剂必愈。此补脾胃气。病原伤脾胃，脾胃一转，后天无损，先天自可接续，故痨瘵易愈。［批］用夆屎甲三四个，焙末，同米煮粥食，愈。审是食疳后用前方调理，如虫疳，用椒梅理中汤调理。此疳中第一方也。文守江。

一感染尸虫，致成痨病，症与所感病人无异，世谓传尸痨。男自肾传心，而肺、而肝、而脾，女自心而肺、而肝、而脾、而肾，五脏后传六腑死。此方士言也。传尸痨感病人之虫而成，虫入何脏，即于是脏见病，传脾而死，不必五脏皆传也。彼五脏皆

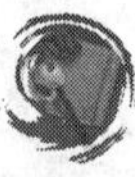

传者，乃自伤肾，由肾传心，而肺、而肝、而脾耳。以自传为传尸，误矣。故治法不同。然传尸虫虽不择脏人，必须补胃肾为主，佐以杀虫。盖胃气不败，津液生，肾气不涸，火气伏。且胃为肾关，胃土能消，肾水始足。传尸未有不肾水竭者，故二经宜兼补。用**移尸灭怪汤**：人参、枣皮一两，当归、二蚕砂末三钱，乳香末一钱，虻虫十四个，火锻水蛭十四条。各为末，蜜丸，每日百丸，服完虫灭迹。古传祛逐痨虫药多损胃肾，故不效。今用人参开胃，枣皮滋肾，妙在枣皮又杀虫，用虻虫、水蛭以虫攻虫，易取胜。尤恐有形之物不能深入尸虫内，又加当归动之，乳香开之，引直入而杀之也。复恐虫蚀补药散药味，二蚕砂乃虫粪，虫见虫粪必不食，参、归、枣皮得行其功。

一传染鬼蛀，合家皆尸虫病，此重于传尸也。盖传尸必人死后传，非若鬼蛀之重也。此冤鬼相传，然初起亦尸虫引也。其症使人梦遗鬼交，沉沉默默，不知所苦，无处不恶，经年渐困至死，乃至灭门。葛稚川传獭肝散救人，然初起可救，已深莫救。余用三**清丸**：苍术炒半斤，人参、白薇三两，䗪虫、阿胶、鳗鱼骨、神曲三两，白芍、骨皮、鳖甲十两，枣皮、白术、地栗粉一斤，柏子仁不去油四两，沙参五两，贝母二两，肉桂一两。为细末，蜜丸，早晚各三钱，服二月虫尽死。此补阳气以制阴，鬼不敢近，灭尸气以杀虫，则祟不敢藏，有益无损。倘见补剂怀疑，闻毒药动听，舍神圣之方，从狼虎之味，杀之不司，更施他人，使丁亡户绝，传亲害友，阳宪阴诛，何能逃罪。

一桑中有誓，或阻于势，或尽于缘，思结心中，魂驰梦内，渐渐懒食乱言，悠悠忽忽，日思眠，夜善叹，对良羞诉，父兄生嫌，色憔神丧，畏寒热，骨似疼非疼，腹如馁非馁，人谓瘵成，谁知相思恶症乎。此症惟得遇情人则郁开。然情人难得，医岂无方。大约先伤心，后伤肝，久伤脾胃，宜统心、肝、脾、胃治之，多得生。毋信相思症必不治，正恃此相思为可救。盖思之不得，必含怒生嗔，必动肝火以克脾胃土。然肝动生心，心反不遽绝，故其状奄奄似痨瘵，其实一线之延，正藉肝火以生也。用平肝解郁、补心安神，益助脾健胃，则肝舒火自发，不必生脾胃土，必气更安，相思渐衰。倘加人事挽回，何有不愈。用**遂情汤**：香附、神曲、柴胡三分，白芍一两，荆芥、人参、白芥子五分，麦冬、茯神、白术、枣仁三钱，甘草一钱。二十剂愈。此补多于散，贵调和不贵争战。倘作痨瘵治，反无生机。

梦 遗

一用心过度，心动不宁致梦遗，口渴舌干，面红颧赤，目闭即遗，夜或数次，疲倦困顿，人谓肾虚，谁知心虚乎。心喜静不喜劳，过劳则心动，火起上炎，火炎，心气不下交肾，肾之关门大开矣。劳心非劳肾，何肾虚之速如此？盖肾必得心气相通，肾气始藏，精不泄。今心动甚，是心不能摄肾，精焉得不走。然心动精泄，心未尝不恶肾之不藏，心力不暇摄肾，肾未尝不恶心之不摄，欺心不暇察，故乘假寐而外泄。用**静心汤**：人参、当归三钱，白术、茯神、麦冬五钱，炒枣仁、山药、芡实一两，甘草五分，北味十粒。十剂不发。此补心气虚，不泄心火。盖火动由于过劳，是火亦虚，火实宜泄，虚宜补。世认实火误矣。

一恣欲不厌，致梦遗不止，腰脚痿软，骨肉酸疼，夜热汗不干，人谓肾火作祟，谁知肾水涸乎。肾中水火两平，久战不泄，况安卧帷中，吾身不动乎，是梦遗实水火不得其平耳。夫火衰水旺、火盛水衰俱令遗，较之火衰遗者轻，火盛遗者重。轻者略补火即痊，重者非大补水不愈。盖火易接续，水难滋益。或疑久战不泄，乃肾火操权，梦中不战而遗，得毋火衰乎？不知火有权，因水有力，火得水能久战，失水不能久战，梦遗未有不梦御女善战者，非无水不能战之明验乎。法不必泄火，补水制火可也。用**旺水汤**：熟地、山药、芡实一两，沙参、茯苓五钱，北味一钱，骨皮三钱。此纯补精药，绝不用涩，以愈涩愈遗也。补精水足制火，火不动，精自止。今更用通利药，以梦遗精窍开，由于尿窍闭，火闭其尿窍，水走其精窍矣，通尿窍正闭精窍也。用涩药则精窍未必闭，尿窍反闭。

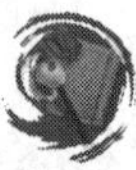

一怒伤肝，忽梦遗，久不止，增烦恼，泄精更多，两胁多闷，火易升头目，饮食倦怠，躁胀，人谓肝气动，谁知肝血燥乎。肝火得血则藏，火有血则火不发。盖肝火，木中火，缺水则木干，少血则肝燥，肝燥极，木中之火不自养，乃越出外，往来心肾间，游魂无定而作梦。梦多淫者，肝木虚也。肝木性慈仁，好交女子，女子柔顺委婉，两性相同，故游魂外出，遇女魂即交而梦。宜补肝血，少泄火，则火不旺，魂自归，何梦遗之有。用**润木定魂汤**：当归、白芍一两，甘菊、金樱子三钱，北味、甘草五分，茯苓、白术五钱，炒栀子一钱。六剂止，十六剂不发。此寓泄于补，寓止于通，反能归魂于肝，涩精于肾。倘不补徒泄，不泄单止，肝无血养，魂何能归？摇摇靡定，梦且不断，遗何以止。

一心气素虚，难久战，又思色，心中怦怦，遂梦遗，阳痿不振，易举易泄，先梦遗，后不梦亦遗，见妖妇心动，闻淫声色移，往往走失不止，面黄体瘦，自汗夜热，人谓心肾两虚，谁知心包火大动乎。心包，相臣。心气旺则心包奉君令不敢上夺其权，心气衰则心包奉君令反行其政。甚且正令不遵，邪令恐后，久之君弱臣强，脏腑惟其所使，心君亦以国柄任之无疑，声色自娱，不知节用。即君少悟，威势下移，无可如何。初或计出入，久且听自然，费用不支，国不匮乎。宜补心衰，泄心包火，则梦遗可止，自遗亦收。用**强心汤**：人参一两，茯神、当归、巴戟、山药、芡实、玄参五钱，麦冬三钱，北味五分，莲子心三分。服一月愈，三月不发。方补心七，泄心包三。盖心包旺，原因心气衰，但补其心，心包自衰。故少加玄参、莲子泄心包火，但必多服始效。积弱之势，由来者久，渐移默夺，何可责近效。

一素纵欲又劳心，后又交合，梦遗不止，口渴引水，多饮又不爽，卧不安枕，易惊易惧，舌生疮，脚心冷，腰疼若空，脚颤难立，骨蒸潮热，神昏魂越，人谓心肾虚，谁知心肾火齐发乎。心火必得肾水以相资，肾火必得心火以相伏。故心火宁静，肾火不能动。肾火动，正由心火衰。火在心自居，于衰，肾火尚欲摇摇自动，况衰而又动乎。心肾两动，二火合，岂能久存于中？火性炎上，自上腾。坎在离上为既济，离在坎上为未济。火升水降，必然之理，况二火齐动乎。火升极即水降极也，心肾气不开，则玉关大开，安得而止。宜仍补心肾，气足关自闭。用**两益止遗汤**：人参、山药、芡实、白术、生枣仁一两，熟地二两，黄连、肉桂五分。二剂止，服二月全愈。此交心肾圣剂。心肾交，二火自平，况止遗必用涩药，内火煽动，愈涩愈起。

一勤书史，四鼓不寝，致梦遗，久之，玉茎着被即泄，食少倦怠，此肾火随心火奔越也。心火易动难静，心动一日，全赖夜寝，则心血归肝，肾水来滋，惟过劳其心，则心血耗损，血不归肝而火炽，心火沸，肾不敢交，况肾又本来水亏，其火更旺，火以引火，心火乘之入肾，客于下焦，以鼓其精房，精不闭藏而外泄。玉茎着物即遗，似犹有厥气客之，不知精魄失依，神无所托，遇物即有倚附之意，此正气虚绝欲脱象也。用**绝梦汤**[1]：人参、茯神、白术、菟丝子、丹参、当归、莲子片，炒枣仁、沙参三钱，麦冬、芡实、山药五钱，熟地、玄参一两，北味一钱，陈皮三分。三十剂愈。此安心补肾圣药，盖合心肾两救也。人疑火盛极宜止火，不知劳心乃虚火，非实火，实可泄，虚可补，故大补心肾，虚火自安。若执心火为实，大用寒凉，生机顿失。

一夜脊心觉如火热，因梦遗，人谓河车火烧，谁知肾水涸乎。河车之路，即脊骨之椎。脊骨乃肾水之路，亦肾火之路。水火既济，河车之路安，水火相胜，河车之路塞者，无水灌注也。无水相通，火上炎成热，脊心安得清凉？火上炎，水自下流。救在上之火炎，必先沛在下之水涸。水足火息，黄河始可逆流。用**挽流汤**：熟地二两，山药、白术、玄参一两，泽泻三钱，北味二钱，枣皮五钱。二十剂愈。梦遗症，愈涩愈遗，何此方纯补水过于酸收？不知河车之路，最喜酸收，否则水不逆流。终日梦遗，

[1] 绝梦汤：《辨证录》作“绝梦丹”。

成顺流之势，水顺流，火逆冲矣。酸收之味，妙用酸收于沈渥中，则逆流而上，可救中路之火焚。火降水升，何致下遗。故脊热除，梦遗断。

阴阳脱

一久战，乐极情浓，大泄不止，精脱继血，气喘而卧，人谓阳脱，谁知阴脱乎。世谓男脱精为阳脱，女脱精为阴脱，不知男女俱有阴阳脱。夫脱症俱宜治阳。盖精脱，精已尽亡，是无阴，只存阳气耳，惟急救阳，使阳生阴。苟阳气一散，不救。况阴迟阳速，徒补阴迂缓，何济于事，故必救阳为先。倘执补阴之说，脱症阴已绝根，又从何处补起？是补阳可续阴，补阴难引阳。然精尽继血，似血亦宜止。然止血不外涩药，内已无阴，何能闭塞？不若补气之剂，以助阳旺，阴自能生，阳引而阴，阴亦易援。阴得阳而生阴，血得气而生血，阴阳交济，气血交通，自精生血闭。用**续阴救绝汤**：人参二两，白术三两，附子一钱，巴戟一两。四剂可不死。此补阳气圣药。人参回接续于无何有之乡，白术利腰脐气，附子追散失之元阳，尤妙巴戟补心肾阴，仍是补阳药，则阳回阴亦回矣。徒用术、附、巴戟，亦可夺命于须臾，然无参为君主，则附子之热无以驾驭，恐阳旺阴衰，然能以补阴药接续，亦不致偏胜。

一妇尽情浪战，致虚火沸腾，阴精下脱，死而复生，头目昏晕，止存游气，人谓阴脱，谁知阳脱乎。女子主静不主动，最难泄精，以满身纯阴，只存阳气耳。男子成仙者，采女子之阳为仙母，然采者多，得者少，是女子之阳最不易泄。凡女子泄精，必自动极始漏泄，漏泄时乐有不可言者，正泄阳气也。阳气泄，将一身骨髓真阳，尽由胞胎之管喷出，亦只泄气非泄精。但火动极则肝气大开，血不藏矣，血不藏，精亦不能固，肾中真阴亦随俱泄，此时女子亦动极不能自止，故愈动愈泄，愈泄愈动，至精尽一笑而亡。然死而复生者，阳脱未绝耳，可不急救阴乎。但救阴不能回阳，必仍救阳。用**回阳救阴丹**：参、芪三两，当归一两，茯神五钱，生枣仁三钱，北味一钱。二剂后，又加熟地一两，枣皮五钱，服一月复旧。先用参以回阳于一时，再用地、枣善后。盖参能救脱回阳，不能救涸填阴。先补阳后补阴，已脱之精生，未脱之气长，庶免阳旺阴消。

一小便时忽寒噤脱去，虽无阴精泄，然气泄则精泄。人谓中风，此阴阳两脱也。膀胱气化，始能小便，气即肾中气。过于泄精则气不旺，气衰精易泄，精泄气益微，小便时脱去者，必交感时泄精太多。交感时即泄精脱者，乃乐极情浓，交感后小便时脱者，必战败阳痿。故泄精脱多可生，小便时脱，每难救。彼有阴阳之根，此逢阴阳之绝也。倘脱去昏晕，外势入者尚可救，急拽其龟头，不使缩入，后用**生人汤**：生枣仁五钱，人参二两，附子三钱，白术四两，菖蒲一分❶。二剂，改用**补阴回阳汤**❷：熟地二两，参、术、枣皮一两，茯神三钱，肉桂一钱，白芥子二钱。服二月愈。前方回阳于无何有之乡，后方生阴于可续之际，自阳回阴不骤绝，阴生阳不太旺，阴阳两平，安得不活。或问龟头缩，何反可救？盖龟头缩入，明是寒极，寒极者死，犹有生机者，阳气未绝耳。使阳已绝，龟反不深入，深入，阴欲入阳之兆也，故阳药急救效。

一大便时忽昏晕脱者，目上视，肢冷，牙关不收，不能言，人谓中风不语，谁知阴脱乎。大便开合，肾主之也。肾水足，便无燥结；肾水衰，便自滑利。肾气有虚实，肾水即有盛衰。肾水有虚衰，大便即有燥滑。然大便滑燥，大肠受之，病亦宜在大肠，大肠病何能遽绝。盖大肠过燥，则火烁水而阴绝，过滑则水灭火阴亦绝。大肠何能阴绝？仍绝于肾耳。肾绝，大肠亦绝，故肾脱，大肠亦脱，仍救肾绝而已。用**六味地黄汤**：熟地二两，枣皮、山药一两，茯苓八钱，丹皮、泽泄六钱。服一月愈。此非救脱方。然肾水枯，肾始绝，滋肾水，如大旱得甘霖，沟洫间生意

❶ 一分：《辨证录》作“五分”。
❷ 补阴回阳汤：《辨证录》作“调阴回阳汤”。

勃然，是补水正救肾绝也。肾不绝，岂大肠得水反不能救脱乎。

一但闻女人声，淫精流出不止，虽非阴阳脱症，然正其渐也。夫阳吸乎阴则阴不离，阴摄乎阳则阳不走。久战不泄，不特肾火旺，亦肾水旺。然肾水衰，肾火易动，肾火衰，肾水难静。且久战非但肾中水火旺，亦心中水火旺。心火旺，肾火不能夺权；心水旺，肾水不敢移柄。惟心少水，肾水始下竭，心少水，肾水始下移。闻女声淫精即出，心中水火虚极也。心虚极，摇摇不能自主，肾中水火随心君之动而泄。若流不止，正阴阳将脱，尤危症。急大补心肾。用**交济汤**：人参、枣皮、黄芪、当归五钱，熟地、麦冬一两，柏子仁三钱，龙骨醋煅二钱，黄连、肉桂五分。十剂止，三十剂愈。此心肾两补，少加涩药，使玉户自闭，不至经络大开。盖心肾不交，玉户之关既易开；心肾交，玉户之关反难开。闻声流精，精原离肾宫，故闻声随出，亦关门大开耳，故用涩于补。

淋

一小便流白浊如米泔，如屋漏水，或痛如刀割，或涩如针刺，溺溲短少，大便后急，人谓白淋，谁知膀胱壅乎。此症多因入房不得畅泄，精临泄时，必由腰肾上趋，夹脊透泥丸，下喉咙，百节骨髓同趋阴器出。倘少遏抑，精即止，中途欲还故宫不可得，不得已走膀胱，随溺泄。膀胱化水不化精，且与肾相表里，尤不肯将肾精外泄，故口闭塞，精不得出。膀胱因精在外，不敢化水，水不行，水炽矣，于是熬干水液，精变为浊，遂下润于膀胱，膀胱仍不受，乃自流阴器出。宜泄膀胱火，佐之利水，则火随水流，精随火散。用**散精汤**：白术、刘寄奴一两，前子五钱，黄柏五分。一剂愈。此用白术利腰脐气，车前利水，黄柏泄膀胱火，尤妙刘寄奴分清浊，性速无留滞之虞。

一小便流赤浊，似血非血，似溺非溺，管中疼痛，人谓血淋，谁知气虚血壅乎。气旺血行，气衰血闭，今气衰，何血壅?

盖气虚人，多不能忍精而战，不能忍必欲忍，则精塞水窍，气衰不能推送以出水窍，外积而内败，化脓血。精化血，无所归，仍流膀胱，膀胱不能化血，随其自流，相火又作祟，故疼痛。但精化血必不多，何以日流不止？不知精既化血，血以引精，何所底止。宜急止血。然止血必补气，盖气能化血也。用**断血汤**：黄芪一两，当归五钱，三七根末、茯苓、丹皮三钱。二剂愈。方用黄芪补气，当归补血，气血旺，不难推送败浊。况所化精血久出，所流仍旧血，非败血。今用补气药，新血生，旧血自止，况三七根又善止血。更妙在丹皮清血中火，茯苓分水中血，自清浊不混，壅血疏通。世每以湿热治，何哉。

一小便中溺沙石，其色不一，坚实如石，投热汤中不能即化，溺时疼痛欲死，用尽气力始溺出后快。此因入房，又行路涉水或沐浴而成者，人谓砂石淋，谁知肾火煎熬乎。肾火盛，由于肾水衰，入房必泄精，精泄水亏矣。水亏后火未能遽息，加之行役劳筋骨，火且大动，此肾火乃虚火，沐浴涉水，外水乘肾气虚直入遏火，火不敢外散，反闭守肾宫，自熬肾水，肾水乃至阴水，犹海水，海水得火可成盐，肾水得火必成石淋，但肾原有水火，何外水遏火反沸？盖外水淡，肾水咸，肾火喜咸畏淡，一遇淡水，肾火遂结不伸，乃行气于膀胱，煎熬咸水成石。宜通肾气，利膀胱。膀胱利，肾火亦解，肾火解，砂石自化。用**化石汤**：熟地二两，茯苓、枣皮、玄参一两，苡仁、泽泻、麦冬五钱。十剂全愈。方妙在不治淋反补肾，苡、苓淡渗解咸味，麦冬、玄参散火气，地黄、枣皮滋肾水，又取甘能化石，咸能消石也。又虑滞而不行，留而不走，益泽泻之咸，咸以入咸，且善走攻坚，引群药入肾中，又能出肾外，迅逐于膀胱之里而破块。倘不补肾，惟治膀胱，气不得出，又乌能化水。

一感湿成淋，下身沉重，溺管不痛，流清水，非白浊，人谓气虚，谁知湿重成淋乎。五淋此症最轻，然最难愈，以湿不止在膀胱经也。湿从下受宜感足，今足不肿变淋，是湿不入皮肤入经络，且由经络入脏腑矣。然湿入脏腑，治脏腑之湿，经络之湿宜

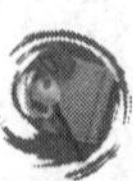

尽散，何难愈？盖湿必乘虚脏腑虚始入，泄湿必损脏腑气，气损不能行水，湿何能泄。湿难泄，淋必不愈。故治湿必利气，利气始能治淋。用**禹治散**[1]：茯苓、白术、苡仁一两，前子三钱。方利水不耗气，分水不生火，胜五苓散。盖猪苓、泽泻过于疏利，肉桂大热，过于薰蒸，此方不寒不热，能补能利。服十剂，凡湿症尽消，不能淋病速愈。

一春夏或风雨侵肤，暑气逼体，上热下湿交蒸，郁闷成淋，绝无惊惧忍精之过，此肾火虚感湿热也。肾寒，火不足以卫身，外邪乘肾虚直入，幸肾水并力外护，不深入，客于肾外。肾与膀胱相表里，肾外廓，膀胱也。湿热入膀胱，代肾火以行气化之令，然膀胱必得肾正气，始能化湿热邪气，故热不化水，热且助火而为淋急。宜逐膀胱湿热以清化源。然湿热虽去，肾气弱，终不能通气于膀胱愈淋症，且有变症，必于利湿热更益肾气。用**通肾祛邪散**：白术一两，茯苓、苡仁五钱，瞿麦、扁蓄一钱，肉桂三分，前子三钱。此解湿热又不损肾气，故肾气反通转，分解湿热。淋愈肾受益，有何变生。

一交感雷惊，忽人至，不得泄，变白浊，溺管疼痛如针刺，人谓精内败，谁知胆气阻塞乎。胆喜疏泄，胆气流通，则十二经皆决于胆，今胆受惊，收摄过多，十二经气不能外泄，精亦阻而不流，蓄于膀胱阴器，听胆气一决。胆气不伸，自顾不遑，何能取决？故为淋，壅塞艰于出。宜抒胆气，加导水，则胆气伸，得决其一往之气，自水通精化。用**助胆导水汤**：竹茹、前子、苍术、木通、苡仁三钱，枳壳、滑石一钱，白菊[2]五钱，猪苓二钱。四剂愈。方虽导水居多，仍是抒胆药，故胆气开，淋愈。

一痢时小便闭塞，溺管作痛，变为淋，人谓湿热盛，谁知清浊不分乎。夫夏感湿，饮凉水，或过用茶、瓜，皆成痢，是湿热

[1] 禹治散：《辨证录》作“禹治汤”。

[2] 白菊：《辨证录》作“白芍”，菊字恐误。

成痢又何疑。但湿热留肠胃，宜从大便出，今从小便出者，是湿热甚，奔迫甚急，大肠不及流，乃走膀胱，膀胱得湿热，则肺金清肃之令不行，欲化溺不得，遂变白浊而渗出。故清浊不分，言膀胱而非言二肠也。不然，水谷由小肠入大肠，岂小肠受水，大肠受谷乎。正水入膀胱，清浊之分，全责其变化之奇，今因湿热不能化，非膀胱病乎。膀胱气化而能出者，火也，湿热非火乎，何反变白浊？不知膀胱寒，溺频出，膀胱热，溺不能出，白淋是热仍出者，以湿杂之也。且膀胱得火化溺者，乃真火，非邪火。真火化溺易出，邪火烁溺难出。湿热，正邪火。法宜清膀胱邪火，兼逐大肠湿热，痢止淋亦止。用加减**五苓散**：茯苓、炒栀子三钱，猪苓、槟榔二钱，泽泄、白芍五钱，白术五分。八剂愈。此利水多，治痢少，何痢先愈，淋反后愈？盖痢本湿热所成，利水则湿热易解，水不走大肠，尽走膀胱，膀胱反难渗水之速，故少迟。

卷 九

大便闭结

一大便闭结，口干舌燥，咽喉肿痛，头目昏晕，面红烦躁，人谓火盛闭结，谁知肾水涸乎。肾为肺子，大肠亦金，与肺表里，均生水。然金得清气则生水，得浊气不独不生水，反欲得水以相养。大肠得气之浊，无水则不能润。然大肠开合，固肾水润，亦肾火生也。然肾火必得肾水以相济，得肾水，大肠洞开，无肾水则大肠固结，故肾虚而大肠不通，不可徒泄大肠，愈损真阴。此症老人最多，正以阳旺阴衰，火有余，水不足耳。法但补肾水，水足济火，大肠自润。用**濡肠饮**：熟地二两，当归、从蓉一两。空心服，数剂自通。用熟地补肾，当归生血润肠，从蓉性动以通便，妙是补阴非亡阴，老人尤宜，少年肾虚亦利。

一大便闭结，小腹作痛，胸中嗳气，畏寒冷，喜饮热汤，人谓火衰闭结，谁知肾火微乎。夫大肠属金，金宜畏火，何无火金反闭耶？不知金中有火则金不死，然顽金须火煅，故大肠必得火始能开合。大肠者，传道之官，有火则转输无碍，无火则阴幽之气闭塞其输输之途，如大溪巨壑，霜雪堆积，结成冰冻，坚厚莫开，倘得太阳一照，立时消化，非大肠有火则通，无火则闭之明验乎。然火在大肠，大肠有火热之虞，火在肾中，大肠无大寒之惧。肾中无火，则大肠何以传化水谷。法须补肾火，不必通大肠结。用**温肠开闭汤**：巴戟、白术、熟地一两，枣皮五钱，附子二钱。水煎服。方用巴戟、熟地、枣皮补肾，妙在至阴中仍有至阳之气，又妙在白术利腰脐，附子直通其肾，迅达膀胱，则火气熏蒸，阳回黍谷，雪消冰解，何有固结。

一大便闭结，烦躁不安，口渴舌裂，目赤，突汗出不止，人谓火盛，谁知胃火沸腾乎。夫阳明胃火一发，必至烁干肾水，大便不通，正其验也。似宜急息其火，然火性炎上，杯水安能救之，必致火烈难犯，必得滂沱大雨，倾盆倒瓮，淋漓洗濯，则烛天燎原庶几尽息。用**竹叶石膏汤**：石膏、麦冬一两，知母三钱，甘草一钱，茯苓二钱，人参五钱，竹叶一百片，粘米一撮。二剂便通，改用**清肃汤**：玄参一两，麦冬五钱，白芥子、甘菊、丹皮二钱，竹叶三十片，生地三钱，陈皮五分。十剂，永无闭结。前用白虎，以火势太盛，不得已也。但石膏辛散，性猛烈，频用多用，损耗真阴，真阴一耗，则前火虽消，后火又起，况火有余，水之不足。与其泄火以损其阴，何若补水以制阳，故后汤补水以息阳火之余焰。

一大便闭结，胸中饱闷，两胁疼痛，呕酸作吐，不思饮食，人谓火作祟，抑知肝火之故乎。夫肝木易生火，火旺宜生脾胃，土又生金，何至大肠无津液而成闭结？不知肝火半是雷火，雷火最烁水，试看阴雨一闻雷震，云收雨散，正烁水之明征也。故肝火不动则已，动则引心包火沸腾，引阳明火震动，水有不涸者乎。水涸，大肠安得不闭结。故欲开大肠，必先泄肝火，肝火泄，肝气自平，木不克土，脾胃津液自输于大肠，有水则搬运有路，自无阻滞。用**散火汤**：归、芍一两，黑栀三钱，柴胡三分，大黄一钱，地榆二钱。二剂，必不再结。此方泄肝火，又舒肝郁。盖肝木不郁，肝火必不旺。解郁正所以散火，肝火散，各经火自散，岂独留大肠火固结不散乎。况地榆专解大肠火，毋怪其无不通也。

一大便闭结，口干唇裂，食不消，腹痛难忍，按益痛，小水短涩，人谓大肠火闭，谁知脾火作祟哉。夫脾乃湿土，得火则燥，宜为脾喜，何反成闭结？不知土太柔则崩，太刚则燥。崩成废土，燥成焦土。然土焦非阳明火上烧，必命门火下逼，二火合攻，脾之津液涸矣。脾之津液涸，则水谷仅足供脾之用，何能分

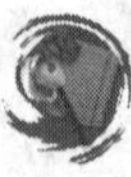

润大肠。大肠无津液之润，必缩小，安得不闭结。法必须急救脾土之焦，又必须泄阳明、命门火，脾土得养，自易生阴，阴生津液自润，又何必通大肠哉。用**救土通肠汤**[1]：玄参二两，当归、生地一两，知母、厚朴一钱，升麻五分，大麻子三十粒。二剂，便必通。减麻子、知母，再四剂，脾火尽散，大便不再结。此方玄参、生地补脾阴，又泄命门、脾胃火，当归润肠，知母、厚朴下行解热，升麻提脾气，阳升，阴自降于大肠。大麻子最入大肠，引火下行，不使阴气上升，正助升麻提阳气也。津液无干涩，又何患大肠之不通哉。

一大便闭结，舌下无津，胸前出汗，肢冷，烦闷发躁，大眦红赤，人谓火闭，抑知心火烧焚乎。心与小肠相表里，未闻与大肠有妨碍。然大肠实与肺为表里，心火刑肺，必刑大肠矣。盖大肠属金，心火盛，肺不能受，自分火与大肠，大肠最畏心火，火盛烁金，可立而待。肺生水，肺与大肠相表里，岂无津液以救大肠？无如肺受心刑，亲子如肾尚不能分润，又安有余波及兄弟救大肠乎？此大肠所以不通也。法宜急泄心火，但徒泄火，无甘霖之降，仅望肺金露气，恐不足以济大旱。必大雨霖霖，旱魃顿除，河渠尽通，何忧陆地之荡舟。用**扫氛汤**：黄连三钱，玄参三两，沙参、当归、麦冬、丹皮一两，瓜蒌二钱。一剂火降便通，不必再剂。方用黄连解心热，然不益玄参，连虽寒，性燥，火解，大肠燥如故，浮游火莫除，故益之而润以去燥，不啻炎夏忽雨，既去火炎，又沾优渥。加沙参以生阴，当归生血，麦冬凉肺，丹皮凉肾，无非截断火气，不助心焰。又加瓜蒌，使火存于心中者尽下降而消灭，火灭水生，大肠之炎顿扫，故一剂奏功。

一大便闭塞，咳嗽不宁，吐白沫，咽干脚冷，人谓三焦火旺，谁知肺火旺乎。肺与大肠兄弟，兄强弟不能弱。肺火旺，非强乎？强金遇火炼之成器，何肺火旺肺不受，竟传入大肠乎？不知肺娇脏，可微火熏蒸，不可猛火锻炼，故遇火即移热于大肠。

---

[1] 救土通肠汤：原无，今据《辨证录》补。

然肺为清肃之宫，无自焚之理，何以火起于肺？盖肺主皮毛，气少虚，风寒袭之，肺中正气与邪战，寒变热而风变氛[1]，肺因生火，自烁肺津。肺与大肠既为唇齿，肺涸大肠亦竭。似宜速解肺火，然肺不禁重治，以轻清下降，少抑其火，庶心胃二火不来助炎，则肺火散，阴液生，大肠自通。用**抑火汤**：山豆根二钱，黄芩三钱，麦冬、当归一两，天冬五钱，升麻五分。六剂全愈。此方抑肺火不伤肺气，肺得养，津液流通，又何至大肠闭结哉。

一大便闭结，饮食无碍，且无火症，亦无后重，有至一月不便者，人谓肾中无津，谁知气虚不能推送乎。夫大肠无津，固不能润，无气亦不能行。此气乃脾胃中阳气，阴主降，阳主升，阳通于阴则阴能降，阴通于阳则阳能升。阳气衰，则不能通阴，阴与阳隔，则水谷入肠，各消化不相统会，故留中不下。且阳速阴迟，阳气衰，阴行难速，遁入阴分，阳不相通，听阴气自行，安得不濡滞耶。法不可滋阴以降，急当助阳以升。用**升阳降浊汤**：参、芪、术、归、麦冬五钱，柴胡三分，荆芥五分，肉桂一钱，附子一分。一剂便通。此方纯补阳分，麦冬、当归少益其阴，则阳胜阴始偏旺，又得桂、附直入至阴，引柴胡、荆芥以升阳。阳升阴立降，安能阻塞哉。

一大便不通，手按痛甚欲死，心烦躁，坐卧不宁，似有火，然小水又清长，人谓有硬屎留肠中，谁知蓄血不散乎。蓄血，伤寒症多有之，今不感风寒，何以有蓄血症？不知气血宜流通一身，一有抑塞，遂遏皮肤而为痈，留肠胃而成痛，抟结成块，阻住传化，隔断糟粕，大肠因而不通。法宜通大肠，佐之逐秽。用**抵当汤**治之。水蛭三钱（剪碎如米粒大，炒黑），虻虫二钱，各为末、桃仁十四粒（研碎），大黄五钱。一剂大便通，顿失痛楚。盖大黄泄下，势最猛，得水蛭、虻虫、桃仁相佐，其破坚逐秽更神。此症不速通利，必发狂，此通血之不可缓也。何以辨为蓄血之病？全在看小水利与不利耳。盖蓄血，小水必利，以血不能入

[1] 氛：《辨证录》作“邪”。

膀胱，故膀胱之气能行能化，无害其水道耳。故见小便利、大便结，用抵当汤万无差失。

小便不通

一小便点滴莫出，又急闷欲死，烦躁，口渴索饮，饮后愈急，人谓小肠热极，谁知心火亢极乎。夫心与小肠为表里，心热小肠亦热，小肠热极而癃闭，热在心而癃闭也。虽然，心火炎上，小肠在下，何能受热即移热于小肠，热宜不甚，何癃闭如此？不知小肠开合，全责心肾以通之，今心火亢热，则清气不交于小肠，惟烈火之相逼，小肠有阳无阴，何能传化。小肠不能传化，膀胱又何肯代小肠以传化。况心肾之气既不入于小肠，亦何能入于膀胱，以传化水谷哉，此膀胱所以紧闭不可泄也。法宜泄心火兼利膀胱，则心肾之气通，小便亦通。用**凉心利水汤**：麦冬一两，茯神五钱，莲子心一钱，前子三钱。二剂，水如注，四剂全愈。此补心即凉心也，心无太亢，小肠又宁有大干。况有渗味通水，则心气自交肾，肾交膀胱，气化易于出水，尚有不通之苦哉。

一小水不通，睛突出，面红耳热，口渴引饮，烦躁不宁，人谓上焦火盛，谁知膀胱火旺乎。膀胱与肾为表里，膀胱必得肾气通后能化水，是膀胱火即命门火。膀胱无火不能化水，何火盛而反闭结？不知膀胱得正火则水易消，得邪火水难通利，是膀胱火不尽生于命门中矣。盖膀胱太阳经，太阳最易入邪，一入邪，寒郁为热，热结膀胱，邪将散也。邪既将散，火随溺泄，何反成闭结？因邪将出境，恐截去路，故作威示强，住于膀胱耳。法不必泄肾火，但利膀胱，则邪去如扫。用**导水散**：王不留行五钱，泽泻、白术三钱。一剂通，不必二剂。此逐水至神。

一小便点滴不通，小腹作胀，然不痛，上焦无烦躁，胸中无闷乱，口不渴，舌不干，人谓膀胱水闭，谁知命门火寒乎。膀胱，决渎之官，气化而能出。气化者，肾气也，即命门火也。命门火旺，膀胱水通；命门火衰，膀胱水闭。或曰小水频数，由于命门火衰，火衰宜小水大利，何反闭塞？不知命门火必得肾水以相养，肾水衰，火乃旺，火旺者，水无力以制也。无水之火，火虽旺而实衰；无火之水，水欲通而反塞。命门火衰，小水勤，衰之极者，勤之极，勤之极者，闭之极也。人见其闭，疑膀胱火，反用寒剂，愈损命门火，膀胱之气愈微，又何能化水乎。改投利水药，转利转虚，无异向乞人而求食。法必须助命门火。又恐阳旺阴消，必于水中补火。用**八味汤**：熟地一两，枣皮、山药、茯苓五钱，丹皮、泽泻三钱，肉桂二钱，附子一钱。一剂如注。八味汤水中补火，火无太炎；火中通水，水无竭泽。即久闭至于胞转，此方无不奏功，况闭结哉。

一小便不通，睛突出，腹胀如鼓，膝以上坚硬，皮欲裂，饮食且不下，独口不渴，服甘淡渗泄药不效，人谓阳盛极，谁知阴亏极乎。夫阴阳互为其根，甘淡渗泄皆阳药，病在无阴，用阳药宜乎？阴得阳生，然无阴者，无阴中之至阴也，必得阳中至阳而后化。小便闭，膀胱病也。膀胱为津液之府，必气化乃能出。是气即阳中至阳也，原藏至阴中，至阳无至阴之气，则孤阳无阴，何以化水。补至阴，阳自化也。用**纯阴化阳汤**：熟地一两，玄参三两，肉桂二分，前子三钱。一剂，小便如泉，再剂如失。此方胜滋肾丸，以知、柏苦寒，不若此方用微寒以化水。论者谓病危急，不宜用补以通肾，且熟地湿滞，增其闭涩。谁知肾有补无泄，用知、柏泄肾，不虚虚乎。何若用熟地纯阴，又得玄参，既能生阴，又降火，攻补兼施，至阳得之，不啻如鱼得水，化亢炎为清凉，安得不崩决而出哉。或谓既用玄参、熟地滋阴，则至阳可化，何又用肉桂、车前？然药是纯阴，必得至阳之品引入至阳，又有引水之味，同群共济，所以既入阳中，又能出于阳外。况肉桂止用气以入阳，不用味以助阳，实有妙用。

一小便闭，中满作胀，口甚渴，投利水剂不应，人谓膀胱火旺，谁知肺气干燥乎。夫膀胱，州都之官，津液藏焉，气化则能出。上焦气化，由于肺气不热，肺热则金燥不生水，利水药盗耗

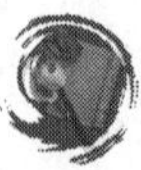

肺气，故愈行水愈不得水。法宜益肺助秋令，水自生。用**生肺散**：人参一两，麦冬二两，北味、黄芩一钱。二剂水通。此方补肺生金即生水，何又加黄芩，不虑其伐金伤肺乎。不知天令至秋，白露降，是天得寒以生水，肺热不用清寒，何能益肺而生水。此黄芩必宜加也。

一饮食失节，伤胃气，遂至小水不通，人谓肺虚，谁知胃气下陷乎。夫膀胱必得气化而始出，气升者，即气化之验也。气盛则清升浊降，气衰则不升降。胃者，多气之府，群气皆统，所以胃气一虚，众气皆不能举。故脾胃虚，九窍皆不通，岂独小水闭哉。法宜提至阳之衰气，而提气必从胃始。用**补中益气汤**：人参、甘草、柴胡一钱，黄芪、白术三钱，当归二钱，陈皮三分，升麻五分。一剂水通，二剂全愈。方用参、芪补胃，升、柴从化原之下提之，则清升浊降，何至闭结。

内　伤

一多食肥甘，积胸中，久不化，少遇风邪便觉气塞不通，人谓伤风外感，谁知伤食因而外感乎。凡胃强则土生金，肺气必旺，外邪不能从皮毛而深入，惟胃虚则肺亦虚，邪始乘虚而袭。然则胃可不强乎？胃必假饮食之助，惟是胃气开，食易消，胃气闭，食难化。食消胃强，难化则胃弱。人多食本欲助胃，谁知反损胃乎。胃气一虚，必肺虚，皮毛不能卫外，无怪风寒易袭也。法乌可独治外感？用**护内汤**：白术、茯苓三钱，麦芽、甘草、柴胡、半夏一钱，山楂五粒，枳壳三分，神曲八分，肉桂二分。二剂愈。此消食神剂，又逐外邪，不伤胃气，真治内伤感邪之良法。

一饥饱劳役损津液，口渴舌干，又感风邪，头痛发热，人谓外感，谁知内伤于阴乎。夫人血足，津液自润，是津液乃血所化，伤血，津液自少，血少，皮肤无养，毛窍空虚，风易入。然风入皮肤，不能骤进经络，以阴虚阳未衰也。阳与邪战而发热，故头痛。法不必补阳，但补阴血，少佐祛风，则阴阳和，既无偏胜，邪何能久留？用**养阴辟邪丹**：当归、白芍五钱，柴胡、甘草、花粉一钱，荆子五分，茯苓、川芎三钱。一剂邪解，二剂愈。原因津亏而邪入，此方补血养阴，津自生，邪自出。况川芎、蔓荆能祛头风，柴胡、炙草更擅解纷，花粉、茯苓消痰利湿，引邪从膀胱出。阴虚感邪，莫良此方。倘用攻于补阳之中，则阳旺阴消，邪转炽矣。

一饥饱劳役又感寒，致腹痛，畏寒身热，人谓外感，谁知阳气内伤乎。凡人阳壮，犯寒无伤，惟饥饱损脾胃，劳役困形骸，则脏腑经络无非虚冷，此邪所以易入。虽有外邪，俱作正虚治。况腹痛畏寒，尤虚冷之验，外热内寒，又何疑乎。用加味**六君子汤**：人参、肉桂、甘草、柴胡一钱，半夏、陈皮五分，茯苓三钱，白术五钱。一剂痛止热解。方用六君助阳，加柴胡祛邪，肉桂荡寒。倘疑身热为外邪盛，纯用祛风利湿，损伤阳气，不啻下石矣。

一怀抱素郁，忽感风寒，身热咳嗽，吐痰不已，人谓外感，谁知肝气不舒乎。肝木喜条达，忧郁则肝气涩，正喜外风吹散，内郁可舒。无如内郁生火，风火相合，热乃炽。故感风寒，所以作热以肆风火之威，肝反凌肺，肺不甘，两相战斗，肺惧火刑，呼救肾子，咳嗽生矣。肺为火刑，胃来援，津液上升，又为肝中风火所耗，变为痰涎。法宜急散肝风，然风散火存，火犹引风，非救本之道也。宜舒肝郁，则火息，风尤易散。用**逍遥散**加味治。柴胡、半夏、甘草、白术、炒栀子一钱，当归、白芍三钱，陈皮五分，茯苓二钱。三剂愈。此方解郁祛风，郁解风自难留。加半夏消痰，栀子退火，更能相助为理，故奏功如响。

一忍饥腹空虚，遇天气时寒时热，至胸膈闷塞，如结胸，人谓邪侵，谁知内伤胃气乎。胃为水谷之海，多气多血，然必受水谷，气血始旺。故水谷多受胃强，少受胃弱。今忍饥则胃无水谷，胃火沸腾，乃遏抑不舒，则胃气消，天时不正，自易相感，

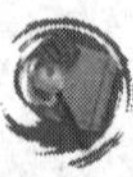

乘虚入胃。胃气盛，邪自难入，既入亦难留。今邪欺胃虚，反宾作主，盘踞胃中，因现闷塞。法须助胃，则邪自退。用加味**四君子汤**：白术五钱，茯苓、人参三钱，甘草、柴胡一钱，枳壳五分。二剂愈。论理，感寒热自宜用热药祛寒，用寒药祛热，然皆无益于胃，胃虚寒热相战，必以胃为战场，胃何以堪。故惟健胃为主，佐之和解。

一酒客忽感寒，不可以风，人谓伤风，谁知内伤于酒乎。酒醉常不畏风，风何以入？不知酒能散气，气散则阳虚，阳虚则腠理营卫无不空虚，邪所以易入。故酒客皆气虚，气虚邪入，助其气，邪自出。用**补中益气汤**：人参二钱，芪、归三钱，白术五钱，甘草、升麻三分，陈皮五分，柴胡一钱。一剂气旺不畏风，二剂全愈。提阳于至阴中，正补阳气也。阳非提则不能旺，此方治内伤兼外感，实有神功。以治伤酒后感风寒尤宜。使专用祛风逐邪，散尽真阴，风邪转不能出，可不慎哉。

人色徒，感冒外邪，伤风咳嗽，睡卧不宁，人谓感风，谁知内伤肾乎。肾，肺子，泄肾过多，必取给于母，肾虚肺亦必虚，肺气不能充于毛孔，邪即入。倘用散风之剂，则肺气益虚，肾又取资，内外盗，肺气安得不困。肺不旺，前邪不出，后邪复入，辗转感冒，肺气大伤，不特不生肾，且反耗肾，遂至变劳瘵。宜补肺，更宜补肾，使肾不盗母气，肺自得子援，子母两旺，外邪自遁。用**金水两滋汤**：麦冬、熟地一两，天冬、茯苓、白术三钱，桔梗、甘草、紫苑一钱，山药五钱，肉桂三分，白芥子二钱。十剂全愈。肾虚感邪最难愈，以散邪药不能直入肾经。讵知肾虚感邪，邪不遽入肾，仍在肺。散肺邪仍补肾水，肾得益，肺又无损，正善于散邪。

一日恐惧，遂至感冒风邪，畏寒作颤，人谓感风，谁知内伤心胆乎。夫过恐则胆气寒，过惧则心气丧，胆寒则精移，心丧则精耗，精移精耗，心胆愈虚，邪乃易中。凡邪必至少阳，正胆怯之状也。倘再用祛风，则耗损胆气。胆耗心气更耗，二经气耗，邪肯轻出于表里外乎。法宜急救胆气，胆不寒，心亦不丧，协力同心，祛除外邪自易易耳。用**加减小柴胡汤**：柴胡、甘草一钱，白芍一两，茯神五钱，麦冬三钱，陈皮五分。三剂邪尽散。方用柴胡和胆中之邪，佐白芍、麦冬、茯神补胆弱，即补心虚也。二经得补，恐惧不畏，又何惧于外邪乎。

一尽情喜笑，遂至感寒，畏风，口干舌苦，人谓外感，谁知内伤心包乎。心包，膻中也，臣使之官，喜乐出焉。宜喜宜乐，何至相伤？大笑不止，则津干液燥在所不免。心包护心，心包干燥，必盗心气以自肥，则心气虚无，邪易入矣。法宜急补心，心旺，心包亦旺。盖国富家自不贫，自协力御外，何至四郊多垒。用**卫心汤**[1]：人参二钱，白术五钱，茯苓三钱，甘草、菖蒲、苏叶、半夏、桔梗、丹参一钱。三剂愈。此心与膻中均补，不可分治。况原因乐而得忧，因喜而得愁者乎，故邪易散。

一终日思虑，复加忧愁，面黄体瘦，感冒风邪，人谓外感，谁知内伤脾肾乎。夫后天脾胃、先天肾，最不宜病，然最易病者。天下无不思不愁之人，过于思虑则胃气不升，脾气不降，食积不化，何能生津液以灌五脏。甚矣！思虑伤人，忧愁更甚。思伤脾，忧伤肾，肾伤则水不滋肝，肝无水养，仍克脾胃。忧思相合，脾肾两伤，外邪尤易深入，欺先后天虚也。二天皆虚，元气弱，为何如？法可散邪不扶正哉？用**脾肾两**[2]**益丹**：人参、白术、巴戟一两[3]，茯苓五钱，柴胡、甘草一钱，肉桂五分，枣皮三钱。二剂风散，十剂全愈。方补土有补水，补水有散邪，有益无伤，实神方也。

一动多气恼，遂至感触风邪，身热胸胁胀，人谓外感，谁知肝经内伤。肝性急，气恼则肝叶开张，气愈急。急则气不能顺而

---

[1] 卫心汤：《辨证录》作“卫君汤”。
[2] 两：《辨证录》作“双”。
[3] 巴戟一两：此下《辨证录》有“山药一两”。

逆作，逆则气不舒而胀生，气既不舒，血亦不畅，气既不顺，血亦不能藏。木郁欲泄，木乃生火，火郁欲宣，火乃生风，内外风动，内外火焚，风邪易入。外风外火不可徒祛于外也。用**风火两消**[1]**汤**：白芍一两，炒栀子三钱，柴胡、花粉、前子二钱，甘草一钱，丹皮五钱。二剂愈。此方治肝经之内火、内风。然外火、外风亦可兼治。倘不用白芍为君，单用柴、栀，虽风火亦能两平，肝中气血虚未能骤补，风火散后，肝木仍燥，怒气终不能解，何如多加白芍，既能补肝，又能泄风泄火之两得。

一勤于功名，劳瘁饥饿不辞，遂至感风邪，咳嗽身热，人谓外感，谁知内伤于肺乎。夫肺主气，诵读伤气则肺虚，肺虚则腠理亦虚，邪即随入。肺虚不能敌邪，呼肾子以相救，肾因肺虚，无力上灌，肺气往来于肺肾之间，故咳嗽。法急补肺气。然肺为邪侮，补肺则邪更旺，必兼补胃以生肺，则邪不能夺。然补胃不散邪，肺畏邪侵，不敢受胃益，惟于胃中散邪，则邪畏土旺，听肺气自生，肺气生，邪乃遁矣。用**助功汤**：人参二钱，茯苓三钱，麦冬五钱，甘草、桔梗、半夏一钱，黄芩五分。三剂全愈。此肺胃同治，助胃即助肺，泄肺火即泄胃火，祛肺邪即祛胃邪。邪入肺必入阳明，肺邪散，宁遁入阳明乎。

一终日高谈，口干舌渴，精神困倦，因冒风寒，头痛鼻塞，气喘，人谓外感，谁知气血内伤乎。多言伤气，未言伤血。不知血生于气，气伤血亦伤。多言津液尽耗，津液亦阴血之余。气属肺，血属肝，气血伤，即肺肝两伤。多言损气血，竟至肺肝两伤，邪入最易，为可慨也。邪既乘肺肝虚深入二经，使气逆于下而上不通，又何以治乎？仍治肺肝之虚，佐以散邪。用**两治汤**：白芍、当归、麦冬五钱，麦冬五钱，人参、甘草、花粉一钱，桔梗二钱，苏叶八分。此方入肝肺，补气血，消痰火，各各分治，二剂奏功。

---

[1] 消：原作“济”，字之误，今据《辨证录》改。

一终日贪卧，致风邪袭之，身痛背疼，发热恶寒，人谓外感，谁知脾气内伤乎。夫脾主四肢，四肢倦怠欲睡，脾不能运动也。略睡亦足养脾气，然过于睡卧，则脾气不醒，转足伤气，因气虚而思睡，复因睡而伤气，则虚虚，安得不招外风乎。然治风必损脾，脾虚招风，又用祛风药损脾，邪且欺脾虚不出。不用补脾，变证蜂起。用**补中益气汤**加味治。人参三钱，黄芪、白术五钱，当归二钱，陈皮五分，甘草、柴胡、半夏、神曲一钱，升麻三分。三剂愈。此方益脾圣药。况睡卧既久，脾气下陷，正宜提之。久睡脾气不醒，半夏、神曲最醒脾，故加之。

一日夜呼卢斗贝，筋酸背痛，足重腹饥，致冒风邪，遍身痛，发寒热，人谓外感，谁知气血内伤乎。凡人气血易损，况呼卢则液干，斗贝则神瘁，损伤气血尤甚。颜枯貌瘦，非明征乎。无如世人日日同场共角，耗散气血，败坏脏腑，倘昧内伤，惟治外感，正益虚，邪益旺，非痨瘵必怯弱。必须大补气血，少加和解，则正足邪自遁。用**大补汤**加减治之。人参、当归、茯苓、白术、白芍、熟地三钱，黄芪五钱，川芎、甘草、柴胡一钱，陈皮五分。数剂全愈。此方气血兼补，但原方有肉桂，呼卢斗贝未免火有余水不足，故易以柴胡，补中和之，邪尤易散。

一勇徒，或赤身不顾，流血不知，致风入皮肤，发寒热，头疼胁痛，人谓外感，谁知筋骨内伤乎。筋属肝，骨属肾，肝足筋舒，肾满骨健，是筋骨必得髓血之充。世人知耗髓血无过泄精，至斗殴耗髓血未必尽知。盖斗殴必怒，怒时肝叶开发，血多不藏而血耗，肝血耗，必取给于肾，肾水供肝，木火内焚，又易干燥。肾资肝不足，又何能分润于骨髓？血髓两无，筋安能舒？骨安能健？人至筋骨两虚，风邪易入，可不急治其虚乎。用**四物汤**加味治之。熟地一两，当归、白芍五钱，川芎、柴胡、白芥子一钱，牛膝三钱，丹皮、金钗石斛二钱。四物补血亦补髓。邪因虚入，补髓血邪自出，故少加柴胡，风邪随散。彼不补髓血者，尚昧于治内伤也。

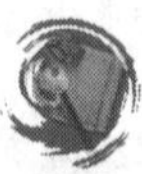

终日捕鱼，时发热畏寒，人谓风湿外感，谁知肺气闭塞乎。

肺主气，气旺则周流一身，皮毛外卫，邪不能伤。倘肺虚，气尚停住，身入水中，遏抑皮毛，虚气难舒，湿且中之。夫湿外受，今从皮毛入，使气闭塞不通，故畏寒。然不发热，畏寒恶冷亦不骤见。惟肺虚皮毛不能外卫，水冷金寒，肺与湿相战，则身热生矣。此热乃肺虚不能敌邪，非风邪入之而发热也。法补肺兼利水，正旺邪自易散。用**利肺汤**：紫苏、甘草、桔梗、半夏一钱，人参二钱，白术三钱，茯苓五钱，神曲五分，附子一分。三剂全愈。此补肺不见利水，水自从膀胱出。因内伤致邪，故不必治外感。

一忧思不已，加饮食失节，脾胃有伤，面黑，环唇尤甚，如饥，然见食则恶，气短促，人谓内伤，谁知阴阳相逆乎。夫心肺居上焦，行营卫，而光泽于外；肾肝居下焦，养筋而强壮于内；脾胃居中焦，运化精微以灌注四脏，是四脏所仰望者，脾胃也。脾胃伤，四脏无所取资，脾胃病，四脏俱病矣。今忧思不已，则脾胃气结。饮食不节则脾胃气损，势必宜显者反隐不彰，宜隐者反形不晦，阴气上溢于阳中，黑色授著于面矣。口者，脾胃出入之路，唇为口之门户，脾气通于口而华于唇，今水侮土，故黑色著于唇，非阴阳相反而成逆乎？不惟阳明胃脉衰而面焦已也，是脾胃阴阳之气虚，乌可不急救中州土。用**和顺汤**：升麻、炮姜五分，防风、白芷、甘草三分，黄芪、白芍、茯神三钱，白术五钱，人参二钱。午前服，连十剂，黑色尽除，再十剂全愈。此补中益气之变也。凡阳气下陷用此方提之，倘阴气上浮阳中，则此方以升散阴气，皆奏功甚速。

一怔忡善忘，口淡舌燥，多汗，四肢疲软，发热，小便白浊，脉虚大而数，人谓内伤，谁知思虑过度乎。君火，心火也；相火，膻中火也。膻中，手厥阴经，性属阴，主热，古以“厥阳”名，以其火不可遏也。越人云忧愁思虑则伤心。心气伤，心血自耗，每欲寄权于心包，心包欺心弱，即夺权自恣。法宜以水济火。然火势炽，用寒凉心气益虚，激动焦焚之害。不如补心气，大滋肾水，则心火宁，心包火自安。用**坎离两补汤**：人参、生地、麦冬、山药五钱，熟地一两，菟丝子、炒枣仁、茯苓、白术三钱，丹皮二钱，北味一钱，桑叶十四片。十剂愈。此心肾双补，水上济，心火无亢炎，自有滋润。譬君王明圣，权臣何敢窃柄，势必奉职恐后，共助太平矣。

一劳倦中暑，服香薷饮反虚火炎上，面赤身热，六脉疾数无力，人谓暑未消，谁知内伤中气乎。人正气足，暑邪不能犯，今暑气侵，皆气虚招之也。然内虚发热，不治虚安能祛暑。况夏月伏阴在内，重寒相合，反激虚火上炎，此阴盛隔阳。法宜补阳以退阴，然阴盛阳微，骤用阳药入至阴，必扞格不入，必热因寒用。用**顺阴汤**：人参、茯苓、白扁豆三钱，白术五钱，附子、青蒿二钱，干姜一钱。冷服，必出微汗而愈。方用姜、附未免太热，与阴气不相合，乃益青蒿之寒散，投其所喜，又冷服，使上热得寒，不至相激，及至中焦寒除，热性发，反相宜。

一素虚，忽感风，遍身淫淫循行如虫，或从左脚腿起，渐上至头，下行右脚，自觉身痒有声，人谓奇病，谁知内伤气不足乎。气行则血行，气止则血止，气血周流，何至生病。惟其不行，皮毛间淫痒生矣。盖气血本不可止，不可止而止，非气血虚，乃气血之衰也。气血大衰，皮毛焦，气血少衰，皮毛脱。气血衰又少有微邪，则皮毛如虫行。因气血虚，身欲自汗，邪又留而不去，两相争斗，拂抑其经络，皮肤作痒，不啻如虫之行，非真有虫也。伤寒汗多亡阳，亦有如虫行病。伤寒本外感，至亡阳变为内伤矣。今非伤寒，亦见虫行症，非内伤而何？宜大补气血，气血行自愈。用**补中益气汤**：参、芪一两，归、术五钱，陈皮、升麻五分，甘草、柴胡一钱，玄参三钱，桑叶二十片。十剂全愈。此方原大补气血，多用参、芪更补气，气旺血亦自旺，自能流行。身痒多属火，加玄参退浮游之火，汗多发痒，桑叶止汗，痒自止。

一色白神怯，秋间发热，热炽头痛，吐泄食少，两目喜闭不开，喉哑，昏昧不省，粥食有碍，手常按住阴囊，人谓伤风重

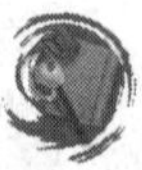

病，谁知劳倦伤脾乎。夫气本阳和，身劳则阳和之气变为邪热，不必风袭而身始热。诸阳皆会于头，阳虚则清气不升，邪热乘之作头痛，不必外风犯之而作头痛。清浊拂乱，安得不吐泄。人身之脉皆属于目，眼眶，脾之所主，脾伤何以养目？目无所养，欲不闭得乎？脾络连舌本，散布舌下，脾伤则舌络失养，此言语所以难也。咽喉虽通于肺，然脾虚肺气先绝，肺虚咽喉难司出入，心之神明亦昏瞀不知人。阴囊属肝，脾虚肝欲侵，频按其囊者，惟恐肝旺土亏极，反现风木之象也。大健其脾，风木自消。用**补中益气汤**：参、归、茯苓三钱，芪、术五钱，陈皮、甘草五分，柴胡一钱，升麻、熟附三分。十剂全愈。病本内伤，此方自中病情。然参、芪、归、术非附子其功不大，只用三分，无太热之虞。

一日日向火，致汗出不止，久则元气大虚，口渴引饮，一旦发热，人谓感风，谁知肺受火伤乎。肺本属金，最畏火，外火虽不比内火，然肺气暗损，何禁二火之逼。自然虚者益虚，肺不得养矣。金生水，肺病何以生肾？肾水不生，肾日索母乳，母病不应，子亦病矣。子母两病，势必皮肤不充，风邪易入，不必从膀胱而进。不必治风，但补肺滋肾，则肺得养，内不藏邪，风仍从皮毛而出。用**安肺汤**[1]：麦冬、玄参五钱，桔梗、紫苏、款冬二钱，生地、白芍、天冬三钱，黄芩、熟地、茯苓、枣皮三钱，紫菀一钱，贝母五分。二剂愈。此肺肾同治，何名安肺？盖子母一气，安子胜于安母，子母安自同力御邪，故安肾正所以安肺也。倘不顾肺但祛邪，因伤益伤，有不变劳怯哉。

疝　气

一感寒湿，睾丸作痛，遇冷即发，痛难忍，人谓湿气入睾丸，谁知湿入肾经乎。湿侵肾宜病腰，何以痛睾丸？不知睾丸属肾，肾气不至睾丸，则外势不振。所以不至睾丸者，以肾得湿则

[1] 安肺汤：《辨证录》作“安肺散”。

寒，寒在肾，即寒在睾丸。肾热则气通于睾丸，外肾寒则气结于腰肾中，如是肾气不通，宜睾丸不应，何肾寒而睾丸作痛？不知疝气虽成于肾寒，亦成于睾丸湿乎。当泄精后久坐寒湿，内外两感，睾丸独受。法宜温肾寒，消睾丸之湿，病如扫。用**救丸汤**：肉桂二钱，白术二两，茯苓、苡仁一两，橘核一钱。三剂痛除，十剂不发。此少阴❶肾病，肾中寒极，肾气不通，肾中湿重，肾气更滞，去其寒湿，肾气自行于睾丸内。况肉桂、橘核尤入睾丸，自手到功成。

一感湿热，亦睾丸作痛，遇热而发，然痛不甚，人谓热气入睾丸，谁知热气入肾乎。肾最恶热，肾中虚火自旺，有强阳不倒之虞。况邪火侵，安得恬然无恙。故热以济热，睾丸作痛，乌能免哉。但火最急，痛宜不久，何经年不愈，即暂愈，遇热即发？盖因热又得湿耳。热性急，湿性迟，湿热交攻，热欲散而湿留，湿欲润热燥一睾丸之内，阴阳乖异，求不痛得乎？法去湿热，疝气自除。用**利丸汤**：茯苓、苡仁一两，沙参二两。十剂断根。方以苓、苡消湿，沙参化肾热，且沙参又善治疝，故成功。

一睾丸痛，气上冲肝，两胁胀满，按之益疼，人谓阴寒在腹，谁知厥阴气受寒乎。盖睾丸不独通肾，且通肝。阴器，宗筋之聚也。筋属肝，睾丸非筋，何亦通肝？不知睾丸可升可降，膜联阴器，故肝病筋亦病，筋病睾丸亦病。或谓睾丸通肝，肝病亦与睾丸相关，今睾丸痛，上冲于肝，又以睾丸克肝，恐睾丸非肝所属。不知睾丸痛上冲肝，正显同气也。气同病亦同，非睾丸冲肝，实肝气冲睾丸。用**引丸汤**❷：白芍二两，小茴三钱，橘核、柴胡一钱，沙参五钱。四剂全愈。此方平肝，肝气不冲睾丸，又小茴、橘核、沙参散邪，则两丸安奠。

一膀胱癃闭，小水不利，睾丸连小肠疼，人谓小肠气，谁知

---

❶ 阴：原作“阳”，字误，《辨证录》作“阴”，今改。

❷ 引丸汤：《辨证录》作“睾丸汤”。

膀胱热结乎。膀胱化水，膀胱寒热，水俱不化。热结于膀胱，必散经络，水入睾丸，有囊大如斗者，是必消水。然消水不解热，则膀胱之火直趋睾丸，症更甚。用**散丸汤**：茯苓、杜若根枝、沙参一两。连二剂，水如注，囊小。方奇在杜若，性寒，善发汗，且直入睾丸散邪，用助茯苓、沙参利湿又泄热，故特神。但服后即用当归补血汤数剂，自无太虚之患。

一睾丸初痛后不疼痛，名木肾，乃寒极气不通也。初起必感寒湿，因入房又感寒湿，则湿入睾丸中，寒结睾丸外，遂不疼痛。此非附、桂不能直入睾丸以通气。然不散邪，用附、桂只兴阳，且散邪药多，散睾丸之邪则少，故多不效。然得法正易易耳。用**化木汤**：白术二两，附、桂、柴胡一钱，杜若根枝一两。服后即拥被卧，少顷必发汗，必两肾外汗出如水而后止，一剂即愈。盖白术利腰脐气，杜若发睾丸邪，附、桂通达内外，柴胡解肝湿，故一剂奏功。

杜若根乃田间兰菊花是也。

一狐疝，日间缩小而痛，夜伸出而安，且强阳善战，真狐疝症。若不能久战，假狐疝也。假狐乃寒湿，用前救丸汤即愈。真狐乃神道、星月下行房祟凭也。疝不同，治亦异。大约狐疝淫气未散，结睾丸内，狐最淫善战，夜间媚人。盖狐属阴，狐疝日缩入不可战，战则疼痛欲死，此祟禁也。凡祟属阴，夜亦阴，人之阳气入阴中，阴与祟阴同气相得，祟不禁，反善战。至精泄阳气奔出，纯阴无阳又复痛矣。然祟必乘虚入，不补虚，何以逐祟。用**逐狐汤**：人参一两，白术、茯苓五钱，肉桂三分，橘核、白薇、甘草一钱，荆芥三钱，半夏二钱。连四剂全愈。此方纯助阳，阳旺阴自消。或谓夜伸善战正阳旺，今助阳必增妖氛，何以助阳祟灭？不知祟遏抑阳气不能出，至夜善战，正阳郁甚，借交合而聚于阴门，乃假象，非阳真旺也。吾助阳则阳气勃勃，阴祟何敢遏抑乎。又益舒郁逐邪、消痰解祟，祟自去。

奔 豚

一感寒，如一裹气从心下直奔阴囊，名奔豚，言如豕奔突，势骤莫遏，痛难忍，人谓外寒，谁知心包、命门火衰乎。夫二火，一在心，一在肾，上下相通，寒邪莫犯。二经火衰，寒邪得中。然寒气入内，宜先犯心，何反下趋肾囊？盖肾虚寒，脾又湿，寒湿同气相亲，故急趋而下甚便。此症如风雨来，每不及防，似疝非疝耳。不可作疝治，补心肾，温命门、心包火，去脾湿自愈。用**安豚丹**：参、术、巴戟五钱，肉桂、志肉、甘草一钱，山药一两，蛇床子、茯苓三钱，附子五分。三剂愈。方先补心肾，后用附、桂热药，始足驾驭其猛烈，转易祛除。然邪急药猛，急以治急，未免太刚，加甘草，缓急相济。

一小水甚勤，睾丸缩入，遇寒更痛，人谓命门寒，谁知膀胱寒结乎。夫膀胱化水，命门火化之也。似必命门寒，膀胱始寒，膀胱寒结，独非命门寒结乎？孰知膀胱亦能自寒。成于坐寒湿地，寒湿袭入，膀胱不能散，虽有命门火不能化。盖命门火止能化内湿，不能化外湿。外湿留于膀胱，必与命门真火相战，邪盛正衰，安得不痛。法宜用温热，直入膀胱祛寒湿，则睾丸展舒，痛自止。用**辟寒丹**：肉桂、橘核三钱，苓、术五钱，甘草一钱，荔枝核三个捣碎。二剂安，四剂全愈。妙在肉桂为君，既温命火，复祛膀胱寒，苓、术又利水，橘核、荔核更定睾丸痛，非桂相引，亦不能直入而散寒结。

阴 痿

一交感忽阴痿，百计不振，人谓命门火衰，谁知心气不足乎。凡房战能久，乃命门火充。阴痿自是命门火衰，何谓心气不足？不知心火动，肾火随之。苟心火衰，命门火何能振？故能久战否，必心中摇摇，只兴一时，不能久战。故治阴痿，必上补心，下补肾，心肾两旺后，补命门火。用**起阴汤**：人参、黄芪五

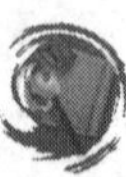

钱，白术、巴戟、熟地一两，北味一钱，肉桂[1]、志肉、柏子仁一钱，枣皮三钱。八剂阳旺，苟服三月，如另换一人。方妙大补心肾，不甚温命门火，火气自旺，世不识补心以生火，则心衰，虚火焚心，不补肾以生火，则水亏火旺损肾，反烧干阴血，必致阳旺阴虚不可救。吾道原有救阳之方，惟恐持为愉愉，故先圣不言，无如绅士求方士金石之方，反致杀人，故偶论阴痿，并传此方。与其修合金石以致丧亡，不若此方为得。

一精薄冷，虽交接，或半途而废，或临门即泄，人谓命门火衰，谁知脾胃阳气不旺乎。夫脾胃土，土生于火，脾胃不旺，似必命门火衰。不知命门，先天火也；脾胃，后天土也。后天土本生于先天火，然先天火不旺，则后天土无生。补先天火，正所以行后天土。脾胃虽为后天，其中未尝无先天之气，命门火寒，脾胃何能生哉？命门不生脾胃，则后天气衰。欲气旺而固，精厚不薄得乎。法须补先天火，更补后天土，则土旺火不衰，庶气温而精厚。用**火土两济汤**[2]：人参、白术、巴戟一两，枣皮一两，菟丝一两，山药五钱，肉桂一钱。十剂精厚，再十剂精温，服三月不再弱。此方健脾胃，仍补命门。在火无亢炎，在土无寒湿，湿去精纯，寒去精暖，何至怯弱。

一年少事未遂，郁闷至阳痿，人谓命门火衰，谁知心火闭塞乎。夫肾，作强之官，技巧出焉，藏精与志。志意不遂，则阳气不舒。阳气即肾中真火，肾火必受命于心，心火动，肾火应之，心火郁，肾火虽旺，不能动，似弱实非弱。法不可助命门火，以命门火旺于下，则郁勃之气不宣，变痈疽而不救，宜宣心郁，使志意舒泄，阳气开，阴痿立起。用**宣志汤**：茯苓、生枣仁、山药五钱，甘草、菖蒲一钱，志肉、柴胡、人参一钱，白术三钱，当归、巴戟三钱。四剂愈，不多剂。此症原因火闭而闷其气，非因火寒而绝烬，故一升火而腾，不必大补火。世多误治，可慨也。

---

[1] 肉桂：此二字原无，今据《辨证录》补。

[2] 火土两济汤：《辨证录》作“火土既济丹”。

一天禀最薄，易寒冷，遇严冬，虽重裘不温，交感数合，望门而流，人谓偏阴，谁知命门火太微乎。夫命门火衰，世谓天限，谁知人力可胜。盖命门虽是先天火，凡火引之，可以焚天，况先天火乎。然一阳生于二阴，与补他火实各别。用**扶命生火丹**：人参、肉桂、杜仲六两，巴戟、枣皮、白术一斤，熟地、黄芪二斤，附子、鹿茸二个，龙骨醋焠一两，生枣仁三两，北味四两，苁蓉半斤。各为末，蜜丸，早晚各五钱，服三月。此方填精补火，何又加气分药？不知气旺精始生，使但补火不补气，则无根之火只光一时。惟气旺则精自旺，火有根，生生不已。况气乃无形，以补无形之火，更为相宜。

一中年阳不举，即或振兴，已而衰败，绝无情欲，人谓操持有定，谁知心包火衰乎。夫心火动，心包火即充力以济，心包火衰，有使之动而不动者。且心包与命门火正相通，命门寒心包热者有之，未有心包寒命门独热者。所以心包火微，有扶不起者，此故耳。法宜温心包，不必温命门。用**救心包汤**[1]：人参、巴戟一两，肉桂、当归三钱，炒枣仁、黄芪五钱，远志、柏子仁、、菟丛子二钱，茯神、良姜、附子一钱。十剂兴生，二十剂阳不倒。方专治心包虚寒，不止振举其阳。然实统治心者何故？盖补心则心包强，自能久战。

痰　证

一肠胃间沥沥有声，饮水更甚，吐痰如涌，人谓痰饮之病[2]，谁知胃气虚乎。夫胃，水谷之海，游溢精气，上输脾肺，下输膀胱，水精四布，倘胃虚，仅消谷不能消水，水入胃，下流于肠，故沥沥有声。初犹不觉，久而水之精华变为混浊，遂成痰饮而上涌矣。然痰由于胃虚，痰之成由于水盛。治痰不必先消水，消水

❶ 救心包汤：《辨证录》作“救相汤”。
❷ 人谓痰饮之病：此六字原无，今据《辨证录》补。

必先健胃。但胃衰由于心包弱，胃非心包火不生，补胃须补心包火。用**散痰汤**：白术三钱，茯苓、苡仁、山药五钱，肉桂、陈皮五分，半夏、人参一钱。即二陈之变也。二陈助胃消痰，未若此方助心包以健胃。又妙在肉桂不特助心包火，且引苓、术直入膀胱，分消水湿，苡仁、山药又燥脾，以泄下流之水，有不愈哉。

一水流胁下，咳唾引痛，吐痰甚多，不敢用力，人谓悬饮，谁知胃祛乎。夫饮宜入肠，今入胁，胃之逆何如乎。不知胃气不怯则胃不逆，胃旺水怯，胃怯水旺，水旺极，胃怯极也，胃逆极，水逆极也。欲水顺，必使胃旺。然胃怯易旺，水逆难顺。但水无有不下，导水势，提胃气，自然祛者不祛，逆者不逆。用**弱痰汤**：人参、荆芥一钱，茯苓五钱，苡仁一两，陈皮五钱，花粉三钱，枳壳三分，白芥子二钱。此方上消痰于膜膈，下逐水于肠胃，助气则气旺，水降不敢悬瀑泉于半天。倘徒消痰不补胃，则气降水升，泛滥莫止。

一痰流四肢，汗不出，身重，吐痰不已，人谓溢饮，谁知胃气壅乎。夫天一生水，充周流灌，一有瘀蓄，不走通衢大道，反横流支河，旁溢平地。凡水必入胃，胃通水又何积。惟胃滞，水不走膀胱，乃由胃越四肢，四肢无泄水之路，必化汗而出。然水能化汗，由于胃气行，今胃阴，何能化汗。身重者，水湿之徵也。四肢水不能出，自上涌吐痰矣。法须引其势而导之，由高山平川而入江海，庶水害可除。胃即人身之高山也，开胃壅，膀胱、小肠自通。然胃由于肝克，宣肝郁，补胃虚，胃壅可开。用**启闭汤**：柴胡五分，术、芍三钱，茯苓五钱，猪苓、厚朴、泽泄、半夏一钱。四剂痰消，八剂身轻。此即四苓之变方。加柴胡舒肝，厚朴行气，半夏消痰，自气行水行，气化痰化，何致胃壅痰涎流溢四肢。

一咳逆倚息，短气，其形如肿，吐痰不已，胸膈饱闷，人谓支饮，谁知胃逆乎。胃为水谷之海，顺则水化为精，逆则水化为痰。然逆浅痰入胸，逆深痰入膈。夫胃逆，致痰入胸膈，逆亦甚矣。盖胃为肾关，肾虚气冲于胃，则胃失其启阖之权，关门不闭，反随肾气上冲，肾挟胃中痰挟之入肺，肺得水侵，故现水肿状，咳逆倚息生。症似气有余，实气不足，故短气不可接续也。法转胃气逆而痰可降，补肾虚而胃可顺。用**转胃汤**：山药、苡仁、人参、麦冬一两，白术五钱，牛膝、苏子、白芥子三钱，附子一分，陈皮三分。四剂愈。方名转胃，实转肾逆。肾逆而后胃逆，肾转正转胃也。此非大剂，则胃气必不通于肾中，肾气必不归肾内。倘但治痰，耗损胃气，肾气益逆。

一终日吐痰，少用茶水则心下坚筑，短气恶水，人谓水在心，谁知火郁于心乎。夫心最恶水，以水寒克心火耳。然心气不虚，水之入胃，正足养心，水亦不敢直犯，惟心虚则火先畏水，水即乘其畏以相攻，火又恐水之入心，欲出其火以相煅，水乃益坚，火欲出而不得，火自郁于内而气不宣，故筑动。短气，非气之真短也。火与水战，火正水之仇也，伤水恶水，又何疑乎。不可徒利水，必先消痰，消痰必损胃，胃气损，心愈虚，水与痰终难去。必补心以生胃，散郁以利水，则火旺水不能侵，自不停于心下而变痰湿。用**胜水汤**：茯苓、白术、半夏一两，车前子、人参三钱，远志、菖蒲、柴胡一钱，甘草三分，陈皮五分。四剂愈。即六君之变也。补心散郁，心气旺，火自通，火气通，胃气自旺，土旺自制水，何畏水攻心哉。

一口吐涎沫，渴欲饮水，然饮又不多，仍化为痰而吐出，人谓水在肺，谁知肺气热乎。夫肺主气，行营卫，布津液，周流一身，惟水入之，塞其气道，气凝不通，液聚不达，变涎沫。清肃之令失，金乃生火以自焚，故引外水以救火，然内火终非外水可息，外水亦非内火可消，故不化精液，仍变痰涎而上吐。法须清肺热，不取给外水则水不入肺，涎沫解。然金失清肃之令，实因心火克肺。肺因火侵，原思水相救，水乘而入，故欲解肺热，必须清心炎。用**解炎汤**：黄连、神曲五分，花粉二钱，黄芩、桔梗一钱，麦冬一两，茯苓五钱，甘草、陈皮三分。二剂愈，不必三剂。方清心肺热，则上焦火不留滞。然痰气过升，亦非所宜。加

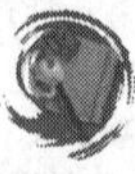

茯苓下行膀胱，则火随水走，其势自顺，既消痰，又降火，何至肺气壅塞乎。且不损肺气，所以痰易消，火易降也。

一少气身重，日吐清水清痰，人谓水在脾，谁知脾气寒乎。脾为湿土，最恶水喜火。火衰则水旺，水衰则火旺。而脾无火则为寒土，土寒则水不能化于土中，土且冻于水内，即有微火，仅化水不能化津，但变痰不能变液。且火衰止可化上焦水，不能解下焦冻，此清痰、清水所以上吐不下行也。水不行则湿流，四体乃重。必须利水消痰以燥脾土。然徒利徒消，究亦无益。盖脾衰由于肾火弱，不补肾火，则釜底无火，无以长生，是必补脾又必补肾火，而土自燥，土燥湿自除。用**燥土汤：**茯苓、白术一两，肉桂、半夏二钱，人参三钱，故纸、益智仁一钱，山药、芡实五钱，砂仁三粒。此方燥脾七，燥肾三，似重补脾，轻补肾。不知脾喜燥，肾恶燥，使燥肾太多，则肾先损，何以益脾，惟此则肾无过燥之虞，脾转受燥之乐，此用药之妙也。

一痰气流行，胁下支满，发嚏，轻声吐痰，不敢重咯，人谓水气在肝，谁知郁气在肝乎。夫肝藏血不藏水，宜水之所不到。然肝不郁则已，郁则血不藏，血不藏而予水以隙，水即乘隙以入肝，肝终不藏水，乃紧闭肝藏，水乃留伏肝外不散。肝因郁拈水，又因水愈郁，肝气之逆何如乎？胁下正肝部，肝气郁，即无水侵，且有胀急之症，况水停胁下，安得不支满。发嚏而痛者，以火郁未宣，得嚏则火欲出而不得，故吊动而痛。法须舒肝郁，佐消痰利水，随手奏功。用**开痰饮：**柴胡、半夏、甘草、炒栀仁、陈皮、薄荷一钱，枳壳三钱，苍术二钱，茯苓五钱。不必五剂。方专解肝郁，郁舒火散，木不克土，肝无郁火，自不上引痰涎之闭，宁有水停胁下，增人痛满哉。

一水泛为痰，涎如清水，入水即化，人谓肾中痰，谁知肾寒精变为痰乎。心肝脾肺痰，可于补中用攻，独治肾痰须纯补，不可少间攻痰。盖肾痰乃纯阴之水，阴火非阳火不能摄。阳火，水中火也。阴水泛而火微，阳水旺而火伏，大补肾火，痰自降矣。

用**八味地黄汤**：熟地、茯苓一两，山药、枣皮五钱，泽泻、丹皮三钱，肉桂二钱，附子一钱。一剂痰消。治肾痰未有胜于此方者。倘执方以概治痰症，又断不可。盖痰非肾泛，则痰为外邪，惟肾水上泛，实效如响。然必茯苓与熟地分两同重，则肾水归源，三焦之湿气尽化，万勿执仲景原方，谓茯苓不可多用，故表之。

一吐痰纯是白沫，咳嗽不已，日轻夜重，人谓肺火痰，谁知肾热火沸为痰乎。此阴虚火动，大约成于痨瘵居多，古谓吐白血也。其痰如蟹涎，不已，必变如绿涕，即痨瘵成，不可救也。然痨瘵吐白沫，是肾绝候也。亦有未成痨瘵，阴火初动，开手成此痰，与痨瘵已成若天壤，何可不救。然一味治痰，不治肾中之阴，不至成痨瘵不止。夫火沸为痰，成于肾火太旺，火旺水乃沸，不知火旺极由于水衰极。肾有补无泄，补水镇阳，不可用泻阳以救阴。倘轻用知、柏，毋论火不息，痰不消，且击动其火，以变痨瘵。法补水逐痰，痰消于乌有。用**定沸汤**：熟地二两，枣皮、麦冬、茯苓、山药、玄参一两，北味二钱，白芥子三钱。二剂，火沸之痰不知去矣，连服十剂，不可见二剂效止服。盖火沸之痰，实本阴虚，非多服补阴之药，则阴不能大长，火不能急散。幸人勿轻弃。

一偶感风，鼻塞咳嗽，吐痰黄稠，人谓痰塞胸膈，法宜吐，谁知风邪闭于肺乎。古有谓用吐而效者，以肺气闭塞，得吐则发越而气可开，谓吐有发越之义也。然必大满大实始可用，如瓜蒂散涌出其痰。若鼻塞咳嗽，吐痰黄浊，非大满大实可比，何必轻用吐法。不宜吐而吐，必损胃气。胃伤肺亦伤，肺胃两伤，旧疾去，新痰复生，吐必一而再，再而三，至三吐，必不可救矣。毋论虚不可吐，即实亦不可轻吐，以吐必须守戒，五脏反复而气未复，一犯戒，变症蜂起。况肺邪闭塞之痰，亦易表散。盖肺闭塞于风邪，非闭塞于痰。散邪肺气通，肺通痰自化，王道平平，吐乃霸道，不可常用，慎勿谓吐神于表散而尽用吐也。用**散痰汤**：桔梗、茯苓三钱，紫苏、半夏二钱，麦冬五钱，黄芩、甘草、陈

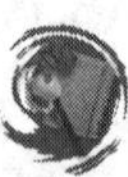

皮一钱。四剂全愈。方名散痰，实散肺邪。痰因邪结，邪散痰将安结？痰涎化，肺气无伤，不胜于吐法损脾胃乎。是表散之功足尚也。

一寒气入胃，结成寒痰，日呕吐，人谓寒痰在胃，谁知胃气之虚寒结为痰乎。凡人胃气旺，水谷化为精，原无痰之在胃，惟胃虚，仅消谷不能消水，水积为痰。然胃所以虚者，火衰也。火无火生不能制水，故水不变精而变痰。然胃自寒，水且变痰，况外邪又侵乎。内外寒合，自然痰涎日多，下不化，必上涌而吐，祛寒可缓乎？惟祛胃寒，必补心火，火旺土坚，何痰不化。用**六君子汤**加味治。人参、茯苓三钱，白术五钱，二陈一钱，甘草三分，肉桂二钱。六君补脾胃之圣药。胃病治脾，脾胃相表里，脾健胃更健。肉桂上补心火，下尤补肾火。心火旺而胃温，肾火旺而脾热，脾胃两热，寒痰立消。

一热气入胃，火郁成痰，痰色黄秽，败浊不堪，人谓热痰作祟，谁知胃火未消乎。胃火盛由胃土衰，胃土衰，外热犯之必相宜，何反化为痰？盖胃衰，水不化精以润土，土气大干，必索外水以相救，水多火胜，不能相化，胃郁不伸，胃火亦抟结不发，痰何能消？必变为黄秽败浊矣。然法不必治痰，补胃虚，少加散火抒郁，则胃复强，消痰更易，用**疏土汤**：白术、茯苓五钱，干葛、柴胡、陈皮五分，人参一钱，甘草三分，花粉三钱，竹叶三十片，甘菊二钱。四剂全愈。此补胃重，泻火轻，以火郁之痰，原未尝大旺。故补胃而火可散，散火郁自解，况加柴胡、干葛，郁开痰豁，必至之势。

一感雨露或地湿，致变痰，或为痰饮，支节酸痛，背心疼，脐下有悸，人谓湿痰成病，谁知脾气之湿，以助湿乎。夫脾最恶湿，必得肾火燥之，则污泥始成膏壤，而后水入脾中，散精无留伏，惟肾火衰，不能生脾，而脾愈湿，土湿自成痰，又加天地水气两相感召，则湿以添湿，痰更添痰，遂成滔天之势。法补肾火生土，而补火仍于补脾药中用之，则火无亢炎，土自健顺。用**五**

苓散治之。白术、茯苓一两，猪苓、半夏三钱，泽泻、肉桂二钱。四剂全愈。五苓利水神药。肉桂即温命门火，更能引湿痰化水，尽趋膀胱。尚恐旧痰去新痰又生，故加半夏消之，助苓、术醒脾，尤易奏功。土生火中，火旺土内，一方两得，脾肾兼补，五苓是也，岂仅利水哉。

一阴虚枯槁，肺困乏，嗌塞喉干，咯痰动嗽，人谓肺虚，谁知肺燥乎。夫夏伤热，秋必病燥，是燥必成于热。肺金最畏火炎，夏火盛，即宜发燥，何待火退金旺反燥乎？不知金畏火刑，出肺中之液，仅敌火气之炎，追火令既过，金无所畏，不足之气形，转难济肺气之乏，必求外水止渴，然外水入胃不入肺，且肺气燥，肺难自顾，何能下生肾水，肾日降取给，肺且益燥，咳嗽吐痰生。法宜补土生金。然健脾助胃药多燥烈，肺津未生，反增其火。必须润肺中大补肾水，水足金养，子富母自不贫。且肺气每夜藏于肾，前因肾涸，难迎不速之客，肺见主贫，半途必返，肾见肺金之燥，出其涸竭之水以济。夫水不足，火自旺。肺不敢受，于是不变津而变痰。此痰本不欲上升，无如上焦火旺，津液干，又取给于痰，暂救嗌燥，故咯而上升。追痰升，二火斗，而嗽又生矣。用**润燥饮**：麦冬、熟地一两，苏子、甘草、天冬、人参一钱，白芥子二钱，桔梗三钱，枣皮五钱，北味五分。十剂全愈。用二冬润肺，熟地、枣皮补肾，人参、五味益气，气旺尤易生津。又恐过于补肾而不走肺，又加升提，使益肺多于益肾。然参以助燥，更入苏子、甘草调和上焦，同白芥子以消膜膈痰，又不动火以增燥，何有咳痰之患。

一小儿痰气壅阻，窍隧不开，手足冷逆如风症，人谓慢脾风，谁知脾[1]虚痰盛乎。小儿以脾健为主，脾不旺，水谷尽变为痰。痰盛，经络痰结，窍隧闭塞，气即不能展舒。手足者，脾所属也，脾既不能舒，何能运动乎手足，故逆冷，非外风中也。风性动且急，使真有风，暴急莫当，安有微缓舒徐？无奈世人巧名

[1] 脾：原作“肝”，今据《辨证录》改。

慢脾风，制牛黄、犀角、蛇、蝎等药，至杀儿如草，惜哉！使用健脾，少佐祛痰，则无儿不活。用**健脾开涎散**：人参、花粉五分，茯苓、白术、苡仁二钱，陈皮、干姜二分，砂仁一粒。三剂全愈。此方健脾消痰与六君同。然六君用半夏，未免耗气，此方专利脾湿，又通气温中，更胜六君。倘用之治小儿痰，何致小儿夜泣于九泉。

一老痰结成黏块，凝滞喉间，咽不下，吐不出，人谓肺气不清，谁知肝气甚郁乎。此必成黄秽色，盖留于膜膈之上也。老人虚人最多，非舒发肝气断难消，然徒舒肝气，不大补肝血，则胁间之燥不能除，膜膈之痰不能化。然肝血，肾所滋也，补肝必须补肾，但补肾不兼消痰，则所输之水适足以资盗粮。用**润燥破痰汤**：白芍一两，香附一钱，青黛五分，花粉、白芥子二钱，玄参五钱，茯苓、山药三钱。四剂老痰尽消。此肝肾两补，既无助燥，又鲜增湿，肝气宣，肝血养，则肝火不聚于胸中，自老痰不凝于胁内。但老痰最难速效，须多服，不可责近功。

一痰在膈上，大满大实，气塞不伸，药祛不下，人谓邪在上，谁知邪在下乎。夫上病宜疗下，何古人用上治吐法而能愈乎？此一时权宜也。世遵张子和，一见满实便用吐，谁知尽可不吐哉。凡满实下之自愈，但下不同耳。下乃祛入胃中，非祛入肠中。痰涎上壅，原胃火盛，泻胃火，自见胃气之不足，胃无满实，膈中无满实，又何能重满重实哉？必痰气尽消，尽落胃中矣。何必涌痰上吐，损伤胃气，使五脏反覆哉。用**降痰舒膈汤**：石膏、花粉三钱，厚朴、枳壳、半夏一钱，茯苓五钱，益智仁五分。二剂愈。此泻胃降痰，实有神功。方虽性烈，然胜吐实多，世欲用吐者，姑先用此汤，不效再用吐药，其益无穷，勿哂医学平庸，用药胆怯耳。

一遍身大小块，累累不一，人谓痰块，谁知气不行，痰因结之不散乎。怪病多生于痰，身中长块，亦怪病之一也。然痰之生，本于湿，块之结，成于火，故无湿不能生痰，无痰不能生块。然苟气旺，湿又何留？湿苟不留，火又何起？是消块不必去火，惟在消痰。亦不必消痰，又在亟补气治本源也。用二**陈汤**加味治之。人参、茯苓、半夏、白芥子三钱，陈皮二钱，白术五钱，姜炒黄连五分。三十剂全消。此消痰圣药，亦消块神方。

一性喜食酸，多食青梅得痰饮，日间胸膈如刀刺，至晚痛止，膝胻大痛，人谓胃寒，谁知痰饮随气升降作痛乎。痰在上宜吐，在中宜消，在下宜降。胸膈痰，在上焦也，必当用吐。但吐痰必伤气，无论大吐，脏腑反覆，胃气之亡必多。况多食酸则肝必旺，木旺不畏金，金又不旺，则木定肆横逆，以伤中州土。虽久痰顿失，新痰必生。法宜于吐中仍行胃平肝之法，使痰去正不亏。用：参芦、白芍、白芥子一两，瓜蒂七枚，竹沥二合。一剂大吐，痰去痛如失。后用二陈调理，不再剂❶。前方名**倒痰汤**❷，用参芦扶胃，白芍平肝，白芥子、竹沥共入于瓜蒂中吐痰，即用消痰之药，使余痰尽化，旧痰去，新痰不生，得治痰之益，又绝伤气之忧。

一偶食难化物，忽动惊，因而食减，形体憔悴，面黄瘦，畏寒作热，数载不愈，人谓劳瘵，谁知痰裹其食不化乎。夫伤食，必手按而痛，况痰裹食，其痛尤甚，宜易知，何经年而人未知？且食至岁月之久，何以久留于腹？不知食因惊而留于腹，存两胁旁，外有肋骨护之，手按痛外不能及也。食因痰裹，痰不消，食亦不化，故留中数载仍为旧物。两胁乃肝部，痰食积于中，自生如疟之状，发寒热，状如痨瘵，其惊气未除也。惊气未解，痰食又如故，病又何能愈哉。法宜开惊，降痰食，数载之病，一朝去矣。用**释惊汤**：白芍一两，当归五钱，青木香、大黄、白芥子、茯苓三钱，麦芽、枳实、枳壳一钱，甘草五分，山楂十粒。一剂痰食尽下，不必再剂。此方消痰降食，专走两胁，开惊气，故神。

❶ 剂：《辨证录》作“痛”。

❷ 倒痰汤：原无，今据《辨证录》补。

卷 十

鹤 膝

一足胫渐细，足膝渐大，酸疼在骨中，体亦渐瘦弱，人谓鹤膝风，谁知水湿入骨乎。夫湿必由皮入，何径入骨？况骨最坚，湿难深入，何竟入于膝？盖成于立而行房。凡房事必劳筋骨，至精泄，髓必空虚，髓空则骨亦空，邪即乘空而入。若膝则筋骨联接之处，骨静膝动，动宜散，静宜聚，何骨之静处反瘦削不堪，膝之动处反壅肿若盛？不知动能变，静不能变。不变形消，变者形大，法当急治肾。然所犯者湿，乃阴邪，阴邪必须阳气祛之。肾精，阴水也。补精则精旺，阴与阴合，两阴无争斗之机，不战邪何能去？故不补精当补气。用**蒸膝汤**：生芪八两，金钗石斛、苡仁二两，肉桂三钱。水煎二碗，先服一碗，即拥被卧，觉身中有汗，再服第二碗，必两足如火热，切不可坐起，任其出汗，汗出至涌泉下，始缓去被，否则万不可去。二剂全愈。此方补气大峻，然气不旺则不能周遍一身，虽用利湿健膝药，终难直透邪所犯处而祛之。但不加肉桂，寒湿裹住膝中，亦不能斩关直入骨髓，大发其汗。盖此病无风，若作风治，愈耗其气，安能取效。

鹤膝有二，一本水湿，一本风湿。前言水湿，而风湿入骨又若何？大约水湿，骨重难移，风湿，骨轻可走，酸痛则一。然水湿之痛一定不迁，风湿之痛去来无定。然不可徒治风湿。用**散膝汤**：黄芪五钱❶，防风、肉桂三钱❷，茯苓一两。服后亦拥被，

❶ 五钱：《辨证录》作“五两”。
❷ 三钱：《辨证录》作“五钱”。

听其出汗，汗愈多，去病愈速。黄芪得防风而功愈大，多用黄芪，恐人难受，加入防风，能于补中行气。得肉桂辛散，引入阳气，直达至阴中。又茯苓共入膀胱利水湿，内既利水，外又出汗，风湿能不解乎。但大汗，人恐亡阳，谁知用散药以出汗者可虑，今黄芪补气出汗，乃发邪，汗非损正，汗反益阳，故二剂收功。

疠风

一头面身体见红斑，后渐皮破流水成疮，须眉落，遍身腐烂，人谓大麻风，谁知火毒结成乎。此病南粤多，以地长蛇虫，热毒之气裹住于皮肤，湿蒸之气又遏于肌骨，故内外蕴结不宣，反致由斑而破，由破而腐也，最恶之症，患者亦不幸矣。然他处未尝不有，似非仅感蛇虫。盖毒气何地蔑有？湿乃天地之气，正不可分南北也。曾在燕市见一患者，平生实未南行，可见大麻风随地皆有。法必先解毒。然元气虚者近多，徒泻毒，必损真，但补正又恐引邪入内，要于补中散邪为妙。用**扫疠汤**❶：苍术、苍耳子三钱，熟地、玄参一两，车前二钱，银花二两，苡仁五钱。二十剂全愈。此方补肾健脾，又散风、去湿、化毒，攻补兼施，倘纯用寒凉或风药，鲜有奏功。

一大麻风，有居南粤外亦患者，人亦谓火毒，谁知感酒湿而成乎。盖酒气薰蒸最害人，或卧酒糟上，坐酒缸边，皆能成病，大约多得于房事后。盖行房泄精，毛窍尽开，酒气易中，症与大麻风无异。但感酒毒成大麻风，家人不染。法在兼化酒毒为妙。用**解疠神丹**：茯苓二钱，白术、苡仁五钱，黄连一钱，玄参一两，银花三两，柞木枝三钱。二十剂，未烂者可愈。四十剂，已烂者亦愈。方健脾兼去湿，化毒兼解酒，正无伤，邪易退。倘认火毒，祛毒泻火，置酒毒于不问，非善治之法也。然必闻酒香而生憎，饮美醁而添疼，此感酒毒也。倘闻酒香而流涎，饮美醁作

❶ 扫疠汤：《辨证录》作“散疠汤”。

痒，非酒毒，乃火毒也，最宜辩。

遗 尿

一遗尿，畏寒喜热，面黄体怯，大便溏，小水必勤，人谓小肠虚，谁知肾虚乎。肾与膀胱相表里，膀胱之开阖，肾实主之。肾气不行于膀胱，则水不能出，是膀胱必得肾气而后出。肾衰，宜膀胱闭也，何肾寒膀胱反不闭乎？不知膀胱奉令于肾，寒则肾失其令耳。肾无令以行于膀胱，膀胱自不约矣。法约膀胱水，不如约肾水，尤不若温肾水而肾水缩。用**温泉饮**：白术、巴戟一两，智仁三钱，肉桂一钱。一剂即止，四剂不再遗。方中肉桂、巴戟温命门火，智仁断膀胱漏，自病与药宜，独白术利腰脐，人未必知。盖遗尿虽肾寒，亦由腰脐之气不通，则水不走小肠，竟走膀胱。通腰脐气，则水迂迴自走小肠。小肠与心为表里，心气能摄，不遗也。且白术又上补心，心虚则水泻，心气旺，水又难泻矣。故同群共济，心气交而泉温，亦心气交而泉缩。

一年老，日夜不必卧而遗尿，较前症更重，此命门寒极不能制水。老人孤阳，宜水衰不宜火微，何至寒极而自遗？盖人有偏阴偏阳之分，阳旺则阴虚火动，阳衰则阴冷水沉。年少过泄其精，水去火又何存。夫火无水制，则火上炎，水无火制，则水下泄。老人寒极而遗，正水中无火耳。但必须于水中补火，以老人火衰水不甚旺。用**八味地黄汤**：熟地、枣皮一两，山药五钱，茯苓二钱，泽泻、丹皮、附、桂一钱。二剂溺止，十剂全愈。自后每日服一两，不再发。此汤水中补火圣药。水中火旺，肾中阳气自通小肠，下达膀胱，膀胱得肾气开合，一奉令于肾，何敢自私，听水之自出乎？气化自能出能闭。惟苓、泻最利水，于老人似非甚宜，丹皮清骨中热，遗尿症宜助热不可助寒，故略减分量，以制附、桂。斟酌得宜，愈见此方之妙。但加减奏功，去留寡效。

一憎热喜寒，面红耳热，大便燥结，小便艰涩作痛，卧反遗尿，人谓膀胱热，谁知心火亢乎。心与小肠为表里，心热小肠亦热，然小肠主下行，心火大盛，小肠之水不敢到肾，只到膀胱，膀胱与肾相表里，到膀胱即到肾矣。然膀胱见小肠水，原欲趋肾，意不相合，且火又盛，自化气而外越，听其自行，全无约束，故遗尿。法将泻膀胱，膀胱无邪，补膀胱，膀胱无损。惟泻心火，遗尿自止。用**清心莲子饮加减**：茯苓、二冬、莲子心、玄参三钱，黄连、丹皮二钱，白芍五钱，陈皮五分，紫菀一钱，竹叶三十片。三剂全愈。此专清心，不止小肠水。此症愈止愈遗。

脱　肛

一大便直肠脱下不收，久则涩痛，人谓肠虚下陷，谁知阳气衰不能升乎。夫脱肛半成于脾泄，泄多则亡阴，阴亡必下坠，坠甚气亦下陷，肠中湿热之污秽，反不能速去以取快，用力虚努，直肠随努而下。迨湿污尽，脱肛症成，欲再收上，竟不可得。法必须升阳，佐之去湿热，然提气不用补，气不易升，补气不润肠，则脱难收。用**提肠汤**：人参、当归、茯苓三钱，黄芪、苡仁五钱，白芍、升麻、槐米一钱。四剂肛入，再四剂，不再脱。方补气升提，则气举上焦，一身滞气自散。润肠则湿热自行，何致邪留肛门使后重。

一不必大便亦脱肛，疼痛非常，人谓气虚下陷，谁知大肠火奔迫而出乎。大肠属金，最畏火，火炎上，何下逼使直肠脱？盖肛乃魄门，属肺，肺与大肠为表里，唇齿相关。大肠不胜火，乞救于肺，肺居膈上，远不可救，乃下走肛门，聊为避火。肛门既属肺，肛门亦金象，大肠畏火，肛门独不畏火乎。夫大肠宽广，不能容火，况肛门直肠能延接客兵以拒火攻乎。然魄门与大肠既有同气，祸难相投，宁忍坐弃，故以己地让之，已甘越境以避，此肛门所以脱也。疼痛者，火焚被创，无水以养。此症用升提反增苦楚。盖升提多是阳药，阳旺阴愈虚，阴虚火益盛。宜泻肠中火，火息金自安。然胃火盛，大肠火亦盛，肾水平，大肠水亦干，不泄胃火，不益肾水，则大肠水不生，火不息，何以使大肠

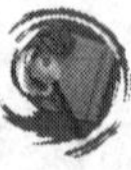

气返于腹中，肛门直归于肛内。用**归肠汤**：玄参、熟地一两，石膏、丹皮、当归、地榆、炒荆芥三钱，槐米二钱。三剂愈。此胃肾同治，兼清大肠火，水源不断，火气自消，故国可归，有不急返乎。客去主安，自然之理也。

阳强不倒

一阳强不倒，与女合立泄，泄后随又兴起，人谓命门火，谁知阴衰之极乎。夫阴阳原相平，无阳则阴脱而泄，无阴则阳孤势举，二者皆杀人。较之阴脱骤死，阳孤缓死。似骤死难治，缓死易医。孰知阴脱，其阳不绝，补阳可以摄阴；阳孤，其阴已涸，补阴难以制阳。盖阳生阴甚速，阴接阳甚迟，故脱阴留阳可援，孤阳无阴不救。然阴根于阳，补阳阴可生，安在阳根于阴，补阴即不生阳乎。使有一线之阴，阴必可续，阴续，阴必可生，阴生，则阴日旺，阳日平。用**平阳汤**：玄参三两，枣皮、骨皮、丹皮一两，沙参二两。十二剂愈。方纯补阴，更凉骨中髓。又恐纯阴与阳不入，加枣皮，阴中有阳，引阴入阳，制其太刚，真善于制阳也。倘用知、柏寒凉折之，反激动龙雷之火，恐阴不入阳中，阳反离阴外，有不死哉。

一操心勤读，平时刻苦搜索，及入房，鼓勇久战，至阳举不倒，烦躁口渴，目红肿，然饮水不解，人谓阳旺极，谁知心肾二火齐动乎。心肾无一刻不交，心交于肾，肾火无飞腾；肾交于心，心火无亢烈。今日劳心，心不交肾，夜劳肾，肾不交心矣。则水火不济，觉一身无非火气，于是心君失权，肾水无力，命门、心包之火反合而不离，骨中髓动，髓海煎熬，肝中龙雷之火起而相应，并三焦火附和上炎，火尽上升，阳无所寄，势不得不归于下，下又无可藏，走于宗筋阴器，而阳强不倒。此至危症，非迅解二火，阳何能遽倒。盖二火乃虚火，不可寒凉直折，惟引火归源，少用微寒以退浮游之火。用**引火汤**[1]：玄参、沙参一两，

---

[1] 引火汤：《辨证录》作“引火两安汤”。

麦冬二两，丹皮五钱，黄连、肉桂一钱。二剂阳倒，四剂火定。减连、桂，各只用三分，再数剂，火不再动。此妙在补阴退阳，补阴无腻重，连、桂同用，以交心肾，心肾合水气生，水气生，火气自解，况玄参、麦冬、沙参退火仍补水，故火退而解亢阳之祸也。

发斑

一身不发热，胸胁间发红斑，不啻如绛云一片，人谓心火极热，谁知胃火郁极乎。胃火本炎上，何郁滞不宣？盖风寒外束也。然火蕴结胃中，终不能藏，不得出而必欲出，于是外现皮肤发斑。投凉药则拂热性变狂，投热药则助火势增横，似风药和解为得，然火旺者水必衰，不补水竟散火，胃中燥热不得风而愈扬乎。诚于水中散火，则火得水而有制，水佐风而息炎，断不致必汗亡阳成不救。用**消红汤**：干葛、升麻、花粉二钱，玄参、当归、生地、麦冬一两，芍药五钱，甘草一钱。方妙在补阴制火，凉血化斑，但散不寒，但和不战，自郁宣热减，水旺燥除。

一满身发斑，细小密排，时痒痛，人谓肺火盛，谁知肺火郁乎。肺主皮毛，肺气行，皮毛开，肺气郁，皮毛闭。夫所以郁者，以心火刑金，外遇阳风寒，火不能达于皮毛，斑乃现矣。治仍宜泻火。然火郁皮毛，不解表，骤泻火，反遏火气，不达外，转内攻，表必变里症，尤可虑。故必散表佐消火，斑自散。用**散斑汤**[1]：玄参、麦冬五钱，升麻、荆芥二钱，白芷、甘草、黄连一钱，生地一两，花粉三钱。二剂全消。此散多于清，以清火则火愈不宣，散风则风解火息。

火丹

一身热后其身不凉，遍身俱现红紫，名火丹。人谓热在胸

---

[1] 汤：《辨证录》作“饮”。

膈，谁知热在皮肤。夫火丹、发斑，热虽同，症各异。盖发斑红白间，火丹一身尽红。发斑，热郁内发外，火丹，热郁外趋内。发久有散机，趋内必深入。故发斑轻，火丹重。法祛水散火，使火外出不内攻。用**消丹饮**：玄参三两，升麻、桔梗二钱，麦冬一两，甘草一钱。不必二剂。玄参散浮游火，麦冬滋肺，升、桔散表于毛窍，甘草调和脏腑、经络，引火外出，故神效。

一赤白游风，往来不定，小儿最多，似发斑，但发斑有一定之根，赤白游风无一定之色，人谓三焦实火，谁知胃火郁热乎。夫胃火不郁，必发汗亡阳，惟火不宣，则热在内不在外。然必由内达外，又不可遽达，于是或发此移彼，或现白改红，竟无定象。治法自宜清热，清热必须凉血。然血寒则凝滞不行，虽血能止火，终难散火，又必须行血以舒热。用**清火消丹汤**：生地一两，丹皮、玄参、赤芍三钱，甘草、花粉一钱，牛膝、荆芥二钱。四剂愈。此方凉血并行血，清火并散火，无大寒，无甚热，郁易开，火易达。

一满身发斑，色黄白，斑上有水流，时痛，久之皮烂，人谓心肝火，谁知脾肺湿热乎。火丹有赤、白二症。赤丹皮干，白丹皮湿。赤丹属心肝火，白丹属脾肺湿。然热郁皮毛，则赤白、干湿一也。夫湿从下受，病宜在下身，何上身亦成黄白丹？盖脾，肺母，脾病子愿代母，将湿气分散，皮毛火热亦随外越，然脾病，肺尚不切肤，邪畏肺气健，不敢径从皮毛而泄，反留恋于皮毛外，现黄白耳。法利水湿，解火热，仍从膀胱下走，正不必外逐也。盖湿热原在脾不在肺，母逐其仇，子有不共逐乎。故祛脾之湿热，肺中湿热自散。用**除湿逐丹汤**：防风[1]，二术、栀子三钱，赤茯苓五钱，陈皮五分，厚朴、猪苓一钱，甘草、薄桂三分。数剂丹退愈。此利水多，散火少，以湿重难消，水消火亦消。

---

[1] 防风：《辨证录》用量作“三分”。

离 魂

一心肾两伤，忽觉己身分为两，人未见，己独见，人谓离魂，谁知心肾不交乎。心不交于肾，梦不安；肾不交于心，神发躁。然此犹心病肾不病，肾病心不病也，故梦虽不安，魂犹恋心中，神虽发躁，魂尚依肾内，魂欲离而不能。惟心肾两亏，则肾精不能交心，心液不能交肾，魂乃离。然藏魂于肝，不藏心肾，心肾亏，肝气未伤，则肝能藏魂，何至离？不知肾，肝母，亏则无不养肝；心，肝子，亏则无液耗肝，肝又伤，肝伤则血燥，血燥则魂不藏，往来心肾，母不生，子不养，魂安得不离。似宜大补肝血，引魂以入，然心肾不补，仍耗肝气，魂必复离。用**摄魂汤**：生枣仁、当归、枣皮、茯神、巴戟五钱，麦冬、熟地、白芍、人参一两，远志、柏子仁、白芥子二钱。数剂不再离。此三经并治，肾水润，肝不燥，肝血旺，心不枯，自然魂定神安，目不歧视。

一思想情人不见，以至魂梦交接，醒又远隔，昼思夜梦，忽忽如失，遂觉身分为两，知外事，人谓离魂，谁知心肝气郁乎。肝藏魂，气郁肝气不宣，宜魂不出，何反出？夫肝郁必克脾，思又伤脾，脾伤不能输精于心肝，心气必燥，肝因郁血干，无津以润心，心更燥，心燥则肝气不安，欲出气顾心，情人不见愈郁，郁极火炎，魂不愿藏于肝，随火外出。魂既外出，躯壳未坏，故能回顾己身，视身为二。必须舒肝郁，滋心燥，兼培脾土，使土气得养，生津即能归魂。用**舒魂丹**：人参、白芍一两，当归、白术、茯神、麦冬五钱，丹砂末、菖蒲、柴胡、郁金、花粉、甘草一钱。二剂愈。此心、脾、肝同治，舒肝为甚。病成于郁，解郁神魂自定。

一狂初起，身在床能知外人，口骂詈，嫌人不出户迎，人亦为离魂，谁知胃火犯心乎。心本生胃，谊关子母，何敢犯心，使心神出外？不知胃乃心娇子，胃弱则心火养胃，胃强心反避胃

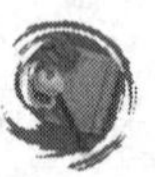

矣。盖心火宁静，胃火沸，胃且自顾不暇，甚至犯上作乱，心君姑息，宁下堂而避胃火，故心神外出成离魂。夫魂离宜随亡，何尚苟延？因心神虽出，心气犹未绝耳。舍**人参石膏汤**❶无二法。然必须大剂，恣其酣饮。最宜多者石膏，其次人参。大约石膏宜二两，人参须一两，倘畏首畏尾，少用人参、石膏，均无济。或谓多用石膏，少用人参，何不可？嗟乎！定狂虽藉石膏，返魂非人参不可，盖魂出回宫，摇摇靡定，非多用人参，将何以镇国。

疰　夏

一夏令便身体昏倦，四肢无力，思睡，脚酸腿软，人谓疰夏之病，谁知肾水乏乎。夏令火炎，流金烁石，全藉肾水，则五脏不至干燥。然四时皆相生，独夏火克金，人至夏常困倦，但不至疰夏之甚。疰夏者非夏天精泄之故，乃冬不藏也。精不藏于冬，火难盛于夏，困乏之形见。然夏令火盛，多伤脾胃，困乏自是胃气弱，脾气衰，与肾水似无干。讵知肾无水，不能分润脾胃，脾胃水干，何能制外火之旺乎。火无水制，土受火刑，则脾胃无津，势难转输手足，四肢无力，精神倦怠。必以健脾开胃为主。脾健胃开，饮食自化，精以生。肾水又得补肾药蒸动脾胃气，水土不相克而相生，何虑疰夏之病哉？方用**胜夏汤**❷：白术、茯苓、枣皮二钱，陈皮二分❸，人参五分，北味、神曲三分，熟地五钱，白芥子一钱，山药、芡实三钱，炒枣仁三钱❹。十剂精神焕发，二十剂身健。轻重多寡，配合入妙，既无阳胜，又无阴衰，醒脾胃气，生心肾津，可久饵效，亦可近图功。

一炎伏懒，饮馔气力全无，腹中闷胀，少遇风凉，大便泄，人谓疰夏，谁知脾气困乏乎。夫肾先天，脾后天。脾气健，饮食自化精以供先天肾水之不足。春冬先伤脾土，则土衰难以化物，

---

❶ 人参石膏汤：《辨证录》作“人参竹叶石膏汤”。
❷ 胜夏汤：《辨证录》作“胜夏丹”。
❸ 二分：《辨证录》作“三分”。
❹ 三钱：《辨证录》作“一钱”。

饮食必停胃中。水无脾土资生，则肾气更涸，何能分布筋骨？此精神气力所以乏也。然欲脾气生，须补肾中水火。用**八味丸**：熟地八两，枣皮、山药四两，丹皮、泽泻、茯苓三两，附子❶一枚，桂二两。六味补水，附、桂补火，补火水多于补火，则火得水益而不燥，土得火利而不湿。此补先天以益后天法也。

脚　气

一两脚忽红肿发热，两胫俱浮，作痒痛，人谓伤寒，谁知脚气乎。伤寒原有脚气门。脚气感染湿热，先下受，伤寒感风寒，先上受，故伤寒属阳症，脚气属阴症。阳病变阴似难治，阴病变阳似易医，殊不知湿热从下感，宜从下治。若用风药，邪上行反致上犯，以风药多升阳，阳升阴邪一至，犯心即死，非阴变阳之谓也。所以脚气忌用伤寒法。宜下消湿热，身热自解。方用**消跗散**：茯苓、苡仁一两，茵陈、防己、栀子炒、木瓜一钱，泽泻三钱。数剂全愈。方利小水，使湿热气尽从膀胱下泄，不必又散邪。或疑身发热未必无邪，何但利小便邪即散？夫膀胱，太阳经也。风邪初入，多在膀胱，膀胱大利，邪又何居？况脚气原无风邪，不过膀胱气壅下不行上发热。今治下而下通，上又何不通。上下气通，热自解。一用风药，引阴湿入阳分，反成不治。盖散邪断断不可。冬月且然，况三季乎。

中　邪

一忽见邪，大骂，自责，口吐顽涎，目上视，此中肝气邪也。夫邪不同，不离五行者，近是。此中木气之邪。木邪亲木，又何疑？然肝气不虚，邪何从入？是邪乃肝气自召也。治邪必须治正，正旺邪难留。然邪旺，一味补正，邪拒不入，亦必败之道也。又须仍佐祛邪，则邪自退。用**逐客汤**：柴胡、白矾二钱，茯苓五钱，半夏、炒栀子、神曲、白术三钱，白芍一两，菖蒲、甘

❶ 附子：此下《辨证录》有“甘草水制之”五字。

草、枳壳一钱。四剂全愈。方平肝气泻火，补肝血而化痰。痰火既清，邪又何藏？况半是攻邪之药，木邪既旺，其敢争乎。

一猝遇邪，忽卧倒，口吐痰涎，不能出声，发狂乱动，面目大红，发或上指，此中心气之邪也。心属火，邪中心，即火邪犯心。心君宁静，邪犯立死，断不使邪附于身，发狂乱动，时日多延。不知此火邪犯膻中府，非犯心也。惟膻中非心比，何即不能出声？盖相臣盗执，君胆颤，紧闭皇宫，何能颁文讨贼，号召勤王？相恐贻害君主，怒气忠勇上现于面，目皆尽裂而又身无寸铁，情激呜咽，发上指，此邪激外祟形也。然相必庸碌，邪乃敢犯，不治膻中虚，惟泄火邪，则正益虚，邪益旺，非治之善也。用**助相祛除汤**[1]：人参五钱，茯苓、生枣仁、半夏、白芥子三钱，远志、黄连、白薇二钱，甘草、枳壳一钱。此助膻中气，兼泄火消痰，邪不敌正而自遁，如朝堂变乱，羽林云集，圣主凭城指挥，相长恃无恐，大呼斩杀，贼犹敢拘执相臣乎。

一忽中邪，目见鬼神，口胡言，或说刀斧弓矢伤身疼痛，呼号不已。此中肺气邪。肺属金，邪乘肺气虚入，自是金气邪。其神必金甲将军，其鬼必狰狞，或断头折足，带血淋漓，似非内召。然肺藏魄，肺虚魄外游。魄阴，鬼神亦阴，同类尤易召入。且肺主皮毛，肺虚毛窍尽开，邪乘空窍入腑，由腑入脏。必须治肺气虚。但肺娇脏，治肺药不能直入肺，则攻邪药又何能直入肺？然肺畏火喜土，补脾胃，肺气自旺；泄心火，肺邪气自衰；少佐消痰逐邪药，何邪不散。用**助金祛邪丹**：麦冬一两，茯苓五钱，黄连五分，苏叶、甘草、人参、陈皮一钱，桔梗、花粉[2]、神曲二钱，白术三钱。三剂愈。此方心肺脾胃同治也。攻邪不伤正，故正回邪即散。

一猝中邪，眼目昏花，或见妇人小儿，目注恋，彼此调笑，遂心魂牵缠，谵语淫乱，低声自语，忽忽如失。此肾气水邪也。

---

❶ 助相祛除汤：《辨证录》作“助腑祛除汤”。

❷ 花粉：《辨证录》用量作“三钱”。

邪乘人邪念而入，古云：心正不怕邪。然邪念生，正不衰，邪乌能并。惟正虚又起邪念，是予可入之机也。但肾有补无泄，似人肾气无不虚者。不知此言肾中真阴，非言肾中正气。正气虚，邪火旺；邪火旺，邪气生。所以正气未漓，虽真阴少亏，邪不能入。惟真阴大亏，正气又丧，邪始得凭。法须补肾正气，邪不必治。盖攻肾邪，必损正气。邪不攻，邪又何散？讵知攻肾邪不在攻肾在攻胃，以胃为肾关也。邪在肾关，肾正气不能上通心，故作郑声。捣关门之邪，正救肾也。用**捣关救肾汤**：人参、芡实、玄参五钱，白术、山药、苡仁一两，白芥子、泽泻、半夏三钱，知母、厚朴一钱。三剂全愈。方妙在治胃邪仍是治肾药。或谓治肾不宜治胃？以胃上肾下，肾邪宜直入矣。何治胃能愈？不知人肾药必先入胃后入于肾，邪虽因肾虚入，但入肾不肯仍安于肾，故泄胃邪即泄肾邪也。今兼治，则二经俱无藏邪之地，故奏功。

一忽感邪狂叫，见人则骂，大渴索饮，身出汗似亡阳，然亡阳必躁动非常，此虽高声狂叫，卧在床，绝不登逾垣，听木声大笑，聆人言开颜，畏天光日色。人谓阳明热病，谁知中土气之邪乎？脾胃，土，脾阴胃阳。土邪多不正之气，故病兼阴阳。攻阳，阴邪未去，有逗留；捣阴，阳邪仍在，多狂越。必阴阳两治，邪始不停留。用**兼攻汤**：石膏五钱，人参、南星、半夏三钱，白术、麦冬一两，陈皮一钱，厚朴二钱。三剂全愈。方泄阳火、平胃、祛阴痰、养脾。脾胃气旺，正足攻邪，邪自散。人以脾胃为主，土正气衰以致土之邪入。邪入，正土即崩，可不急补正气乎？故诸邪袭人[1]，皆急补正，土邪尤甚。固脾使不崩摧，生胃使不消败。倘徒攻邪，必死，戒之。

一魅凭经年不愈，裸体瞠目，大声骂打，见药即倾地。人谓邪入心，谁知火热在胃乎。胃火一发多不救，何魅凭反不发狂？或谓裸体、瞠目、诟骂、打人，非狂乎？然狂乃自己发狂，魅凭己不欲狂，代为之狂。此仍是祟，非病。然病成于祟似狂，毕竟

[1] 袭人：此二字原无，今据《辨证录》补。

有因，不治狂岂能愈？惟无祟可治狂，有祟治狂，药不能入口。然狂病必胃热，热病见水，必心快朵颐。吾用水解热，即用水定狂。用**轸水散**：用蚯蚓数十条，捣烂，投水中搅匀。少顷，去泥。取净水一大盆，放病者前，切不可劝饮，病者见之色发，必自饮。安卧醒，狂定祟去。夫祟喜洁恶秽，水入蚯蚓则秽，宜魅恶。然水投病者所喜，祟不得禁其饮。蚯蚓解胃热，又清心，故入即爽。然清心热解，祟安可凭。

中　妖

一偶遇妖狐，缠绵不去，骨瘦形枯，濒死。妖狐本盗人精，精为人根本，然房劳过泄，必劳筋骨，因此成痨，自不救。狐媚盗精人人昏迷后取，其筋骨安闲，虽泄精多，苟药得宜，尚可接续，以梦中窃盗，肾根未漓也。然徒大补精，终为妖取，必内外兼治，狐媚可祛。内用**断媚汤**：巴戟、人参、熟地一两，枣皮、茯苓五钱，日一剂，须服三月。外用**却媚丹**❶：花椒一两❷，生附子、细辛三分，麝香一分，砂仁三粒，瓜蒂三枚，三奈一钱。为末，蜜调。男搽玉茎上下，女搽玉户内外，狐见必大骂去，不再来。如此七日，断迹。内治不过补心肾，外治实有妙理。妖迷人，先以唾入人口咽其精即昏迷，妖乘迷，乃用舌战，人如梦非梦，任其口吮，乐甚而泄精。外治药非妖所喜，吾即因其恶而制之。

一妖绸缪缱绻数月，身干皮裂，宛如蛇皮斑，此蛇祟也。蛇系至阴，能盗至阳之气。肺主气，肺气尽为蛇妖所吸，则肺气不能生津，津枯肺无所养。肺主皮毛，内既不能养肺，又何以养皮毛？此燥裂如斑之形见。法宜补肺气。然补气，邪正所喜，不若用解毒药于健脾利水中，则邪易散，正可回。用**逐蛇汤**：白芷、苍术、车前子一两，白术二两。小便中必有黑气喷出，随溲而

❶ 却媚丹：《辨证录》作“祛媚丹”。
❷ 一两：《辨证录》作“一钱”。

泄。四剂斑少软。另用雄黄、白芷二两，为细末，滚水煮数沸，乘热薰洗。如是三日，斑尽消。仍服前汤，四剂愈。再用**四君子汤**加味治。人参、茯苓三钱，生草二钱，白术[1]、麦冬、百合一两，天冬、沙参五钱。一月复原。否则，毒虽解，弱极成痨瘵。盖蛇最怕白芷，药在房煎，彼闻气即遁。但煎药、修药时，俱不可令人知，以人不知，妖断不觉。

一身体伶仃，有皮无肉，胸胁间长成鳞甲，然健饭，人谓与龙交致此。然与龙交，身变鳞甲必有肉，盖为龙所爱，岂有丧命之理？且与龙交，龙必输精气，人且变龙，遇风雨而化去，安有仅存皮骨者乎。此非龙交，乃龙盗人气而肉尽消耳。真气为龙所盗，盖龙属阳恶阴，人精属阴，故吸气不吸精，犹存人世，长成鳞甲。盖胸胁生鳞甲，吸气时不能一口吞咽龙气，呼吸之间，龙涎偶沾濡胸胁，遂生鳞甲。此必入水沐浴，龙怒其秽浊而得也。必化龙毒，大补真气。用**解鳞丹**：人参三两，白术二两，茯苓、当归一两，生草、麦冬五钱，肉桂二钱，白矾二钱，丹砂，末入药煎，不可生用调服。取熟用，有毒以攻毒、白芥子三钱。一剂甲消，再剂气旺。减药半，二十剂全愈。方补气，少佐白矾、丹砂。白矾最软坚化痰，丹砂最化鱼龙毒，二味入补气中，全无干碍，故成功。或问：龙吸人气，阳气尽散，宜胃气消，何健饭如故？讵识胃为肾之关，肾精未散，胃火犹存，肾火上蒸，胃火接续，胃气升，故可救全在此。

一山林遇少妇，野合大战，泄精如注，倦极困卧，醒失妇，玉茎先微痛，后大痛，三日肿如黄瓜。人谓浪战伤，谁知妖毒乎。花妖，花木精也。花木毒不宜至此，不知物历年久皆有毒，花木经千年，孔隙间无蛇虫居乎？得冒灵气，虽已成精，毒留未化。然木气慈仁，花妖每不杀人，不过盗人精气以图化身，不意毒尚在，致玉茎肿痛。一度不再来者，彼亦赧颜耳。花木精不皆情物，有化老人，化道士，化秀士者，不只化女以迷男子也。化

[1] 白术：原无，今据《辨证录》补。

女多使玉茎肿痛，化男反无恙耳。故老树成精，每得妇人精气，便能立变为人，或投胎夺舍而去。惟化女，未免贻害于男。天故恶其过，使人斩伐，花妖每不成人也。树妖、花妖均盗人精气，树妖得成正果，以求道心切，又不坏人，天所恕而成也。倘树妖纯盗人精气，不死不休，为天所怒，非遭斧斤，即遇雷霆。玉茎肿再不至者，畏天耳。用**安阴汤**：生草、茯苓五钱，蚯蚓二条，葱二枝、黄柏三钱。一剂愈，以渣再煎❶汤洗。生草解毒，茯苓利水，蚯蚓最善消肿，黄柏祛火，葱发散，同群共济，引毒从膀胱出，毒出肿自消。

一遇山魈，不觉目挑心许。投佩带，勾言语，遂引入家，相合肆淫，体消瘦。久之，时隐现，常去来。彼必自称“仙子”，号“真人”，且能体人所欲，饮馔金物，心思立有。惟山魈来，必欲人尽衣裸体而战，不似他妖喜掩饰也。此甚于花妖，轻于狐狸，盖狐狸盗精，不尽不止；山魈只吸人气，适可而止。然狐狸易祛，山魈难遣，以其具神通，未便以草木药治也。然得法正无难。山魈，阳妖，必自喜阴，故逢女则易合。然性最喜洁恶秽。裸体战者，恐女子之秽也。用**善秽汤**：犬肉二斤❷，先煮汤二碗。入：人参一两，红铅纸一片❸，苁蓉、二蚕砂三钱，鸡卵二枚，山羊血、龙骨末、秋石一钱。山魈知之，必在房大骂，须令锣鼓喧天，大闹房中，彼必大笑。后以此汤灌病人，得饮一口，山魈知之，大笑而去。乘山魈去，即以犬羊血涂病人面与下身不便处。彼必再来，见此形状，必绝交。此乘好洁而乱之也。此方皆秽物，又助气药，在妖恶，于人宜。

一洲渚或遇矮人，或长老，须发颁白，道貌可观，引至家，谈心论道，莫拟踪迹。间有化秀士，斗风流，变妖姬，逞姣好，挑以美言，赠以珍物，惑人野合。久之，采战吸精，尽情恣欲，

❶ 煎：原作“蒸”，今据《辨证录》改。
❷ 二斤：《辨证录》作“二两”。
❸ 一片：原作“一斤”，今据《辨证录》改。

逐之不避，骂之生嗔，飞砂走石，坏屋倒庐。此鱼鳖元龟水妖也。水怪宜不能离水，不知物至千年，皆能变为人。既能变，何忧陆地之游乎？盖人气最灵，物得之可以入道，原只欲窃人精气，不想害人，故天置不问。迨与人接，欲尽取后快。遂动杀念，作祟兴妖。法不祛他妖，以他妖生于陆，水怪生于水也。用硫黄数两，研末煎汤，遍洒家内外，房中时烧之，使气味充闾，彼畏不敢入。另用苍术一两，白术二两，煎汤与病人服。将渣杂硫黄煮，薰病者衣被，永绝其迹。二术纯阳之气，妖闻之最恶，况硫黄相克，安得不避。

中 毒

一服砒霜，疼痛欲死，不急救，必腐肠烂胃，呕紫血死。砒霜乃石，不过经火煅炼，毒何至此？盖生于南岳山，钟南方火毒，又经火气，气大热，又大毒，极酷烈，安得不杀人。性又善走，下喉升降肠胃，往来上下，脱薄皮穿人死。疼痛欲死，正毒攻突也。法必吐出毒。然吐难尽去，必用解毒药。世有用羊血以吐，亦有生者。但初服可救，时久入胃不治。今有[1]**救死丹**，久暂并治。生草三两[2]，瓜蒂七个，玄参二两，地榆五钱。下喉即吐。再煎渣服，又吐。砒善上升又下行，甘草最解毒，得瓜蒂动吐，毒从上出；又得玄参、地榆解大肠火，上下共解。况二味润中解毒，故神效。惟服之不吐者，此肠胃已坏，不治。急救之可耳。倘不及煎药，急将饭锅煎药灌之，免因循失救。

一服断肠草，初胸前隐疼，久之气不通，至腹痛，二便俱闭人死。此即钩吻草，至阴之物，状似黄精，但叶有毛钩二个，最闭气，尤使血不行动，气血闭塞，人死，非肠固能断也。闽广多生，妇女小忿，每偷食，觅死如饴，取不大疼痛也。世有灌羊血得吐则生，亦有不肯吐者不救。不知此草杀人甚缓，不似砒霜酷

[1] 有：原无，今据《辨证录》补。
[2] 三两：《辨证录》作“二两”。

烈。用**通肠解毒汤**：生草、大黄、金银花一两。一剂泻愈。方用生草、二宝解毒，大黄迅逐通气，毒解气通，何能作祟。

一食漏脯致胸膈饱满，吐泻，大肠如刀割，泄不止，人死。漏脯者，即隔宿肉食，屋漏水滴人，故名。何致毒杀？盖屋久必有蛇蝎行走，尘灰倒挂，系蛛虫毒物结成。天雨随水而下，人肉食，结而不化。食之，安得无事？纵未经蛇蝎行走，食之虽未必死，病断不免。倘误食，疼痛吐泻，急用**化漏汤**：山楂、大黄、厚朴三钱，生草五钱，白芷、麦芽二钱。不必三剂。此先消肉食，所以大黄推荡，白芷、甘草从中解毒。

人有饮吞鸩酒，白眼朝天，身发寒颤，忽忽不知，如大醉之状，心中明白，但不能语言，至眼闭即死。夫鸩毒乃鸩之类，非鸩鸟之羽毛，亦非鸩顶之红冠也。鸩鸟羽毛与鹤顶红冠皆不能杀人，不过生病，惟鸩粪则毒。此鸟出于异国，异国之人，恐言鸟粪，则人必轻贱，故但名为鸩，以贵重之也。此鸟非蛇蝎不食，故毒胜于孔雀之粪。孔雀之粪，冲酒饮之，有死有不死，鸩酒饮之，则无不死矣。盖鸩毒性热而功缓，善能闭人之气，所以饮之人即不能语言。发寒颤者，心中热也。心脉通于眼中之大眦，心热则目必上视。眼闭而死者，心气绝目乃闭也。幸其功缓，可施救疗之法，无如世人未知。铎逢异人之传，何敢自隐。饮鸩酒者，倘眼未闭，虽三日内，用药尚可活。方用**消鸩汤**：金银花八两，煎汤取汁二碗，用：白矾三钱，寒水石三钱，菖蒲二钱，天花粉三钱，麦冬五钱。再煎一碗灌之。一时辰后，眼不上视，口能出言。再用前一半，如前法煎饮，二剂愈，断不死也。嗟乎！鸩毒之杀人，医经并未有言及有救疗者，世人服鸩毒亦绝少，似可不必传方。然而人事何常，万一有误饮鸩酒者，以此方救之，实再生之丹也。[1]

一食鳖腹大痛，每有手足发青死者。鳖无大毒，因有蛇化

[1] 人有饮吞鸩酒……实再生之丹也：此段文字原无，今据《辨证录》补。

者，有龟鱼化者。龟鱼所化，俱益人，蛇化最毒。腹下隐有蛇皮状，且色大红，食必杀人。腹大痛，毒攻肠也。手足属脾，毒中脾，现于手足，故发青。仍当解蛇毒。白芷、雄黄末三钱，山楂、丹砂末、枳实一钱，茯苓五钱。二剂愈。白芷、雄黄制蛇药，山楂、丹砂化鱼肉，合用则毒消。加枳实最去积，茯苓尤利水，更易解散。

一误服蒙汗药以致头重脚轻，口吐涎沫，眼瞪不语。村店多此药，盖乘人心迷取财物，醒来恍恍惚惚，辨别不真。其药大约天仙子为君，加狐心等物，但不杀人，世以凉水解亦能少苏。但凉水停心下，虚人必变他症。用**止迷汤：**茯苓五钱，生草三钱，瓜蒂七枚，陈皮五分。大吐醒，断不忘前事。盖茯苓通心，生草解毒，陈皮清痰宽中，又得瓜蒂上涌，使药不停心，一吐气清神朗，又不致五脏反覆。或问蒙汗药必痰迷心窍，何不用生姜开之？不知天仙子得姜愈迷其心，断不可用。

一两粤有下蛊毒于饮食，吃之，面目渐黄，饮食倦怠❶，二三年无药解，必暴亡。世传土人将各毒虫与蛇蝎等投缸中，使彼此相食，食完，取一不死者为蛊母，此讹也。彼地别有蛊药，乃天生之毒。土人秘治蛊方，法不传。大约用矾石。盖矾石清痰，善化坚。蛊积腹中，内必坚硬，外痰包，故一物两用，奏功颇神。然柔弱者多，刚健者少。又蛊毒结胸腹，正气必虚，徒用矾石不虚虚乎？必须补气血中，加消痰化蛊药，则有益无损。用**破蛊全生汤：**人参、当归一两，茯苓五钱，生草、白矾、半夏三钱。三剂愈。此补气血，化痰块。正旺邪自消，又攻坚消蛊，何蛊不散。

一食蕈吞菌，胸胀心疼，腹痛肠泄而死。蕈、菌亦芝草，生莎叶朽木间，所谓腐臭出神奇也。然竹根树柯生蕈生菌者，以土之湿热也。必丛聚蛇蝎恶虫。土中有虫气必上腾，蕈菌得气湿而

❶ 怠：原作“急”，今据《辨证录》改。

不寒，易于发生，较他产更肥，又多毒。用**解菌汤**：生草二两，白芷三钱。服后，用鹅翎扫咽喉，必尽吐愈。或已过胃，引之不吐，必腹疼下泄，可全生。盖生草解毒，白芷制蛇相助❶，成功至易。

一食牛犬肉心痛，欲吐不能，欲泄不可。此毒结心胃，不升不降也。牛犬肉本补精血，此必牛犬有病，将死时又加束缚，激动怒气，毒结皮肤心肝，人食成病，甚至暴亡。法宜消肉食，佐以解毒，则胀闷宽，不死。用**消肉化毒丹**：山楂、神曲、雷丸、大黄三钱，枳壳、厚朴一钱。一剂大下，肉尽出。此下逐神方。倘可上涌用吐法，不用下法。倘吐不效，急服此方。

一短见服盐卤毒，必口咸作渴，腹疼痛，身踡脚缩，死。盐补肾，何杀人？不知盐卤味苦，先入心，心遇盐卤，气抑不通；盐卤见心不受，乃犯肾；肾见味苦又不受，遂往来于心肾间，心肾气不交，盐卤流入肠，不救。盖二肠最恶盐卤，人之肠必缩小成结。肠结气又不通，安得不踡死？必用甘以解之。生草三两，煎汤救之。初服卤，加淡豉一两，必吐。如服久，加当归二两，俱同煎饮。肠润未必皆死，要在活变。

一恣饮烧酒醉死，身必腐烂臭秽。酒性热，烧酒纯阳无阴，尤至热。多饮醉倒，热性发作，腐肠烂胃，往往不免。用井水频扑心胸，解发浸头于冷水中，待温，又易冷水，后用**解炎化酒汤**：人参一两，苟无，以黄芪二两代，柞木枝二两，黄连、寒水石三钱，茯苓五钱，菖蒲一钱。水煎一碗，以冰水探冷灌之，得入口即不死。以柞木枝解酒毒，菖蒲引入心，茯苓分消酒湿，人参固真气，使不随酒散。烧酒，气酒也。热极气易散越，固真气，火毒可解。不然火消毒解而气脱矣，此参所必用也。

一爱食河豚，致血毒中人，舌麻心闷，重者腹胀气难舒，口

❶ 助：原作“败”，字之误，今据《辨证录》改。

开声不出，久不治，害人。河豚，鱼也，何毒至此？且食之有中、不中者？盖因肠胃有宜、不宜也。大约肝血燥，胃气弱，多中毒。盖河豚善怒，性不宽广，食之自动气。人肝血燥，肝气自急，以急投急，不增其急暴乎？气急腹难舒，故心闷。气急声难出，故舌麻。必吐出其肉，则气舒腹宽，声出口闭。用**瓜蒂散**治：瓜蒂七枚，白茅根、芦根一两。大吐后，前症尽解。古有“拚死食河豚”之语，其实不杀人，但与性怒者不宜。

肠 鸣

一肠自鸣，终日不已，嗳气吞酸不休。人谓脾气虚，谁知肝气之旺乎。肝不郁则脾舒自化，水谷之精下传二肠，肠亦安然输輓，顺流而下，何有不平之鸣？惟肝木克脾，则土气不伸，肠乃鸣。肠鸣乃土气动，非金水动也。坤道主静，坤中有风，震动之声出，如雷霆之轰，天崩轴，非明验乎？故不必治肠，但治脾土。亦不专治脾，但治肝木，肝木风静，土气自静。用**安土汤**：白芍、甘草一两[1]，柴胡、炮姜一钱，茯苓三钱，苍术、神曲二钱。二剂全止。此肝脾同治法。肝正脾得养，脾安肠自通。不止鸣，鸣自止。妙在多行肝郁，故特神。

一饥后肠鸣，按之少止，人谓大肠虚，谁知胃气虚乎。肠鸣自宜肠虚，何属胃虚？盖胃气，肠气也。足阳明，胃；手阳明，大肠。故胃燥，大肠亦燥；胃虚，大肠亦虚。大肠糟粕必由胃入大肠，气虚必得胃气来援。今胃虚，仅可自顾，安能分布大肠？此大肠匮乏，求济于同经之胃而频鸣。法须助胃气，胃强肠实，何致空虚作鸣。用**实肠汤**：黄芪、白术一两，茯苓、山药五钱，甘草、神曲[2]、北味一钱，肉果一枚。一剂止，四剂不发。此大补胃气，绝不实大肠。然大肠自实，鸣自止，名实肠汤何不可？

---

[1] 甘草一两：《辨证录》作“甘草一钱”，此下有“白术一两”。
[2] 神曲：《辨证录》用量为“二钱”。

一肠中作水声，如囊裹浆状，此水畜大肠也。大肠之开合，肾操其权。肾权者，肾火也。大肠寒热，全视肾火。大肠寒，水注于中不化，故作声。然大肠能容糟粕，不能容水，水入大肠，宜随糟粕出，何反作水声？盖大肠下为直肠，直肠下为魄门，乃肺操政，非肾操政。肺居上游，有无可如何之势。然肺不能禁邪水之入，实能断邪水之出，盖大肠与肺为表里，肺气不下行，大肠之气因而不泄。魄门，正肺门。肺门谨闭，水从何出？所以作裹浆之声。补命门火，兼利水，水从膀胱而化。用**五苓散**：白术、茯苓五钱，猪苓、泽泻一钱，肉桂三钱。一剂膀胱若决江河，二剂声息。五苓利水圣药，多加肉桂，使肾气温和，直走膀胱，水有出路，岂尚流入大肠哉。

自笑门

一大笑不止，或背人处自笑异常，人谓心有邪热，谁知心包火盛乎。心包，膻中之官，喜乐出焉。宜笑而笑，何病之有？所怪者，无故大笑，似祟凭而非也。祟凭必有奇异之徵，不只自笑。膻中为心主相，过热失其喜乐之令，权门威赫，妄自尊大，纵欲穷奢，随地快心，逢人适意，及后不必喜亦喜，无可乐亦乐，岂相臣素志。亦权大威倾，势趋习移然也。膻中火盛自笑，正类此。法泄膻中火，笑自止。用**止笑丹**：生枣仁❶、黄连、丹参、花粉二钱，犀角屑❷五分，丹砂末、生草一钱，丹皮、麦冬、茯神三钱。三剂愈。此泄心包火，仍是安心君。盖心君清明，相自不敢背主，故安心正安心包。

一忽哭忽笑，人谓祟，谁知积痰类祟乎。此病半成于心气虚，心虚不能自主，或哭或笑生。盖心气一虚，不能生胃，胃气亦虚。胃虚何能化物？水谷入胃，不化精而化痰。痰既化，痰将安往？势必仍留胃中。胃苦痰湿，必取心气以相资。心虚不能生

❶ 生枣仁：《辨证录》用量为“三钱”。

❷ 现禁用，以水牛角代。

土，痰即乘势入心，心恶痰犯，坚闭不纳，又恐胃土沉沦，故心痗而作痛。痛至则哭，痛失则笑，亦其常也。用：茯苓、白术五钱，甘草、陈皮、半夏三钱，竹沥二合。水五碗，煎三碗，顿服。以鹅翎扫喉，必吐痰升许愈。盖痰在上焦，非吐不出。非用二陈为吐药，则旧痰出，新痰又积，笑哭不止。惟此一治，永愈。

一无故自悲，涕泣不止，人谓祟凭，谁知脏燥乎。脏燥，肺燥也。《内经》曰：悲属肺，肺之志为悲，又曰：精[1]气并于肺为悲。是悲泣，肺主之也。肺经虚，肺气干燥，无以润肺，而哀伤欲哭，则自悲涕泣是肺气匮乏，补肺何疑。然肺娇脏，补肺，肺不受益。必补其母，土旺金自旺。用**转输汤**：人参、茯苓三钱，甘草二钱，小麦、白术五钱，大枣十枚。十剂愈。此用参、术、茯、甘补脾，脾旺，金不再弱。但肺燥而悲，不润肺解燥，反助土生火，不益燥乎？不知乃肺气燥也。助土生火，正助金生气，气旺燥自解。大麦成于麦秋，有秋金之气，入于参、术、苓、草，无夏火之气，故成功。

一少拂意，即怒气填胸，不能自遣，人谓肝气抑，谁知肝血少乎。肝性急，宜顺不宜逆。拂抑，逆也，必动怒，怒极伤肝，轻则飧泄，重则呕血，然此乃猝然肝因怒而成。若肝血少，不必有可怒即大怒，不必遇当恼即甚恼。盖血少则肝燥，燥则气逆也。故前症实，后症虚。然实者火实，非血实；虚乃血虚，非火虚。症异治亦殊。用**解怒补肝汤**：白芍一两，当归五钱，泽泻、柴胡、荆芥、甘草一钱，枳壳三分，丹皮三钱，天花粉二钱。五剂，自不易怒。此平肝，非泄肝。肝得补而血生，郁得血而易散。即天性多乖，平生多恼多服此药亦免病。

一晨夕遇无故心烦意躁，不能遣，夜则口干舌燥，只一更睡熟，余常醒，人谓肝血少，谁知肾水涸乎。肝，肾子。子弱由母

---

[1] 精：此上原有“积”字，今据《辨证录》删。

虚。盖肝必得水灌溉，枝叶敷荣。今肾水日耗，自顾不遑，肝木黄殒，势所不免。肝燥无液养心，此所以不卧。必大补肾水，甘霖大降，田畴沆渥，将见萌芽条达，随风快畅。自然心火取给肾宫，肾水足济心主，肝气往来相通，何顺适乎。用**运肝汤**❶：熟地一两，枣皮四钱，归、芍五钱，北味、炒栀子一钱，玄参、丹皮三钱。十剂卧安，三十剂遇怒不怒。此补肾六，补肝四。绝不治心，心气自交肾者，因水足，心不畏肝火，可交通心肾之路也。

喑 哑

一渴极饮凉水，忽喑哑不出声，人谓心火亢，谁知肺气困乎。肺主气，气通音亮，气塞音哑。盖肺属金，金实则不鸣耳。但肺最恶心火，火刑金，宜金所畏，金不出声，理也。何得水反闭？不知水来克火，则火必为水所克。金幸水克火，犹恐火刑金。肺气随水下降，金沉水底，何能自鸣？此症乃水抑肺不升，非肺之自败。宣扬肺气，分消水湿，不治喑哑，自鸣。用**发声汤**：枇杷叶五片，贝母二钱，茯苓、玄参五钱，百部、苏叶、甘草一钱，麦冬、双皮三钱。三剂愈。此方宣肺气，则肺气自扬，分消水湿，火势自降。火降水消，金无所畏，肺亦何故而不鸣。

一劳损怯弱，喘嗽不宁，渐喑哑，气息低沉，人谓肺气绝，谁知肾水涸乎。肺，肾母，母病何能乳子？肾水不足，日取给于肺，如是子母两贫，自饥饿不出门，气息奄奄，所谓金破不鸣也。世谓金破宜补土。土，脾胃也。脾胃生金，但补脾胃多阳药，用阳药补土，则阳旺阴愈消，非徒无益，而又害矣。必大补肾水，子富母自不贫。况肺气夜归肾宫，向子贫不探，今子富母必荣幸入室。肺气入肾宫，则将息安宁，何等逸乐。肾且有液以供肺母，则肺金顿生，必气息从容，重施其清肃。用**助音汤**：熟地、麦冬一两，北味、甘草、苏子一钱，天冬、地骨皮二钱，贝

---

❶ 运肝汤：《辨证录》作“润肝汤”。

母三分，款冬五分，沙参五钱。四剂喘嗽止，二十剂声出。再服二月，断不喑哑。后加人参五分，山药一两，茯苓二钱，服半年如旧。此肺肾两补，故克奏将坏之绩。

一渴甚，舌上无津，两唇破裂，喉中干燥，遂失音，人谓肺火旺，谁知心火太旺乎。肺属金，最畏心火克。然顽金不炼，何以成器发声？惟金衰，心火过旺，未免刑金，求其声音疏越得乎？法须泄心滋肺，则火息肺安。然又不可徒泄心。盖心火有余，实因肾水不足。水不能制火，火得炎上矣。倘不补水徒泄火，火无水制，徒服寒凉，反增火焰，所谓因激成横也。用**鸣金汤**：黄连、桔梗三钱，麦冬、玄参、生地五钱，甘草、花粉二钱。二剂愈。妙在泄火且补肾在中。尤妙全不补肾，仍救肺。盖肺肾子母，救肺正生肾，肾水生，心火降矣。

瘟 疫

一瘟疫传染，头痛眩晕，胸膈膨胀，口吐黄痰，鼻流浊水，或发红斑，或发如焦黑，或呕涎如红血，或腹大如围箕，或舌烂头大，或脚痛心疼。人谓天灾流行，谁知人召。奇奇怪怪，不可执一，然皆火热毒郁而不宣。火木炎上，拂性则蕴藏腹中，所以火闭作热，热闭成毒，由来久矣。法宜大泄火毒，以泄郁闷之气。第泄火，未免大寒。不先发散，遽用寒凉，火转闭而不达。须于散中用泻，则疫如扫。用**散瘟汤**：荆芥、花粉、麦芽[1]、神曲三钱，石膏、茯苓五钱，玄参一两，生草、陈皮一钱，黄芩二钱。三剂愈。此泄肝[2]胃火，以瘟疫之热多由二经也。妙在荆芥助石膏、黄芩，泄火又散火。火散，热发于外矣；火泄，毒化于内矣。火解毒消，瘟神疫鬼鬼自遁。又方：大黄、荆芥、生草、柴胡、川芎、苍术各一钱，白芷五分。水二碗，煎八分。一剂回春。此较散瘟汤少异，然皆主散火。瘟疫治法，不可拘执，录此

❶ 麦芽：《辨证录》用量为“二钱”。

❷ 肝：《辨证录》作“肺”。

以备采择。

又云：偶传瘟疫，眼角忽大肿，身子骤发寒热，喉咙大胀作痛，数日之后，即鼻中出血，口出狂言，见人骂詈，发渴。若饮之水，则又泻痢不止，不过半月，其人即亡。一见眼角发肿，即用七星汤治之，二剂即愈。若至泻痢，此方不可救矣。方另用加味术苓汤救之，痢止则生，否则不救。宁传方以防疫，不可有疫而无方，故罄述之，不敢隐也。二方载后。**七星汤**治传染瘟疫，眼角忽然大肿，身骤发寒热，喉咙大胀作痛，骂詈发渴。玄参、麦冬各一两，天花粉三钱，甘草一钱，荆芥二钱，神曲一钱，桔梗二钱。水煎服。若鼻中出血，加犀角一钱，切不可用升麻代之，宁用黄芩一二钱。加味**术苓汤**，治前症瘟疫，鼻中出血后饮水泻痢。白术五钱，茯苓一两，贯仲一两，甘草二钱，车前子五钱。水煎服。痢止则生，否则不救❶。

种　子

一交感，女兴浓，男先痿，精射不远，人谓命门之火衰，谁知阳气大虚乎。气旺阳旺，气衰阳衰，此五脏真气，不只命门真气。命门真气乃先天火气，然非五脏后天之气不生。世人戕贼五脏，因而命门火气随五脏真气而消磨，安能助命门火？久战不泄，取女子之欢心以种子，似宜急补五脏阳气。然但补脾胃气，心肝肺气自旺，五脏气旺，命门火欲不旺，得乎。用**助气仙丹**：人参、杜仲五钱，芪、术一两，当归、故纸、山药三钱，茯苓二钱。八剂气大旺，自久战射远，男施女爱。妙在补气不补阴，以病成阳衰，则阴气必旺。又妙不助火，盖气盛火自生。若兼补火，则阳过胜而火炎，复亢烈，反不种子。

一泄精只一二点，人谓肾水之亏，谁知天分薄乎。精少人身必壮，何谓天分薄？不知精少者，则精不能尽射子宫，得天限

❶ 又云偶传瘟疫……否则不救：此条原无，今据《辨证录》补。

也。得天之厚者，果如此乎？天予人以薄，医能逆天行道乎？然人苟有迁善之心，医即有种子之法。恃强斗力，过思劳心，多食伤胃，皆耗精。苟安闲息力，淡漠居心，节食养胃，药添精髓。用**生髓育麟丹**：人参、麦冬、苁蓉六两，枣皮、山药十两，熟地、桑椹干子一斤，鹿茸、人胞一对、龟胶、枸杞半斤，龟鳔四两，当归五两，北味三两，柏子仁二两。细末，蜜捣成丸。早晚滚水下五钱。服二月多，阳事亦坚。方填精益髓，又无金石，久服不特种子，兼延年。切勿轻视此方。

一甚健，久战精泄，如热汤浇入子宫，妇人吃惊，反不生育。人谓久战女兴阑，子宫紧闭，精不能入。孰知胎胞居心肾间，喜温不喜寒，精热宜所喜。然过寒则阴凝，过热则阳亢，胎胞俱不纳。交际胎口未有不启者，口即启，安有茹而吐之乎？惟过热，则口欲开[1]而不能，中欲受而不得，必弃于外，享清凉矣。有坐娠数十日而经来者，正受胎复堕，非外因，乃精过热难存养也。似宜泄火，然泄火必伤脾胃，反无生气，何以种玉。但补肾水，水旺火自平。用**平火散**：熟地一两，玄参五钱，麦冬、山药、沙参三钱，生地、丹皮、石斛二钱。十剂，精不过热，交感受胎，且永安。此补阴无大寒，泄火又生阴，无事解氛，自获退炎之益，何必加知、柏苦寒哉。

一泄精，寒气逼人，自难得子，人谓命门火衰，谁知心包火不助乎。盖命门火生于下，必得心包火相合。温和之气充溢骨髓，始于泄精时，无非生气。倘命门有火兴阳，心包无火济水，则命门气散，安能鼓其余火，发扬于精管哉。用**温精毓子丹**：人参、远志、柏子仁[2]、茯神二两，肉桂、北味、肉果一两，菟丝、当归、巴戟[3]、炒枣仁、枣皮、苁蓉、故纸三两，鹿茸一对，黄芪八两，砂仁五钱，白术五两。为末，蜜为丸，日酒送一两。完

---

[1] 开：《辨证录》作“闭”。
[2] 柏子仁：《辨证录》用量为“一两”。
[3] 巴戟：《辨证录》无。

一料，精温。方温中有补，虽助心包，仍益命门。二火同温，阳春遍体，不能生子，吾不信也。

一精滑极，至玉户便泄，欲强战不得，人谓天分弱，谁知心肾两虚乎。久战，命门火旺也。然作用虽出于命门火，操权实在心宫火，盖命门火听令于心。心衰，权反移心包。故心火一动，心包火即操柄，心即谨守其精，心包暗送门外。至于望门泄精者，不特心衰，心包亦未盛也。法补心火，不可泄心包火。盖泄心包火，心火益衰耳。用**济火延嗣丹**：人参、北味、当归三两，黄芪、巴戟八两，黄连八钱，肉桂、柏子仁、远志、金樱子二两，白术五两，龙骨、牡蛎煅一两，枣皮、芡实、山药四两，鹿茸一具。为末，蜜丸，滚水下一两，不拘时服。三月可久战，一年如换一人。此心肾两补，不专尚大热，故可久服延年，非惟健阳生子。然忌房事三月，始保长久。否则，不过期月之壮，种子目前。

一身肥，必多痰涎，多不生子，此精中带湿，流入子宫仍出也。精贵纯，湿气杂之，胎多不育。饮食原化精不化痰，何有湿气入之？不知无痰者，饮食皆化精。多痰者，食虽化精，湿多难化，遂乘精气入肾时，亦同入矣。正以遍身痰气，肾欲避湿而不能。湿入肾，精非纯粹，安得育麟。须先化痰。然痰生本于肾气寒，多痰由于胃气弱。胃为肾关，《内经》年久，讹“肾为胃关门”。胃气弱，不能为肾闭其关门。肾少真火，力难烁干湿气，水泛为痰，且上浮不降。必当治肾胃二经，健胃，痰可化，补肾，痰可消。用**宜男化育丹**：人参、白术、山药、芡实、熟地、苡仁五钱，半夏、白芥子三钱，茯苓一两，肉桂二钱，诃黎勒五分，益智一钱，肉寇一枚。服一月，痰湿尽除，交感亦健，生子永寿。此补肾三，健胃七，胃健肾更健，胃强能分水湿，何湿入肾乎？又肾温足以运用，即有水湿入肾，自能分泄尾闾，则精咸纯粹。

一面生痿黄，不能生子，乃血少也。或生子，亦干瘦，久成儿痨。人谓小儿不慎饮食，或咎乳母汁薄。人动云父精母血，不知男子气血全足，精亦全足。苟气有余，血不足，精自偏枯。精偏枯虽幸成形，乌能无偏盛之病。先天无形之血，能生后天有形之血；若后天有形之血，不能生先天无形之血。故食母乳，吞肥甘，终不能生儿血以全活。然父少血，可不急补哉。但血不能速生，必补气，气旺而血旺。或疑血少补气，恐阳旺阴衰。孰知血少由于气衰，补气生血，又何疑乎？用**当归补血汤**：黄芪、熟地五钱，当归一两。四物补血不补气，故不用。若补血汤，名补血，其实补气。原方用黄芪一两、当归五钱，重补气也。今用当归为君，黄芪为臣，又佐熟地滋阴，是重补血，气自生血，非血以助气，气血两旺，根深本固矣。

一怀抱素郁不生子，人谓命门火不宣，谁知心肝气郁乎。火性炎上，忧愁则火不扬，欢愉则火大发。木喜条达，摧阻则木抑不伸，悠扬则木直不屈。境遇伦变，心欲怡悦不能，肝欲坦适不得，势必兴致萧索，久则阳痿不振，何以生子？法舒心气，则火遂炎上；顺肝气，木遂条达，自木火相通，心肾相合，可久战消愁，尽欢取乐。用**忘**[1]**忧散**：白术五钱，茯神、志肉、巴戟、白芥子二钱，柴胡、陈皮、神曲五分，郁金一钱，白芍一两，当归、麦冬、丹皮三钱。十剂郁解。方解郁有兴阳种玉之味，倘为丸久服，未有不得子者。

一阳物细小，不得子，人谓天定，谁知人工亦可造作乎。世为贵者多小，贱者多大，造物歉此必丰彼。然贱者未常无小，贵者未常无大，是贵贱不可定大小。盖阳修伟，因肝气有余；阳细小，肝气不足。以阴器筋余，又属宗筋之会，肝气旺而宗筋伸，肝气虚则宗筋缩；肝气寒则阴器缩，肝气热则阴器伸，故阳物大小全在肝经盛衰寒热。欲小者大，非补肝不可。然肾，肝母；心，肝子。不补肾，则肝气无所生；不补心，则肝气有所耗，皆不能助肝以伸筋，助筋以壮势，故必三经同治。然徒展阳不知用药，虽旺阳不能大。用**夺天丹**：龙骨二两，酒浸三日，又醋浸三

[1] 忘：原作“妄”，今据《辨证录》改。

日，火烧七次，用前酒、醋淬。驴肾内外各一具，酒煮三炷香，将龙骨研末，入驴肾中，再煮三炷香。后入人参、当归、杜仲、熟地、枣皮三两，补骨脂、菟丝、茯苓二两，山药、北味炒、附子、柏子仁一两，芪、术五两，砂仁五钱，地龙十条，鹿茸一具，酒浸透，切片，又切小块。各细末，将驴肾汁同捣，汁干，少加蜜，同捣为丸。早晚热酒送下各五钱，一月效。但必忍房事两月，具大能久战，取女欢心，射精尤远，含精甚易。但宜敬畏为心，倘恣欲耗精，非惟无子，且成痨瘵，戒之。

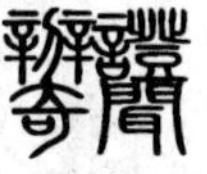

卷十一

带 门

一下流白物如涕唾不止，自然而下者，甚则臭秽，白带也。夫带病俱是湿病，以带名者，因妇人有带脉不能约束故也。带脉通于任督，任督病带脉亦病。带脉只妇人有之，所以束胞胎之系，妇人无带脉，则难以系胎，故带脉弱胎易堕，损伤带脉，胎必不牢。然带脉损伤，非独跌闪挫气已也。行房过纵送，饮酒出颠狂，虽无疼痛，其中暗耗，则白物自下。故带病师尼、寡妇、嫁女多，处子少。况脾气虚，肝气郁，湿气侵，火气逼，安得不成带下？白带者，湿盛火衰，肝郁脾虚，则脾土受伤，湿土之气下陷，是以脾精不守，不能化为荣血，变白滑物，由阴门直下，欲禁止不得。宜大补脾胃气，少佐舒郁，使风木[1]不闭塞地中，地气自升于天上，脾气健，湿气自消。方用**完带汤**：白术、山药一两，甘草、半夏一钱，前子、苍术三钱，陈皮、荆芥五分，人参二钱，白芍五钱，柴胡六分。六剂全愈。此脾、胃、肝三经同治，寓补于升，寄消于散。开提肝气，则肝血不燥，何致下克脾土？补益脾土，则脾经不湿，何难分消水气。至补脾兼补胃者，脾胃表里，脾非胃气强，则脾弱不能旺，然补胃正补脾耳。

一带下色红，似血非血，赤带也。赤带亦湿病，湿亦现黄白色，不现黄白现赤者，火热也。火色赤，故带下亦赤。但带脉系腰脐间，近至阴地，不宜有火。岂路通命门，肾火出乎。不知带脉不通肾而通肝，忧思伤脾，又郁怒伤肝，肝火内炽，下克脾

[1] 木：《辨证录》作“水”。

土。脾土不能运化，湿热蕴结于带脉，肝火焚烧，肝血不藏，亦渗于带脉内，带脉又因脾气伤，约束无力，湿热随气下陷，同血而俱下。观其形象，似血而非血，其实血与湿俱不能两分。世以赤带属心火，误耳。宜清肝火，扶脾气，赤淋庶可愈。方用**清肝止淋汤**：归、芍、黑豆一两，阿胶、丹皮三钱，生地五钱，牛膝二钱，黄柏、香附一钱，红枣十枚。十剂不发。此补肝血，不利脾湿者，以赤带火重湿轻也。火旺由于血衰，补血足以制火矣。但水与血合成赤带，竟不能辨其是湿非湿，则湿尽化为血矣，故治血可也，何必利湿。方妙在纯治血，少加清火，故独奇。倘利湿，反引火下行，转难遽效。或问：前言助脾土，今何补肝，绝不补脾？不知芍药平肝，肝舒自不克脾，是补肝正所以扶脾，又何必加参、术哉。

一带下色黑，甚如墨汁，其气最腥，人谓下寒极，谁知火热极乎。火色红，何成黑色？不知火极似水，假象也。其症必然腹痛，小便时必如刀触，阴门必发肿，面必红。久则黄瘦，饮食兼人，口必大渴，饮凉水少觉宽快。此命门、膀胱、三焦火合，胃火又旺，四火同煎，安得不成炭色？不发狂者，以肾水与肺金之气涓涓不绝，是以润心济胃耳。故饮水下胃，但成带下。火结于下不炎上，惟以泄火为主，火退湿热自舒。用**利火汤**：白术、石膏五钱，大黄、茯苓、前子、王不留行、刘寄奴、黄连、炒栀子三钱，知母二钱。六剂全愈。此方迅利，殊不知救焚少缓，火势延烧，不尽不止。今用黄连、石膏、知母、栀子寒凉泄火，入大黄中，迅速扫除，又得王不留行、刘寄奴，利湿甚急，俱无停住之机。佐术、苓、车前，速成功也。

一带下色黄，宛如黄茶浓汁，其气带腥，人谓脾经湿热，谁知任脉湿热乎。夫任脉本不容水，何湿气入化黄带？不知带脉横生，通于任，任脉直上达唇齿，唇齿间原有不断之泉，下灌于任脉，使任脉无热，则口中津液尽化为精入肾。惟热存下焦，则不化精化而化湿。水白火红，今湿与热合，欲变红不能，化白不得，煎熬成汁，因变为黄。黄，土色。真水火合成丹，邪水火合成带。世以黄带为脾湿热，单治脾，此故难痊也。方用**退黄汤**：山药、芡实一两，黄柏二钱，车前子一钱，白果十枚[1]。四剂全愈。此方白带俱治，但黄带尤效。盖山药、芡实专补任虚，又利水，加白果引入任脉，使捷效。至用黄柏清肾火，肾与任脉相通，同群共济，解肾火即解任脉热。此症亦可用**解带利湿汤**治之。白果、茯苓各一两，泽泻、车前子、炒栀子各二钱，水煎服。

一带下色青，甚如绿豆汁，稠粘不断，其气亦腥，人谓小肠湿热，谁知肝经湿热乎。肝属木，色青。带下流绿豆汁，明是肝病。但肝最喜水，湿亦水，似非肝所恶，何竟成青带？不知肝喜水恶热，以所恶合所喜，必违其性矣。肝性既违，肝气必逆。气上升，湿欲下降，两相牵制，必停住中焦，走带脉，从阴门出。色青绿者，正其乘肝气也。逆轻者，热必轻，色青；逆重者，热必重，色绿。似治青易，治绿难。然解肝火，利膀胱水，带病自愈。方用**逍遥散加减**：茯苓、白术、白芍五钱，甘草五分，陈皮、柴胡一钱，茵陈、炒栀子三钱。四剂愈。逍遥散解郁，何取治青带如神？盖肝经湿热留者，因肝气逆。逍遥散最解肝逆，逆平，湿热难留，况茵陈利湿，栀子清热，肝气清凉，青绿又何来乎？此方之奇也。倘仅治青带，惟利湿清热，置肝气于不问，安有止带之日哉。

血枯门

一妇年未七七先断，人谓血枯，谁知心、肝、脾郁乎。凡血枯必死，此血闭也。且经水乃天一之水，出肾经，至阴精有至阳之气，故色红，似血非血。以经水为血，千古之误。何不名血水？古圣呼经水者，以水出肾经名之也。是经早断，必肾水衰涸，何谓心、肝、脾气郁？盖肾水生，虽不由三经，而肾非肝气

[1] 十枚：《辨证录》作“一枚”。

相通，肾气不能开。非心气相交，肾[1]气不能上。非脾气相养，肾气不能成。一经郁，则气不入肾，肾气即闭塞不通，况三经同郁乎？肾水足，尚格格难出，况肾气原虚，何以媾精盈满，化经外泄。此经闭似血枯耳。必散三经郁，大补肾，仍补三经气，则精溢经自通。用**溢[2]经汤**：熟地、白术一两，山药、当归五钱，生枣仁、白芍、沙参三钱，丹皮二钱，人参二钱，柴胡、杜仲一钱。八剂经通。一月人健受孕。此心、肝、脾、肾同治，妙在补水以通之，散郁以开之。倘徒补，则郁不开生火；徒散，则气益衰耗精。或用攻坚并辛热之品，无益反害。

一室女月经不来，腹大如娠，面乍赤乍白，脉乍大乍小，人谓血枯经闭，谁知鬼凭乎。心邪则鬼来，或梦里求亲，目中相狎；或托戚属贪欢；或言仙子取乐。久之，精神仅供腹中邪，邪旺正衰，必经闭血枯。欲导经，邪据腹经难通，欲生血，邪饮精血难长，因而痨瘵，至死不悟，悲乎。宜先去邪后补正。用**荡邪丹**：雷丸、大黄三钱，桃仁三十粒，当归、丹皮五钱，生草二钱。一剂下秽物半桶，再用**调正汤**：二术、苡仁五钱，茯苓三钱，陈皮、甘草、贝母一钱。四剂经渐行。或疑鬼胎必伤血，故血枯而后经闭。今堕其胎，何不补血，反补胃气？盖鬼气中人，正虚可知，且血不骤生，补气自易生血。二术补阳气，阳旺阴自难犯。倘服补血药，则阴以招阴，恐胎虽下，鬼气必再种。不若补阳气，使鬼难侵，生血亦速。

血 崩

一血崩双目黑暗，昏晕于地，人谓火盛动血，然此乃虚火。世治血崩，每用止涩。然虚火不补，易于冲击，必随止随发，终不能愈。必须补中行止。用**固本[3]止崩汤**：熟地、白术一两，参、

---

[1] 肾：原作“肝”，今据《辨证录》改。
[2] 溢：原作“温”，今据《辨证录》改。
[3] 本：原作“木”，字之误，今据《辨证录》改。

芪三钱，当归五钱，黑姜末二钱。十剂不发。倘畏药重减半，必不能止。方妙补血更补气。不但补气且补火，何也？血崩至黑暗昏晕，则血必尽去，仅存气一线耳。若不急补气，则有形血不能速生，无形气必且尽散，故补血先补气。然补气不补血，血不易生。补血不补火，血且凝滞，不能随气速生。况干姜引血归经，补中有收，故并用。

一老妇血崩，目暗昏地，人以为老妇虚极，因不慎房劳之故也，谁知是多言伤气，且不节饮食之故乎。夫老妇原宜节损饮食，复加闭口，始气不伤而神旺。无奈老妇闻喜事而心开称誉，不肯闭舌，未免有不宜言而言者。况原有宿疾，安肯无言，故一发而不可救。夫老妇血衰，因气虚之极而不能生也。况加之多言耗气，又安能助气以生血乎。气益衰而血难长矣。故冲任大开，欲不崩而不可得者，治法必止其血也。谁知血愈止而愈多，以气衰不能摄血耳。方用**助气敛血汤**：白术二两土炒，黄芪四两醋炒，三七末三钱。水煎服。一剂血少止，二剂血止，四剂全愈。此方补气不补血，以气能止血也。加之醋炒芪、术，专以酸能救血也。加之三七者，以其能断血也。然必多服始能愈者，以老妇血亏气衰，不大补何以止其耗散之元阳，使气旺以生血乎。然此方可以暂止老妇之血，不能久旺老妇之气也。另用前方去三七而多加当归，用补血汤朝夕吞服，并行为之得到❶。

一老妇血崩，症如前，此不慎房帏也。七七天癸绝，宜闭关不战，即战宜草草了事，未必肾火大动。倘如少年浪战，必血室大开，崩决而下。用**当归补血汤**加味：芪、归一两，三七末三钱，桑叶十四片。四剂不发。设再犯色，必重病。补血汤气血双补，三七根止血，桑叶滋阴又收敛。但年老阴精既亏，此方虽神，恐难永远，以补精药尚少。服此后，加白术五钱，熟地一两，山药四钱，麦冬三钱，北五味一钱，服三月断后。

❶ 一老妇血崩……并行为之得到：此段文字原无，今据《辨证录》补。

一受娠三月，血崩胎堕，人谓挫闪受伤，谁知房事太过乎。少妇行房者常，何血崩？气衰耳。气衰不耐久战，久战必泄精多，则气又衰，不能摄血。况久战虚火内动，精门不关，血室亦不闭，胎必不固。内外齐动，血又何能固。自当补气，少佐止血。用**固气汤**：参、术、熟地五钱，当归、杜仲三钱，茯苓、甘草[1]、枣皮二钱，远志一钱，北味十粒。十剂愈。此固气兼补血，已去血速生，将脱血尽摄。凡因虚血崩皆效。

一交感虽不如血崩，然涓涓不止，未免气血两伤，久必血枯经闭。此因前月水来，贪欢交战，精冲血管也。血管不可精伤，受孕乃血管已净。初来血正旺，彼欲出，精射之，则血退缩，既不受孕以成胎，势必聚精而化血。交感淫气触动旧日之积，两气相感，精欲出，血随出。须通胞胎气，引精外出，益以填精补气，血管之伤可再补。用**引精止血汤**：人参、枣皮五钱，白术、熟地一两，茯苓二钱[2]，前子、炒黑荆芥三钱，黄柏五分，黑姜一钱。十剂不发。用参、术补气，地、枣补精，精气旺，血管自流动。加苓、前利水，水利血窍自利。加黄柏，直入血管，引出夙精。加荆芥引出败血，又益黑姜止血管之口。此方实有调理曲折之妙，故除旧疾。然慎房事三月，则破者不重损，补者不再伤。慎之。

一甚郁作渴，呕吐吞酸，血崩，以火治或时效时不效，盖肝气结也。肝藏血，气结宜血结，何反崩？此肝性急，气结则更急，急则血不藏。法宜开郁。然开郁不平肝，则肝气大开，肝火更炽，血何能止。用**平肝止血汤**：白芍二两，归、术一两，柴胡一钱，三七根末、丹皮、生地三钱，甘草、荆芥二钱。四剂愈。妙在白芍平肝，得柴胡而郁尽解；白术利腰脐，血不积住；荆芥通经络，血有归还；丹皮凉骨髓热；生地清脏腑炎；当归补中止血，自郁散血止。

---

[1] 甘草：《辨证录》用量为“一钱”。
[2] 茯苓二钱：钱本及《辨证录》均作“茯神三钱”。

一跌仆升坠，恶血下冲如血崩。错认血崩，用止血适害之也。手按必疼痛，久之痿黄枯槁。治须行血去瘀，活血止疼，血自止。苟即用补涩，瘀必内攻，痛且不止，新血不生，旧血作祟。用**逐瘀止崩汤**：大黄、龟板三钱，生地一两，当归[1]五钱，白芍二钱，丹皮一钱，枳壳五分，桃仁十粒。不必四剂。方活血佐下泄，故逐瘀止血。或疑跌仆升坠，由外伤内，虽不比内伤重，然既血崩，内伤亦不轻，何去瘀不顾气？不知本实未拔，治标足矣，何必顾本补内。

一每战即如血崩，人谓胞胎有伤，触即动血，谁知子宫、血海因热不固乎。子宫在胞胎下，而血海在胞胎上。血海，冲脉也。冲脉寒，血亏；冲脉热，血沸。血崩正冲脉热。然冲脉热，何必交战始血来？盖脾健能摄血，肝平能藏血也。人未入房，君相二火寂然不动。虽冲脉热，血不外泄。及战，子宫大开，君相火齐动，以鼓精房，血海泛溢，不可止遏。肝欲藏血而不能，脾欲摄血而不得，故经水随交感至，若声应之捷。必绝色三月，用滋阴降火药，凉血海，则终身之病，可半载愈。用**清海丸**：熟地、桑叶、白术、玄参一斤，枣皮、石斛八两，北味三两，麦冬、沙参、骨皮、丹皮、山药十两，龙骨煅，醋焠二两[2]。为细末，蜜丸，滚水下，早晚各五钱，半年愈。此补阴无浮动，缩血无寒冷，只用发灰、白矾、黄连、五倍，外治幽隐之处，吾恐愈塞愈流。

调　经

一经先期来，其经多，人谓血热极，谁知肾中水火旺乎。火旺血热，水旺血多，似勿药有喜。但过于有余，则子宫大热，恐烁干男精。太过损之，既济道也。然火不可任有余，水必不可使

[1] 当归：《辨证录》作“当归尾”。

[2] 二两：此下《辨证录》有“白芍一斤”。

不足。宜少清火，不必泄水。用**清经散**：丹皮、白芍、熟地三钱，骨皮五钱，青蒿、茯苓二钱，黄柏五分。二剂自平。清火仍滋水，火泄水不与俱泄，则两益。

一经先期来甚少，人亦谓血热极，谁知肾火旺水虚乎。女子经最难调，不细辨，必鲜效。先期者，火气冲。多寡者，水气验。前来多，火有余。此来少，水不足。倘俱谓有余，泄火不补水，或水火两泄，必加病。法不必泄火，但补水，水足火自消。用**两地汤**：玄参、生地一两，白芍、麦冬五钱，阿胶、骨皮三钱。四剂经调。骨中热，由肾宫热，地骨、生地俱凉骨中热，则肾气自寒，又不损胃气。况药纯补水，水盛火安，得不平。

一经后期来甚多，人谓血虚，不知非也。盖后期来少，血寒不足；后期来多，血寒有余。经水虽本于肾，其流则脏腑之血皆归。故经来诸血尽来附益，以径开门启，不遑迅合，血乘而出也。血既出，则成不足。宜于补中温之，非后期俱不足也。用**温经摄血汤**：白芍、熟地一两，川芎、白术五钱，肉桂、柴胡五分，续断一钱，北味三分。二十剂调。此大补肾、肝、脾之精血，加肉桂去寒，柴胡解郁。补中有散，散不耗气；补中有泄，泄不损阴。故受补益，收温功。凡经后来俱效，诚调经摄血妙剂。倘元气虚，加参一二钱。

一经来断续，前后莫定，人谓血虚，谁知肝气郁结乎。经出肾。肝，肾子，肝郁亦肾郁，肾郁气自不宣。前后或断或续，正肾气或通或闭也。然肝郁肾不虚，未必至此。此子母关切，子病母有顾复之情，肝泄肾自有缱绻之谊。肝气或藏或闭，则肾气或去或留，相因而至者，又何疑？开肝郁即宣经水之流。用**定经汤**：归、芍、菟丝子一两，熟地、山药五钱，柴胡五分，炒荆芥一钱，茯苓三钱。四剂期定。此舒肾肝气，非通经药。补肾肝液，不利水。肾肝气舒而经通，肾肝津旺而水利，故为妙。

一数月一行经，无先后、多少之殊。此乃无病，气血两不亏损。夫妇人有天生仙骨者，经水以季为数，不以月为盈虚。女子经水不泄，黄河便可逆流。真气内藏，则坎中之阳不损。倘加炼形之法，一年之内便飞升。然世人见经水不来，妄加药饵。然天仙骨之妇，世不少。嗜欲深者，天分损也，可不立方？名**助仙丹**：白术、山药、白芍三钱，茯苓五钱，甘草、杜仲一钱，陈皮五分，菟丝子二钱。四剂如旧，不可再服。此平补有妙理，健脾益肾，解郁消痰，不损天然之气血，便是调经之大益。何用重剂助火，热药通经。

一妇五六十岁，行经如紫黑块，或如红血淋，此血崩之渐也。七七天癸绝，又不服补阴济阳药，何精满化经？乃肝不藏血、脾不统血也。非泄精动命门火，气郁动龙雷炎。二火发动，血乃走，似行经，实非也。此非大补肝脾，血不骤止。然补肝脾，尤当兼补气以止血。用**安老丹**：参、芪、熟地一两，归、术、枣皮五钱，阿胶、荆芥、甘草、木耳灰一钱，香附五分。十剂愈。此补肝脾气，气足自生血，且能摄血。尤妙大补肾水，水足肝气益舒，肝舒脾气得养，肝藏血，脾统血，何虞崩哉。

一经忽来忽断，时痛时止，往来寒热，人谓血结，不知肝气不舒也。肝木最恶寒风，经来腠理大开。适风吹，则肝气闭塞，经水之门亦随闭。于是，腠理经络不宣，气行于阳则热，气行于阴则寒，此特寒之轻者。倘寒甚，则内热益深，热入血室，如见鬼状。此宜补肝血，通郁散风，随效。用加味**四物汤**：熟地一两，川芎、丹皮三钱，归、芍、白术五钱，甘草、玄胡、柴胡一钱。此用四物滋肝[1]肾，柴、芍、丹皮扬风郁，甘草、白术、玄胡利腰脐，安腹痛，入表里，通经络。用之得宜，自奏功。

一经前疼痛，多紫黑块，人谓热极，谁知郁极，火不能化乎。肝火郁则不扬，经欲行，肝气不应，则抑其气而痛。然经满则不能内藏，肝火焚烧，内逼经出，火亦随而怒泄。紫黑者，水

[1] 肝：《辨证录》作“脾”。

火两战之象；成块者，火煎成形之状。经失其为经，正郁火内夺其权也。似宜大泄肝火。然泄肝火，不解肝郁，则标去本未除。用**宣郁调经汤**：归、芍、丹皮五钱，紫胡、香附、郁金、甘草、黄芩一钱，白芥子二钱，炒栀子三钱。四剂愈。此补肝血，又解肝郁，利肝气，又退肝火也。

一经后小腹作痛，人谓气血虚，谁知是肾气涸乎。经，天一水也。满则溢，空则虚，何虚能作痛？盖肾水虚，则不能生肝。肝必下克脾土，土木相争，气逆故作痛。须舒肝气，益补肾药，水足肝气益定。用**后调汤**：阿胶、荆芥、归、芍、枣皮三钱，巴戟、甘草一钱，山药五钱。此平补肝肾，既止逆气，尤止郁。痛经后症最佳，不只腹痛。

一经前一二日，忽腹痛吐血，人谓火盛极，谁知肝逆血不下行而上吐乎。肝气最急，顺则安，逆则动。血随气而俱行，气安则安，气动则动。但经逆在肾不在肝，何随血妄行，竟从口出？不知少阴火，急如奔马，得肝中龙雷合冲，其势更捷，反经为血又至便，正不必肝不藏血始吐也。然各经吐血乃内伤，逆经乃火气内溢，激之使出。症不同，逆则一。似宜治逆以平肝，不必益精以补肾。然逆经而吐血虽不损血，反复倾倒，必伤肾气血，又上泄过多，肾水亦亏，须于补肾中行顺气。用**顺经汤**：当归、熟地、丹皮五钱，白芍、茯苓、牛膝、荆芥三钱，沙参三钱。十剂不再逆。此补肾肝，用引血归经药，肝气不逆，肾气自顺。肾气顺，经又何能逆。

一经将来三五日前，脐下疠痛如刀刺，寒热交作，下如黑豆汁，既而经来，因无娠，人谓血热，谁知是下焦寒湿相争乎。寒湿，邪气也。女子冲脉为血海，任脉主胞胎，乃血室，皆喜正气相通，不喜邪气相犯。经由二经而出。寒湿弥满二经之外，必相争作疠痛。邪盛正衰，寒湿主浊，下如黑豆汁者，见北方寒水之象也。宜利湿温寒，冲任无邪，何至搏结作痛？用**温寒化湿汤**[1]：白术一两，茯苓、扁豆三钱，巴戟、山药五钱，白果十枚，莲子并心三十粒。于经前十日服。四剂邪去，经调种子。用白术利腰脐，巴戟、白果通任脉，山药、扁、莲卫冲脉，故寒湿去经水调。倘疑腹痛，妄用寒凉，则冲任寒冷，血海变冰[2]海，血室成为冰室。疠痛何日止哉。

一经过多，行后复行，面色痿黄，人倦无力，人谓血热，谁知血虚不归经乎。血旺经多，血衰经缩。何血虚经反多？不止血归于经，虽旺经不多；血不归经，虽衰必过多。世以过多为血旺者，错也。倘果血旺，一行宜止，岂可再乎？惟经多是虚，故再行，不胜其困。血损精散，骨髓空，不能华于面。宜大补，引血归经，宁有经后再行。用**四物汤**加味：熟地一两，川芎二钱[3]，归、芍、白术五钱，荆芥、枣皮三钱，续断、甘草一钱。十剂后，加参三钱，再十剂愈。四物补血，加白术、荆芥行中有利；枣皮、续断止中有补；甘草调和，故血足，经归而血净。

一先泄三日后行经，此脾气虚也。脾统血，虚则不能摄血。且脾湿土，虚则不实，湿更甚。经水将动，脾气先不能固脾，血欲流注血海，湿气先乘，故先泄水后行经。宜先补脾气，盖气旺血自固，湿亦自消。用**健固汤**：人参、巴戟五钱，茯苓、苡仁三钱，白术一两。十剂不泄。此补脾气以固脾血，则血摄气中。脾血日盛，自运化其湿。湿化，何能作泄。

一经前大便出血，人谓血崩，谁知经入大肠乎。大肠与经路别，何能入？不知胞胎之系，上通心，下通肾，心肾不交，胞胎之血两无可归，心肾气不照摄，听其自走大便。若单止便血，则愈止愈多，反击动三焦气，拂乱不止。盖原因心肾不交，今不补

[1] 温寒化湿汤：《辨证录》作“温脐化湿汤”。钱本作“温剂化湿汤”。
[2] 冰：原作“水”，字之误，今据《辨证录》改。
[3] 二钱：《辨证录》作“五钱”。

心肾，使心肾气按，胞胎气不散，血自不乱行。用**归经两安汤**：人参、枣皮三钱[1]，归、术、白芍[2]、熟地、麦冬五钱，巴戟一钱，荆芥二钱[3]，升麻四分。三剂愈，受娠。此大补心、肝、肾，不顾胞胎，胞胎有所归者，以心肾气合也。心肾虚，气乃两分；心肾足，气乃两合。心肾不离，胞胎之气，听其静摄，血安有乱走？然补心肾可也，何兼补肝？以肝，肾子，又心母。补肝血，则肝气往来心肾，自引心入肾，引肾之心，如介绍之欢。

受　妊

一瘦怯久不孕育，一交感卧病终朝，人谓气虚，谁知血虚乎。血藏于肝，精涵于肾。交感泄肾精，与血虚何与？不知肝气不开，则精不能泄。及精泄，肝气益虚，以肾为肝母。母既泄精，不能分润以养肝，肝燥无水，且暗动以烁精，肾愈虚。况瘦人多火，又泄精则水益少，火益炽，水难制火，腰肾空虚，故倦怠而卧。此等女子偏易动火，然此火出肝木，乃雷火，非真火。交又易走泄，阴虚火旺，不能受胎。即受胎，逼干男精，随种随消。必补肾水，平肝木，水旺血亦旺，血旺火亦灭。用**养阴种玉汤**：归、芍、枣皮、熟地、山药五钱[4]，茯苓、丹皮、杜仲二钱，甘菊、牛膝一钱。服三月受孕，再服三月身健。此不特补血，又补精。精满，子宫易摄；精血足，子宫易容物。禁房事三月自坐孕，否则只可自健。

一饮食少思，胸膈饱闷，倦怠思卧，房事后呻吟不已，人谓脾胃气虚也，谁知肾气不足乎。气升上焦，脾胃易于分消；降下焦，脾胃难于运化。人生赖水谷以养，脾胃之气乌可降而不升。但脾胃气虽充脾胃中，实生两肾内。肾无水气，则胃气不能腾；无火气，则脾气不能化。然补脾胃气，可不急补肾中水火乎。但

---

[1] 枣皮三钱：《辨证录》作“山茱萸二钱”。
[2] 白芍：原无，今据《辨证录》补。
[3] 二钱：《辨证录》作“三钱”。
[4] 五钱：《辨证录》用量为“三钱”。

补肾不补脾胃，则肾中水火之气不能提于至阳之上。用**兼提汤：**参、芪五钱，白术、熟地一两，巴戟一两，枣皮三钱，枸杞二钱，柴胡五分。服四受孕。此补气多，补精少，似以补脾胃为主。不知脾胃健，生精自易。是补脾胃，正补肾也。脾胃旺，又补精，阴足阳升，气自腾于上焦，况加升提乎。阳不下降，大地阳春，随遇皆生机，安得不受孕。

一下身非火不暖，交感绝无温热气，人谓天分薄，谁知胞胎寒乎。寒地不生草木，阴渊不长鱼龙。胞胎寒冷，何能受孕？虽男精热射，阴寒相逼，虽茹亦吐。夫胞胎居心肾间，上系于心，下系于肾。胞胎寒，乃心肾火微。故必补心肾二火。用**温胞散：**人参、杜仲、菟丝、芡实、山药三钱，白术、巴戟一两，故纸、肉桂二钱，附子三分。服一月愈。此补心即补肾，温肾即温心。心肾气旺，真火自生，心肾火生，胞胎之寒自散。倘为丸，朝夕吞服，尤能摄精，断无伯道之叹。

一素恬，饮食多则难受，呕泄，胸饱闷胀，人谓天分薄，谁知脾胃虚寒乎。夫胃非心不生，脾非肾火不化。心、肾火衰，脾胃即失生化之权，不能传化水谷，以化精微。如是自无津液以灌注胞胎，欲胞胎温暖，以养胎气，得乎？纵受胎，带脉之间，断然无力，亦必堕。乌可不补脾胃。然无须补心肾火。盖母旺子不弱，母热子不寒也。用**温土毓麟汤：**巴戟、覆盆子一两，白术、山药五钱，人参三钱，神曲一钱。服一月种子。此脾胃同补，即脾胃同温也。能温命门，又温心包，故药不多，四经并治，一用无不用也。二火旺，脾胃无寒冷，自饮食多化，气血盛，带脉有力，何不种子。

一小腹自觉紧迫，急而不舒，断难生子，人所不识。人谓邪气在腹，谁知带脉太急乎。带脉系腰脐间，宜暖不宜急。带脉

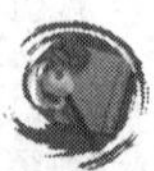

急，由腰脐不利。腰脐不利，又由脾肾[1]不足。脾肾[2]虚，腰脐之气闭。腰脐气闭，带脉拘急，胞胎牵动。男精射入胞胎，胞胎虽茹，亦必小产，况又不节欲乎。此带脉急，不能生子也。是则宽带脉在利腰脐气，利腰脐必大补脾肾，带脉可宽。用**宽带汤**：白术一两，巴戟、熟地五钱，故纸一钱，苁蓉、人参、麦冬、杜仲、归、芍三钱，北味三分，莲肉不去心三十个[3]。四剂腹宽，一月受胎。此脾肾双补，又利腰脐气，带脉自宽。或北味、白芍酸收，何反宽带脉？不知血虚，则缩而不伸，气虚则挛而不达。芍药酸以平肝，则肝不克脾。五味酸以生肾，肾能益带，相碍实相成。

一素郁不生子，此肝气郁结也。夫心脉流利且滑，肝脉舒徐且和，肾脉旺大鼓指，始称喜脉。未有脉郁能生子者。盖三部脉郁，肝脉亦必郁。肝脉郁，心肾之脉亦郁；肝脉结，心肾之脉亦结。即心肾脉不郁结，肝脉独郁结，便非喜脉。盖郁则不喜，喜则不郁也。郁即不能成胎者，以肝气不舒，必克脾土。脾气塞，腰脐气不利，何能通任达带乎。带脉气闭，胞胎口不开，闭门不纳矣。必须开胞胎口，开口舍开郁无二法。用**开郁种子汤**[1]：香附、丹皮、茯苓三钱，白芍一两，当归、白术五钱，陈皮五分，天花粉一钱。服一月，郁气开，喜气盈腹，自两相和好，结胞顷刻。此脾肝郁，宣脾困，腰脐气利，不必通任脉，任自通；不必达带脉，带自达；不必启胞胎，胞胎自启。

一肥胖痰涎多，不受孕，人谓气虚，谁知湿盛乎。湿从下受者，外邪也。胖女之湿，乃脾土内病。然脾土病自不化水谷以养四肢，宜瘦弱。不知肥胖女气虚肉盛，肉盛则肥，气衰则胖。外似旺，内实虚。内虚则气衰，气衰不能行水，湿停肠胃不化精而化涎。脾，湿土，痰多愈湿，脾不能受，自浸润胞胎，久成水

[1] 肾：《辨证录》作“胃”。
[2] 肾：《辨证录》作“胃”。
[3] 三十个：《辨证录》作“二十个”。
[1] 开郁种子汤：原作“开玉种子汤”，今据《辨证录》改。

窟。且肥胖女子内肉满，遮子宫，难受精者，势也。况又多水湿，男即鼓勇深入，射精直达子宫，滔滔若是，随入随流。法必泄水化痰。然不急补脾胃，则阳气不旺，湿痰未必去，人且病，安望茹而不吐乎？用**补中汤加味**[1]：参、芪、当归、半夏三钱，白术、甘草、柴胡一钱，陈皮五分，升麻四分，茯苓五钱。二十剂效。此提脾气升上，则水湿自下行；助胃气消下，痰涎轻上化。不必消克以损肌，浚决以开窍。阳气旺，自足摄精；邪湿散，自可受孕。

一口干舌燥，骨蒸夜热，遍体火焦，咳嗽吐沫，断难生子，人谓阴火动，谁知骨髓内热乎。寒地不能生物，烈日亦必害苗。骨髓与胞胎相关，前人未言，今发明之。胞胎为五脏外一脏，不列于五脏者，以其不阴不阳，上系于心包而通心，下系于命门而通肾，阴中有阳，阳中有阴，故善变化，生男女。然必阴阳两平，不偏不枯，否则不能生人。胞胎既通肾，骨髓之所化也。骨髓热，肾必热。肾热，胞胎亦热。况胞胎无骨髓之养，何以生人？骨髓热，骨中惟存火气，又何能成胎而作骨？治须清骨髓热。然热因水虚，补肾真阴，热自除，胞胎无干燥，珠露有涵濡。用**清骨汤**：骨皮一两，丹皮、沙参、麦冬、玄参五钱，北味五分，石斛二钱，白术三钱。服一月热解，三月受孕。此补精凉髓，不清胞胎，胞胎无太热矣。今髓热，艰于育子，本非胞胎不能受精。故少调肾，以杀火之有余，又是益水之不足，正易种子。

一腰酸背楚，胸腹胀闷欲卧，有疝瘕症，人谓腰肾虚，谁知任督困乎。任脉行前，督脉行后，然皆从带脉上下而行。故任虚带脉堕于前，督虚带脉堕于后，必小产。况任督间有疝瘕症，则外多障碍，胞胎缩入疝瘕内，往往精不能施，虽怀玉燕何益？必去疝瘕，补任督，则提挈有力，胜任无虞。外无障，内可容，安得不受孕。用**升带汤**：白术一两，茯苓、人参、荸荠粉、鳖甲炒

[1] 补中汤加味：《辨证录》作“补中益气汤加味”。

三钱，神曲二钱，沙参五钱，肉桂、半夏一钱。服一月任督旺，二月疝瘕消。此利腰脐，正升补任督气也。任督升，疝瘕难存。况肉桂散寒，荸荠消积，鳖甲攻坚，茯苓利湿，有形自化于无形，又至受精再堕乎。

一小水涩，腹胀，腿虚浮，不受孕，此膀胱气不化也。膀胱与胞胎近，膀胱病，胞胎亦病。水湿必走膀胱，然必得肾气相通，膀胱之气始能化水，从阴器以泄。不然则膀胱之气化不化水湿必渗入胞胎，汪洋之田，何以生物。欲分消胞胎之湿，必须治肾中之火，使达膀胱。用**化水种玉丹**：人参三钱，白术、巴戟一两，肉桂一钱[1]，菟丝、茯苓、芡实[2]、前子二钱。二十剂愈。服二月，易受胎。此利膀胱水，全在补肾气。然濡润之品，恐益助湿，妙在补肾火，非益肾水。尤妙补火无燥烈，利水非荡涤，故膀胱气化，胞胎不至过湿。

恶阻

一妊娠恶心呕吐，思酸解渴，憎食欲卧，人谓恶阻，谁知肝血太燥乎。受孕本肾旺，肾旺足以摄精，至受精，则肾水生胎，不能分润他脏。肝，肾子。一旦肾母不养，肝气迫索，肾水不应，则肝气益急。火动，气乃逆，恶心呕吐生。虽不至太甚伤气，则一气伤则肝血愈耗，世用四物汤治胎前症，取生肝血也。但生血不能生气，则脾胃衰微，不胜频呕。吾恐气虚，血不易生也。宜于平肝补血中，宜用健脾开胃，以生阳气，则能生血，尤益胎气。然气逆用补，气旺不益逆乎。不知恶阻，其逆不甚，此虚逆。因邪逆，助气必逆增；因虚逆，补气而逆转盛。况助气于补血中，则阴足制阳，又何患逆。用**顺肝益气汤**：白芍、白术、麦冬三钱，当归、人参、苏子、神曲一钱，茯苓二钱，熟地五钱，砂仁一粒，陈皮三分。三剂愈。此肝、肾、脾、胃、肺同

---

[1] 一钱：《辨证录》作“二钱”。

[2] 菟丝、茯苓、芡实：《辨证录》用量均为“五钱”。

调，其实专主肝肾，肝平则气不逆，肾旺则血易生。凡胎不动，少恶阻者，服之无不安静如故，实胜四物。盖四物专治肝故也。

一胎至五月，倦怠，饮食无味，先肿足，渐至遍身，头面俱肿，人谓犯湿，谁知脾肺气虚乎。妊娠不必拘按月养胎法，总宜健脾补肺。脾统血，肺通气。胎非血不荫，非气不生，脾健血旺，肺精气旺。苟肺衰则气馁，气馁即不能运气于皮肤。脾虚则血少，血少即不能运血于肢体。气血两衰，脾肺失令，饮食难消，精微不化，必血气下陷不能升，湿邪即乘所虚之处，聚而浮肿。当补脾肺虚，不必去湿。用**补中汤加减**❶：参、术五钱，芪、当三钱，陈皮、升麻三分，柴胡一钱，茯苓一两❷。四剂愈，十剂不再犯。此方升提脾肺，似益气不益血。不知升气即升血，况湿气相犯，未便补血，补则气助以利湿气升，用何法？重用茯苓于补气中，虽利水仍健脾清肺。利水药多耗气血，但苓、术补多于利，故重用，以分湿邪，即补气血。

---

❶ 补中汤加减：《辨证录》作“补中益气汤加减”。
❷ 茯苓一两：此下《辨证录》有“甘草一分”。

卷十二

安 胎

一小腹痛，胎不安如下坠状，人谓带脉无力，谁知脾肾两亏乎。胞胎虽系带脉，带脉实关脾肾二经，损则带脉力微，胞胎何能胜任。然其所以亏，非饮食过多，即房劳大甚，不补脾肾，带脉拘急，胞胎所以下坠。然胞胎何关乎带脉？胞胎系通心肾，不通脾，似不必补脾。然脾后天，肾先天。脾非先天气不化，肾非后天气不生。补肾不补脾，肾精必不能遽生。故补脾正补肾。胞胎原借先后天之气，安得不固。用**安奠[1]二天汤**：参、术、熟地一两，山药、枣皮五钱，炙草一钱，杜仲三钱，枸杞、扁豆二钱。不必三剂。胎动本脾肾双亏，正须参、术、熟地，始能挽回于顷刻，世每少用参、术，故寡效。

一胎至三四月，口干舌燥，咽喉微痛，无津润，致胎不安，甚则血如经流，人谓火动，谁知水虚乎。胎非男精不结，亦非女精不成，逐月养胎，经络虽分，实不离肾。故肾水足胎安，肾水亏，肾火必动，胎乃不宁。故补肾水足以安之。但肾难遽生，须补肺金，则水有化源，无根之火，又何难制？方中少加清热，胎气易安。用**润燥安胎汤**：熟地一两，枣皮、麦冬五钱，益母草、阿胶二钱，生地三钱，黄芩一钱，北味二分。二剂安，十剂不再动。此补肾精，虽兼补肺，然补肺无非补肾，故肾不燥，火不烁，胎而安。

---

[1] 奠：原无，今据《辨证录》补。

一吐泄致胎不安疼痛，急不可缓，人谓脾胃寒极，谁知脾胃虚极乎。脾胃气虚，则胞胎无力，必崩堕。况又加吐泄，脾胃愈虚，欲胞胎无恙，得乎？然胎犹不下者何？脾胃虽损，肾气尚固也。胞胎系于肾连于心，肾未损，肾气交心，心气通胞胎，故胞胎欲堕而未堕。且肾气能固，肾气必生脾；心气能通，心气必援胃。脾胃虽虚而未拖，故胞胎虽动而未落。可不急救脾胃乎。然脾胃将绝，只救脾胃，土气难生，更助心肾火，尤易接续。用**援土固胎汤**：人参、山药、枣皮一两，白术二两，肉桂二钱，附子五分，炙草一钱，杜仲、续断、枸杞、菟丝三钱，砂仁三粒。二剂愈。方救脾胃土十八，救心肾火十二。救火轻，救土重者，盖土崩，非重剂不援，火息虽小剂可助。热药恐太燥，不比温补，可多用。况胎动，本土衰，何必大用热剂助火，以伤胎气。

一素郁致胎动不安，两胁胀痛如子悬，此肝气之通也。养胎系肾水，然必肝血相助，肝血最不可缺也。肝舒则肝气不闭，肝血自不下藏，灌注胞胎，以助肾水。今肝苦郁，肝且闭塞不通，子无血荫，必上以觅食。故子悬乃气使之升，非子之自悬也。宜开肝郁补血，燥自定。用**解悬汤**：归、芍一两，炒栀子、茯苓三钱，枳壳五分，砂仁三粒，人参一钱，薄荷二钱，白术五钱。三剂安。去栀子再数剂妙。此平肝开郁，郁开，肝不克土；肝平，木不动火。况又健脾生胃，使水谷生精，分布各脏。肝肾润泽，胞胎自无干涩。

一跌仆损胎元，疼痛，人谓外伤，谁知内伤乎。凡胎气固，虽跌扑仍无恙。惟气血素虚，故略动便动胎。若作外治，未必效。且恐因治反堕。必大补气，少加行动药，则瘀散胎安。然补血宜多，补气宜少。用**救损汤**：归身、白术五钱，白芍、苏木三钱，人参、甘草、乳香末、没药末一钱，生地一两。二剂安。方妙去瘀不伤胎，补气血，复无停滞，更无通滑。无胎之跌闪亦效，治有胎更捷。

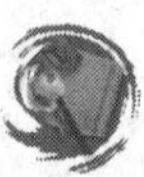

一胎安，腹不疼，但常有血流，人谓血虚胎漏，谁知气虚不

能摄血乎。血荫胎，然心中之血必得气以包之。气虚下陷，血乃随气而陷。但气虚下陷，血未尝虚，何同陷？不知气虚血必旺，血旺必热。血寒静热动，动则跃跃欲出，况气虚，安得不漏泄？然幸气虚，倘气旺血热，血必大崩。宜补气之不足，泄火之有余，血自止。用**助气补漏汤**：人参一两，甘草一钱，白芍五钱，黄芩、生地三钱，益母草、续断二钱。再剂不漏。用人参补阳气，黄芩泄阴火，火泄则血中不热，无欲动之机。气补则血外能包，无可漏之窍，自气摄血，血归经，安有漏泄。

一胎七八月，忽儿啼，腰隐痛，人谓胎热，谁知气虚乎。儿在胎，母呼亦呼，母吸亦吸。然至七八月，母之气必虚，子不能随母气以呼吸，则子气必有急不及随之势；子失母气，拂其意，子作啼。宜大补气，使母气如子气，则子气安，啼亦息。用**止啼汤**：参、芪、麦冬一两，当归五钱，橘红五分，甘草、天花粉一钱。二剂止。此用参、芪、归、冬补肺气，肺气旺，胞胎之气亦旺。胞胎气旺，子尚不能随母气，吾不信也。

一口渴出汗，饮冷水，烦躁发狂，腰腹痛，胎动欲堕。此胃火炽，炎熬干胞胎水，故动而不安耳。胃，水谷之海，多气多血，以养各脏腑。盖万物皆生于土。土气厚物生，土气薄物死。土气之原，土中有火也。不知无火难生土，多火又烁水。土有火，土不死；土有水，土始不燥。使胃火过旺，必烁肾水，肾水干，土中无水，何以分润胞胎？土烁极，火热炎蒸，犯心神越，子逼迫，安得不下堕。须急泄火，而泄火须水剂，水旺火自衰，火衰胎自定。用**止焚定胎饮**：玄参二两，甘菊、茯苓、人参三钱，青蒿五钱，生地一两，知母、花粉二钱，白术五钱。不必四剂。火盛若此，非此大剂则火不息，狂不止，胎必不安。然药料虽多，仍是补水，有益无损，不必顾忌。

一痰多吐涎，偶遇鬼神，忽腹痛，胎向上顶，人谓子悬，谁知中恶胎不宁乎。凡邪气最伤胎，故孕妇宜谨。盖邪祟多于神宇潜踪，或幽阴岩洞游耍。况孕妇又多痰涎，眼目易眩，尤易相招。似宜治痰。然治痰必耗气，气虚，痰虽化，胎必动摇，尤须补气以生血，补血以活痰，少加消痰则气血不亏，痰又易化。用**消恶安胎汤**：苓、术五钱，甘草、乳香末、沉香末、苏叶一钱，归、芍一两，陈皮五分，花粉、人参三钱。一剂痛定鬼去。此大补气血，正足邪自消，痰清胎自定。

一胎形已成，或未成必堕，性甚急，多怒，人谓气血衰，不能固胎，谁知肝火甚，动而不静乎。肝藏血，肝气不藏，血自难固。盖肝中相火静则安，动则炽，又最易动难静，加大怒火更动矣。火动莫遏，则火势飞扬，不能生气化胎，反食气伤精。精伤胎又何养乎？宜平肝火，大利腰脐气，使气生血，血清其火也。用**利气泄火汤**：白术一两，参、归、芡实三钱，甘草一钱，黄芩二钱，白芍、熟地五钱。服二月，胎安。此补气，若不泄火则气旺，火不能平，转害气矣。加黄芩于补气中，益之归、芍、熟地则血不燥，气益和，气和血必和，气自利。况白术最利腰脐气哉。

小　产

一行房颠狂至小产，血崩不止，人谓火动极，谁知气脱乎。妊娠肾水荫胎，水本不足，水不足，火易沸腾，加久战，火心大动至颠狂。春兴甚酣，精必大泄。精泄，肾益干。水干，火更炽。水火两病，胎自堕。胎堕火犹未息，血随火崩，势不可止。当以止血为主。然火动由水亏，血崩本气脱，不急固气，则气散不能速回，血将何生？不大补气，则精涸不能遽长，火且愈炽。用**固气填精汤**：参、芪、熟地一两，归、术五钱，炒荆芥二钱，三七根末三钱。四剂愈。方妙在不清火，惟补气补精，救其匮乏，奏效者，以诸药甘温能除大热也。盖此乃虚热，实热可寒折，虚热须温补。故补气自摄血，补精自止血。一跌扑至小产，血流紫块，昏晕欲绝，人谓瘀血作祟，谁知血室伤损乎。女子血室与胞胎连，胞胎损，血室亦损。所谓唇齿之倚也。然伤胞胎流血者，其伤浅；伤血室流血者，其伤深。伤浅病在腹，伤深晕在

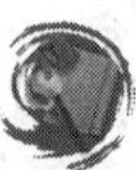

心。凡跌仆未小产，胎不安者，宜固胎，不可轻去血；已小产，血大崩者，宜散血，不可重伤气。盖胎已堕，血既脱，则血室空虚，惟气存耳。倘又伤气，安得气不脱？故必补气以生血，新血生，瘀可止。用**理气止瘀汤**：参、芪一两，当归、黑姜五钱[1]，红花一钱，丹皮、茯苓三钱。三剂全安。方用参、芪补气，气旺血可摄；当归、丹皮补血，血生瘀难留；红花、黑姜活血，血活晕可除；茯苓利水，水利，血易归经耳。

一口渴烦躁，舌上生疮，唇肿裂，大便干结，数日不通，腹痛小产，人谓大肠之火，谁知血热烁胎乎。夫血养胎，然血温胎受利，血热胎受损。儿在胎，不啻探汤，如何存活？自外越下走，以避火气。胎欲不堕，得乎？然血既荫胎，血自虚耗，血虚宜生寒，何反热？不知血即阴水所化，血日荫胎，则取给甚急，而且虚，阴水不能速生以变血，则阴虚火动，阴中无非火气，则血亦无非火气矣。两火相合，焚逼儿胎，故下堕。宜清胞中火，补肾中精。或疑胎儿已堕，何必再顾胎？血不荫胎，何必大补水？不知火动极，以致堕胎，则胎中纯是火气，此乃虚火。实火可泄，虚火宜于补中清之。则虚火易散，真水可生。倘用寒凉，必寒气逼人，胃中生气索然，何以化精微、生阴水？必变痨瘵矣。用**四物汤加减**：熟地五钱，白芍、山药三钱，川芎、栀子、丹皮一钱[2]，当归一两，枣皮二钱。四剂全愈。

一畏寒腹痛，因落胎，人谓下部大寒，谁知气虚寒犯，遂不能摄胎而堕乎。人非真火不生。然气衰则火不能旺。人之坐胎，受父母先天之火也。先天火，即先天之气成之，故胎成于气。气旺胎牢，气衰胎弱，胎弱日盛，气必日衰。况外寒侵内火更微，故腹痛胎落。腹痛时，即用参、姜等，则痛止胎安。竟不敢用致胎堕，仅存几微之气耳。不急救气，又将何法？用**黄芪补血汤**：黄芪二两，当归一两，肉桂五分。三剂安。倘认定是寒，大用辛

---

[1] 五钱：《辨证录》作“五分”。
[2] 一钱：《辨证录》作“二钱”。

热，不补气血，则过于燥热，必至亡阳。

一大怒忽腹痛堕胎，堕后仍腹痛，人谓肝经余火未退也，谁知血不归经乎。肝藏血，大怒则血不能藏，宜失血，不宜堕胎。不知肝性最急，血门不闭，血直捣胞胎。胞胎系通心肾，肝血来冲，必截心肾之路，胎气一时遂绝，胎故堕。堕仍痛者，因心肾未援，欲续无计，彼此痛伤，肝气欲归心，心不受；欲归肾，肾亦不受。故血未净，余痛无已。徒引肝血，不平肝气，则气逆不易转，即血逆不易归。用**引气归血汤**：归、芍五钱，炒荆芥、白术、丹皮、麦冬三钱，黑姜、香附五分，郁金、甘草一钱。此引血即引气，气归肝中即血归肝内，气血两归，犹腹痛，予不信也。

鬼胎

一面黄瘦肌削，腹大如斗，常二三年不生，鬼胎也。或入神庙想云雨，游山林念交感，皆能召祟成胎。幸不淫荡，见祟惊惶，遇合愧恧，祟不能久恋。然淫气妖氛已结于腹成胎。先未觉，后渐腹大。人之气血不行，内外相包，一如怀胎、血臌，而实非也。须逐秽。然怀胎久，气血必衰。况非真妊，邪气更旺，正不敌邪，其虚弱之状，可用迅利药乎。用**荡鬼汤**：雷丸、红花、牛膝、丹皮三钱，参、归、大黄一两，枳壳、厚朴一钱，桃仁二十粒。二剂泄尽恶物愈。断不可三剂。用雷丸祛秽，又大黄扫除，佐红花、厚朴，皆善行善攻，自尽情逐下。参、归补气血，则邪去正又不伤，否则血崩气脱。倘自知鬼胎，如室女寡妇，邪虽盛，真气未漓。可用**红黄**[1]**霹雳散**：红花半斤，大黄五两[2]，雷丸三钱。亦能下胎。然过伤气血，不若前方有益无损，在人斟酌。

---

❶ 黄：原作“花”，今据《辨证录》改。

❷ 五两：《辨证录》作“五钱”。

难　产

一数日不能生，人谓气虚力弱，不能送出，谁知血虚胶滞，胎中无血，儿不易转乎。胎成由于肾精，胎养半资脏腑血，故血旺子易生，血衰子难产。故临产必须补血。虽血难骤生，补气正所以生血。然徒补气，不兼补血，则阳过旺反不足，恐升而不降，故宜气血兼补。气血旺，气能推送，血又足以济，则汪洋之势易于转头，又何致胶滞哉。用**送子丹**：芪、归、麦冬一两，川芎三钱，熟地五钱。一剂生，且无横倒。方补气只黄芪，余皆补血。无论气血两平，阴阳交，易于生产。血旺于气，胞胎无非血也。如舟过浅水，用力难推。忽得春水，舟能自行，又遇顺风，有不扬帆而乎。血，水也；气，风也。无水，风虽顺何益？故补气必补血。

一儿已到门，不能生，此危时也，乃交骨不开也。盖产门上有二骨，两相斗合，未产骨合，将产骨开。女子儿门肉斜生，皮亦横长，可宽紧，可小大。苟非交骨联络，则儿门大开，用手可探。故交骨为儿门之关，亦女子锁钥之键。倘或女子此骨不闭，肠且直下。然交骨开合，气血主之也。无血，儿门自闭；无气，儿门不开。欲儿门开合，必须交骨顺滑，非大补血，交骨何易开合？然闭易开难。交骨不开，因贪色过泄，气血大亏，无以运行儿门，则交骨粘滞不开。故开交骨，必于补气血中用开交骨药，不必催子，自迅下。用**降子散**：当归❶、柞木枝❷、人参、川芎五钱，红花一钱，牛膝三钱。一剂子下。方用人参补气，归、芎补血，红花活血，牛膝下降，柞木开合，故效。苟单用柞木亦开骨，然不补气血，必开而不合，引风以入。若儿未到门，万不可用柞木。然此方亦无碍，以补气血也。若单用柞木，必俟儿已到门后，始无虞。

---

❶ 当归：《辨证录》用量为“一两”。

❷ 柞木枝：《辨证录》用量为“一两”。

一生子手足先出，此气血甚衰也。凡儿在胎正坐，惟男向内，女向外，及生时，儿必旋转，此造化之奇，非人之强。然先天后天并行不悖，天机之动，必得母子气血以济之。故气血足胎顺，气血亏胎逆。盖气血既亏，母身自弱，子又何能强？每欲转而无力，故手足先见。急以针刺子手足，惊缩而入。用**转天汤**：人参、川芎一两[1]，当归二两，升麻四分，牛膝三钱，附子一分。一剂转，二剂顺生。方用升麻，又用牛膝、附子，盖非提挈则头不易转。既转头，非下行，身不速降，二者并用，非加附子，则不能使气血迅速而推生。

一子已到门，交骨不开，子死母未亡，服药不效，母必死。今幸不死者，正因子已死，胞胎已堕，子母已离。子死，母气已收，不致同子气俱绝。然子在儿门塞住，仍宜推送，法补血生水，补气生血。倘徒用袪除降堕，以下其子，恐子未必下，母气光脱矣。用**救母丹**：当归二两，人参、川芎、益母草、赤石脂末一两[2]，荆芥三钱。一剂子下。方用芎、归补血，人参补气，气血既旺，上升下降，气推血送，所有阻滞？况益母草下死胎，赤石脂末化瘀血，自一涌齐出。

一儿在门边未死者，儿头必能伸缩；已死者，必不动。即以手推，不动如故。若未死，少拔其发必退入，故易辨。若死在腹中，察产母面，必无黑气。难产时，母有黑气现面者，子母两死。面无黑气，是母无死气，非子死而何？既死腹中，子自下。用**疗儿散**：人参、川芎一两，当归二两，牛膝五钱，鬼臼三钱，乳香末二钱。一剂下。原因气血虚，致儿难转，若再用催生药耗气血，儿气不能通达，及闭闷死，医杀之也。故难产，惟补气血，全活无穷。盖补气血，子自下。［批］面青舌赤，母死子活；唇青吐沫，子母俱毙。又有双胎一死一活，其候难知。临时观

[1] 一两：《辨证录》作“五钱”。
[2] 一两：《辨证录》作“一钱”。

变，总以舌验子，面验母。文守江。

一数日胎不下，服催生药不效，人谓交骨难开，谁知气结不行乎。夫儿到门不能下者，乃交骨不开，宜用开交骨药。若未到门不产，非交骨不开，万不可妄用药开交骨。恐门大开，儿头不转，原难骤生。及早坐草，母见儿不下，心必恐，恐则神怯，怯则气下不升。气不升，上焦闭塞，气乃逆。上气既逆，则上焦胀满，气更难行。气阻于上下，不利气而催生，则气愈逆，胎愈闭。故但利气，不必催生，胎自下。用**舒气汤**[1]：参[2]、归[3]、紫苏、牛膝三钱，川芎、白芍五钱，陈皮一钱，柴胡八分。葱白七寸同煎，一剂下。气逆由气虚，气虚易恐惧，补气恐自定。恐定气不知何以顺。况苏、柴、牛、芍平肝疏肺，佐人参、芎、归，实有补利之益。[批] 有令母坐小凳不跪者，法亦妙。文守江。

血 晕

一甫产后，目昏，恶心欲吐，心中无奈，或神外越，恍若天上行，此气欲脱血晕也。盖新产血室空，只存微气。心血前已荫始，后复随胎堕。心无血养，惟望气以固之。倘气又虚，心君无护，残血欲回救主，又非正血，不可归经，内庭变乱成血晕。须大补气血，不宜治血晕。或疑心为血晕，更补血，不更晕乎？不知新血不生，则旧血不散，补血生新，正活血逐旧。然有形血难生，无形气易长。补气以生血，不又易乎。用**解晕汤**：荆芥三钱，参、芪、归、炮姜一两[1]。四剂再不晕。此解血晕圣方。凡产后能服，断不退容颜。倘贫，量力用参，余依分两。

一产下即昏晕不语，此气血双脱也，本不治。然急用缝衣针刺眉心之穴，得血即语。以**独参汤**：人参一两，急煎灌之，无不

---

[1] 舒气汤：《辨证录》作“舒气饮”。
[2] 参：《辨证录》用量为“一两”。
[3] 归：《辨证录》用量为“一两”。
[1] 一两：《辨证录》作“一钱”。

生者。倘贫家之妇，无力卖参，用**当归补血汤**：黄芪二两，当归一两，煎灌。万不可轻加附子。盖以无经不达，反引药走而不守，不能专注胞胎，不若参、芪、归直救气血之绝，聚而不散。盖血舍空虚，无血养心，致血晕。舌乃心苗，心既无主，舌安能出声。眉心上通脑，下通舌系连心。刺之，则脑与舌俱通，心中清气上升，瘀自降。再用前方，则气血接续。虽单用前方，亦能生。然刺眉心尤无失，瘀冲心，故昏晕不语，解瘀血之冲，真扼要争奇。世但知灸眉心，然灸缓刺急，缓难救绝，急易回生。

一产后三日，发热恶露不行，败血攻心，狂呼叫，甚欲奔走，拿捉不定，人谓邪热在胃，谁知血虚心无以养乎。产后血尽随胞胎外越，五脏皆无血养，只存心中些微之血以护心。脏腑皆欲取给于心，全赖心包拦截各脏腑气，不许入心，故心安神定。然心包一虚，即不能障心，各脏腑气直入心中，以分心血。心包情极，遂号召勤王，反近狂悖，有无可如何之象，故似热而非实热。宜大补心血，使各脏腑分取以自养，不必求于心，则心安，心包亦安。用**安心汤**：干荷叶一片，当归二两，生蒲黄二钱，川芎一两，生地、丹皮五钱。一剂安，血亦下断，不可服两剂。方用芎、归以补血❶，又用生地、丹皮凉血，似非产后所宜。不知恶血攻心，未免因虚热相犯，补中凉之，则凉不为害。况益荷叶，则七窍相通，能引邪外出于心，转佐蒲黄以分解恶血。

胞衣不下

一胞衣三日不下，心烦意躁，时晕，人谓胞胎蒂未断，谁知血少干枯粘连于腹乎。世恐胞衣上冲。然胎衣何能冲心？但未下，瘀血难行，恐血晕。须大补气血，使生血以逐衣，衣自润滑。补气以助血，血生迅速，尤易推送。用**送衣汤**❷：当归二两，川芎五钱，乳香末、没药末一钱，益母草一两，麝香五厘、荆芥

❶ 以补血：此三字原无，今据《辨证录》补。

❷ 送衣汤：《辨证录》作“送胎汤”。

三钱。水煎调服。立下。用芎、归补气血，荆芥引血归经，益母、乳香等逐瘀下衣。新血长，旧血难存。气旺上升，瘀自速降。胞衣非依子即依母，不随下者，以子不可依也，故留腹有回顾其母胎之心。母胎虽生子，蒂间之气原未绝，故流连欲脱而未脱。每有六七日不下，竟不腐烂，正以有生气也。可见，胎衣在腹不能杀人，补之自降。或疑胞衣既有生气。今用补宜益牢，何反降？不知子未下，补则益子；子已下，补则益母。益子，胞衣之气连；益母，胞衣之气脱；气连，胞胎之气通；气脱，胞胎之气闭。通则两合，闭则两开，故用补，衣反降。

一衣五六日，百计不下，绝无烦躁昏晕，人谓瘀血粘连，谁知气虚不能送乎。瘀在必晕。今无恙，血已净矣。血净，宜清升浊降。衣不下，乃清气下陷难升，致浊气上浮不降。然浊气上浮，必须燥，今安然者，是清浊两不升也。然用补气，浊气不上升乎？不知清升浊降，一定之理。苟于补气中，仍分清浊，则升清正所以降浊。用**补中汤**[❶]：人参三钱，黄芪一两，归、术五钱，升、柴三分，陈皮二分，甘草一钱[❷]，萝卜子五分。一剂衣下。此方补气即提气，并非推送，何能下衣？不知浊气不降，由于清气不升。提气则清升浊自降。浊气降，腹中所存之物尽降，正不必推送也。况萝卜子能分理清浊，不致格，故神。

产　后

一产后小腹痛，甚至结块，按之益痛，此儿枕痛。前人谓儿枕头之物。夫儿枕之不痛，岂儿生不枕反痛乎。盖此乃瘀血成团未散也。此多是健妇血有余，非血不足，似可破。然血结瘀作祟，活血，瘀自除。破血虽可消瘀，必损气血，不若于补中逐秽则瘀去，气血又不伤。用**散结安枕汤**：当归一两，川芎五钱，山楂十粒，桃仁七个，丹皮、荆芥二钱，益母草三钱，乳香末一

---

❶ 补中汤：《辨证录》作“补中益气汤”。

❷ 一钱：《辨证录》作“一分”。此下有“白术五钱”。

钱。酒调服。不必二剂。此逐瘀于补血，消块于生血，不专攻痛，痛自止。若用玄胡、苏木、蒲黄、五灵脂化块，此杀人之医，不足论也。

一产后小腹痛，按即止，人谓儿枕痛，谁知血虚乎。产后去血过多，原能腹痛，但痛如燥糠触体，乃虚痛，非实痛。产后虚尤宜补。况补血，多润滑药，产后肠中干燥正宜。故补血不特腹痛安，肠中亦甚便。用**腹宁汤**：当归、熟地一两，续断二钱，阿胶、人参、麦冬、山药三钱，炙草一钱，肉桂二分。二剂愈，多服更佳。此补气无太甚，补血无太滞，气血生，痛自止。

一气喘，不急治立死，人谓气血虚，谁知气血两脱乎。气血两脱，宜立亡，何又喘？此血已脱，气犹未脱，血脱欲留，气又不能留血之脱，故反喘。如与贼战，既不能强又不安弱，其急声号召所可知也。故声呼而喘，症虽危可救，正在喘。肺主气，喘若肺气盛，不知实肺气衰。然血难骤生，只存些小之气，望肺相救甚急，肺因血失，气虚无力，难以提挈，安保其不遽脱。是救气须提气，提气须补气。用**救脱活母丹**：人参二两，肉桂一钱，当归、麦冬、熟地一两，枣皮、枸杞子五钱，阿胶、炒荆芥三钱。四剂全愈。用参接续元阳，然不补血，则血燥阳旺，虽回阳不能制阳，必旋得旋失。即补血不急补肾肝精，则本实不固，阳将安续。故又用地、枣、枸杞以补肝肾，后益肺气，则肺旺升提有力。又恐新产用补阴药腻滞，加肉桂补命门火，非惟火气有根，易助人参生气，且运化地黄等以化精微。然过于助阳，倘血随阳动，瘀血下行，非万全计。更加荆芥引血归经，则肺气安，喘尤速定。

一恶寒身颤，发热作渴，人谓产后伤寒，谁知气血两虚，正不能敌邪也。凡正气旺，邪断难入。产母去血太多，气必大虚。气虚，皮毛不固，外邪易入，并不必外风，即一举动，风即入。然入易出亦易，凡外邪俱不必祛风。况产母寒由内生，热因内虚，治内外自解。用**十全大补汤**：参、归、茯苓三钱，黄芪一

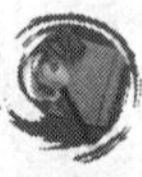

两，白术、熟地五钱，甘草、川芎、肉桂一钱，白芍二钱。二剂愈。此大补气血，不去散风邪。盖正足邪自除，况原无邪气，故易效。

一恶心欲呕，时吐，人谓胃气寒，谁知肾冷乎。夫胃为肾关，胃气寒，则胃不能行于肾中。肾气寒，肾亦不能行于胃内，是肾胃原不可分而治也。但产后失血，血亏必致肾水涸，水涸肾火必炎，何肾寒而胃亦寒？盖新产水乃遽然涸去，虚火尚不能生。火既不生，寒象自现。法当补肾水。然无水济，则火过热，必致阴虚火动，须于水中补火，肾中温胃，则肾无太热，胃有既济。用**温胃止呕汤**：人参三钱，橘红五分，白蔻一粒，巴戟、白术一两，茯苓二钱，炮姜一钱，熟地、枣皮五钱。四剂愈。此治胃多于治肾。然治肾仍是治胃，故胃气升，寒尽散，不必用大热药以温胃祛寒。

一肠下，人谓儿门不关，谁知气虚下陷乎。此症似宜用升提。然新产瘀血在腹，忽升提并血上升，冲心之害殆有甚焉。只可用蓖麻难猝得，奈何？盖气陷乃气虚。补气，肠自升举。但药少则气衰力薄，须多用则阳旺力大。用**升肠汤**[1]：参、芪、归一两，白术五钱，川芎三钱，升麻一分。一剂肠升。此纯补气，绝不升肠，即加升麻，但引气不引血。盖升麻少用气升，多用血升。

一产后半月血崩，昏晕见鬼，人谓恶血冲心，谁知房劳乎。产后半月，气血新生，即血路净，胞胎之伤如故，定不可交合，重伤门户，令血崩，致昏晕见鬼。是心肾两伤，不只损伤胞胎门户已也。明是犯色大战，致大泄精，精泄神脱矣。此症舍大补气，无二法。用**救败求生汤**：人参三两，熟地一两，归、术二两，川芎、枣皮、山药五钱，附子一钱。倘一剂效，连服三剂，减半再十剂，更生。否则不效。此回阳于无何有之乡，阳回而气

[1] 升肠汤：《辨证录》作“升肠饮”。

回矣。气回可摄血归神，生精续命，故晕崩止。

一稳婆损伤尿胞，淋沥，须臾难忍。夫破伤破尚可完，岂伤胞独不可治乎？或谓破在外，可外治，破在内，外膏无可施力。然疮疡尚可服药长肉，胞损无毒，独难补缺陷耶。用**完胞饮**：参、归、白术一两，川芎、黄芪五钱，桃仁十粒，茯苓、益母草三钱，红花、白芨一钱。以猪、羊胞煎汤，饥服，十日愈[1]。夫胞胎宜补胞，何反补气血？盖生产致人以手伤胞，其难产必矣。难产因气血虚，产后又大去血。不补气血，胞何以完？今大补气血，如饥人得食，精神骤长，少有损伤，何难完补。故一月三捷。

一产后肢肿，寒热往来，喘嗽，胸满不利，吐酸胁痛，人谓败血经络，渗四肢，以致气逆，谁知肾肝两虚，阴不能入阳也。产后气血大虚，自肾水不足，肾火沸腾。水不足，则不能养肝，肝木大燥，木中无津，火发于木。肾火有党，子母两焚，将火焰直冲而上，金受火刑，力难制肝，故咳嗽喘满。肝火既旺，必克脾土，土衰不能制水，故浮肿。然肝火乃假旺。假旺者，气若盛而实衰，故寒热往来无定，随气衰而为寒热。热非真热，寒亦非真寒，故气逆于胸膈不舒。胁，肝部，酸乃肝木之味。吐酸、胁痛，皆肝虚肾不能荣也。宜补血养肝，更宜补精生血。精足而血足，血足气亦顺矣。用**转气汤**：参、术、茯苓、芡实[2]、枣皮三钱，熟地一两，归、芍、山药五钱，故纸一钱[3]，柴胡五分。方多补精补血，何名转气？不知气逆由气虚，气虚者，肝肾气虚也。今补肾肝精血，即所以补肾肝气。气虚则逆，气旺有不顺乎？是补气即转气。气转，各症尽愈。阴入于阳，阴阳无格矣。

一水道出肉线一条，三四尺，动则疼痛欲绝，人谓胞胎下

---

1. 十日愈：《辨证录》作“二十日全愈”。
2. 芡实：钱本用量为“二钱”。
3. 一钱：《辨证录》作“三钱”。

坠，谁知带脉虚脱乎。夫带脉束于任督，任前督后。两脉有力则带坚，两脉无力则带堕。产后亡血过多，无血养任督，带脉崩堕，力难升举，故随溺下。带脉下垂，每腰脐痛，况下堕出产门？其失关键更甚，安得不疼痛欲绝。大补任督之气，则带脉自升。用**两收汤**[1]：白术二两，人参、山药、芡实、熟地一两[2]，川芎、巴戟三钱，白果十枚，扁豆、杜仲五钱，枣皮四钱。二剂全收。盖任督连腰脐，补任督不补腰脐，则任督无力，带脉何以升举。惟并补之，任督得腰脐之助，则两脉气旺，何难收带脉于顷刻。

一阴内一物，形如帕，或有角，或二岐垂下，人谓产颓，谁知肝痿乎。肝痿何以成？皆因产前劳役伤气，又触怒。产后肝不藏血，去血太多，故肝之脂膜随血奔堕，似子宫实非子宫。若子宫状如茄子，到产门不出，门外惟肝脂膜，每出门至六七寸许，或粘席干落如掌大，使子宫堕落立死，安能生。宜大补气血，少用升提，则肝气旺易升，肝血旺而易养，脂膜自收。用**收脂汤**：黄芪一两，参、术、白芍五钱，升麻一钱，当归三钱。产后禁用白芍，何频用奏功？嗟！嗟！病在肝不可不用。况用于大补中，在白芍亦忘其酸收矣。且脂膜正藉酸收，助升麻提气也。

下　乳

一产后绝无乳，人谓乳管闭，谁知气血涸乎。乳乃气血所化。然血化乳，又不若气化乳尤速。新产血大亏，生血不遑，何能生乳？今数日乳不下，血少，气尤微。气旺乳旺，气衰绝乳亦衰绝者，势也。苟不补气但通乳，无气，血何以生？无血，乳从何化？宜补气以生血，不可利窍而通乳。用**生乳丹**[3]：参、芪一两，当归二两，麦冬五钱，猪蹄二个，木通、桔梗三分。此大补

[1] 两收汤：《辨证录》作“两收丹”。
[2] 一两：《辨证录》作“二两”。
[3] 生乳丹：《辨证录》作“通乳丹”。

气血。盖产后气血衰而无乳，非乳房闭而断乳者可比。

一壮妇生产数日，忧郁，遂两乳胀满痛，乳汁不通，人谓阳明火，谁知肝气郁结乎。阳明多气血，化乳原属阳明。然阳明土，必得肝气通，则稼穑作甘，始成乳汁，未可全责阳明。壮妇亡血虽多，气实未衰，化乳在气不在血，宜有乳汁。今数日乳胀满痛，足欲化乳不可得，非气不能化乳也。乃肝气不扬，阳明土因之亦郁，安能化乳？宜抒肝气，则阳明气血自通，用**通肝生乳汤**：归、芍、白术、麦冬五钱，熟地一两，通草、柴胡一钱[1]，志肉一钱，甘草二钱[2]。一剂通。药味太重，若非少壮女，虽因郁少乳，须减半治之。

---

[1] 一钱：《辨证录》作“二钱”。
[2] 二钱：《辨证录》作“三分”。

卷十三

惊疳吐泄

小儿大约因疳成吐，吐成泄，泄成惊。故口内流涎，疳兆也。起首即治疳，吐泄不作，何有惊生？疳失治，胃气伤矣。小儿纯阳，原无损阴气。胃伤者，伤阳气也。阳伤，阴亦伤矣。伤阴，伤脾气也。后天以脾胃为主，脾胃两伤，无气养心，惊症起。惊，虚症，非有外风入。然则吐泄惊俱脾胃虚寒，疳乃脾胃实热也。不知小儿多食水果，致口热成疳。口热似阳旺，然阳极变阴。故疳久作吐，正阳变阴之验也。可见，惊疳吐泄俱虚症，补脾胃，四症俱愈。世分惊为风，疳为热，吐泄为寒，孰是单补脾胃者。用**活儿丹**：人参[1]、神曲三分，白术、巴戟、白芍一钱，甘草、陈皮一分，茯苓二钱，柴胡二分，当归、山楂五分。二剂愈，三剂不发。方健脾开胃，又平肝，使肝无郁滞，自疏土气，则脾胃安，吐泄止，何至四肢无养，角弓反张，急慢惊风哉。

一生疳，两牙床尽肿，流涎，咳嗽咽肿，人谓脾热，谁知胃火上升乎。胃火宜泄，何不效？以火过盛，阳将变阴矣。故降火药以泄火，火不降转困者，正壮火食气也。少火宜泄，壮火宜补。不补胃治火，反泄火损胃，安得不加困？补胃，少息火，疳自愈。用**平疳汤**[2]：茯苓三钱，白术、桔梗一钱，陈皮、枳壳、黄芩二分，神曲五分，麦冬、玄参二钱，人参苏叶三分。四剂愈，不发。此补胃以散火，火自平者，以火出土中也。土健火

---

[1] 人参：《辨证录》用量为“三钱”。

[2] 平疳汤：《辨证录》作“平肝汤”。

藏，土衰火现，故补土火藏于下，何至上升口颊乎。况加解火药，则土引火自归，火亦随土而自戢。

一生疳后，饮水即吐，后不饮亦吐，困极，人谓热吐，谁知热变寒乎。疳本热，久则寒者，以胃土之伤，土衰则火旺。火旺，土益衰。土益衰，前火不能旺矣。火土两衰，何得不寒？况儿最喜生冷，土衰加生冷即吐。故止吐以健胃为主，则胃强吐不再犯。用**六君**加味治：人参一钱，白术三钱[1]、茯苓二钱，甘草一分[2]，半夏五分，神曲二分[3]，陈皮三分，白蔻一粒。二剂全愈。此健胃止呕，大人尚神，况小儿乎。小儿呕，人每轻症，不知胃气一伤，四肢失养，必角弓反张，乃因虚也。今扶胃气，胃健受食，既无呕吐，自有灌注，何有惊风。［批］一月内乳后辄呕逆，乃初生阴阳未平，不必治，亦不必畏。文守江。

一大吐后大泄，吐止，泄不止，倦极，人谓吐变泄，其气顺，谁知吐伤胃，泄伤脾。气顺，宜吐止愈。今吐止大泄，乃胃传于脾。由腑入脏，是由表入里，较吐更甚。盖吐补胃可愈，泄宜兼补脾。虽脾胃有同治法，补胃自必补脾。但吐后作泄，则补脾必须助胃。用**生脾助胃汤**：参、术三钱，甘草三分，肉桂一钱，茯苓五钱，神曲五分，附子一片。二剂全愈。倘不效，不救。此方治小儿泄，效自如响。彼不应，乃阴阳两绝，非药之咎。

一吐泄，目上视，死亡顷刻，状如慢风，人谓惊风，谁知脾胃气将绝乎。若作慢风治，用牛黄等丸，下喉即死。脾胃气绝，是阴阳气欲脱也。非急用人参救气，何能再活？然价重，此症又须多用，无论近人无此胆，即古人亦无此法，故小儿多亡。夫小儿脾胃虚寒，何禁吐泄？尤宜多用人参。用**安儿至宝汤**：参、术

---

[1] 三钱：《辨证录》作“二钱”。
[2] 一分：《辨证录》作“一钱”。
[3] 二分：《辨证录》作“三分”。

五钱，茯苓、巴戟三钱，附子、麦芽、萝卜子一钱，枳壳、槟榔三分[1]，前子、扁豆二钱，白蔻三粒[2]。三剂愈。此方多用参附，故夺命于将亡。以参回阳于何有之乡，附子续阴于已绝之后，群药佐之，阴阳自分，积秽自除。世但祛除，不补中用攻，故不效。

一吐泄后，角弓反张，惊悸牵搐。此肝克脾胃土，土气欲绝耳。若用风药定惊，立亡。盖吐泄阴阳两亡，但有几希之气。不补脾胃以续气，反散风损气，能不死乎？且补脾胃土，不补命门、心包之火，则土寒，阳不能骤回，阴不能速长。宜补火生土，补土止惊。用**续命汤**[3]：参、术一两，茯苓、巴戟五钱，肉桂、半夏一钱，生枣仁三钱，志肉二钱，菖蒲、丁香、白芍[4]、姜、附三分，柴胡五分[5]，甘草二分。此方以十岁为准，每岁减二分。慢、急惊风俱治，可谓急为风，慢为虚也。世谓惊为风，误矣。不作风治，十活九；作风治，十人十死；虚兼风治，十死八。以大虚，绝不治风，十人十活。喻嘉言谓：惊风二字，劝医绝口不道。虽过于愤激，然实有不得不大声以救者，但所立方，尚兼风治，犹未洞达底里。

一世人以急惊属风，慢惊属虚，此似是而非，杀人之说也。惊风二字杀人甚多，小儿何尝有风？一作风治，千人千死。无如杀运未除，此辈乱治。予治急慢惊，以**保赤定惊丹**：人参、茯苓、白芍三两，白术八两，半夏、柴胡、山楂、枳壳、神曲、甘草、干姜、麦冬一两，炒荆芥、槟榔、菖蒲、薄荷叶、麦芽五钱，木香三钱。各为末，蜜丸如龙眼核大。凡急慢惊，用一丸，重则二丸。但人参多多益善。然无参亦免死。

---

❶ 三分：《辨证录》作“三钱”。
❷ 三粒：《辨证录》作“三钱”。
❸ 续命汤：《辨证录》作“续气汤”。
❹ 菖蒲、丁香、白芍：《辨证录》无。
❺ 柴胡五分：《辨证录》无。

便 虫

一便寸白虫或蚘蛔，及吐长短虫，人谓湿热，谁知脾胃伤乎。小儿自喜生冷，湿热无疑。然脾胃健，湿热易消；脾胃衰，湿热难化，不生津液而生虫。倘不补脾胃，则脾气不能消，胃气不能化，虫且安居，又何以杀？惟补脾胃，则气旺自能制虫，况佐杀虫药乎。用**治虫丹**：苓、术、白芍三钱，甘草三分，白薇二钱，使君子二个❶，黄连二分，枳壳、槟榔、半夏五分，百部一钱。二剂虫尽化水。但服后，忌饮一时。此杀虫药虽多，然入健脾平肝内，则正无伤，虫尽杀。

一粪门拉长虫不下，又不进，不痛痒，人谓虫口咬住，谁知祟凭乎。虫口咬必痛，今安然如故。然虫不咬，宜随下。今半截在中，非祟凭乎？用外点方**点虬汤**❷：水银、冰片，樟脑、白芷一钱，硼砂一分，雄黄、轻粉、薄荷三分。各研，以不见水银星为度，水调少许，点虫头或身上，少刻化水。点点时须虔拜上天，此余游南岳，逢异人，自号雷公，状甚异。传余《活人录》，奇方最多，此其一也。

痘

一将出痘，身热口渴，眼如醉，此时以表药散之，则火毒大解。无如因循，数日现点始用。有形之解与无形之解不同，故轻变重，重变死。夫见点，当于补中带表，则正无伤伤，火毒又散。用**至慈汤**：人参、炒荆芥❸、陈皮三分，生草、柴胡、柴胡、花粉一钱，当归三钱，茯苓、麦冬二钱，玄参三钱。二剂愈，不必三剂。若已出，热则重变轻，死变生。此用柴胡、荆芥疏通表

---

❶ 二个：《辨证录》作“十个”。
❷ 点虬汤：《辨证录》作“点虬丹”。
❸ 炒荆芥：《辨证录》用量为“三钱”。

里，玄参去浮游火，生草解毒。妙在人参补气生津，佐前药使无壅闭，以达至隐之火毒。火毒非补不可。此方以十岁为准，如一岁十分用一，每岁增加。若十岁外，宜加参，余不必加。

一遍身粒粒鲜红，明白佳兆也。不必用药，只须助正，自饱满贯浆，收靥亦速。然呆补无疏通，升上不降下，非善法也。用**安幼汤**：当归、玄参、熟地、麦冬三钱，丹皮、荆芥一钱，生草五分，陈皮❶、贝母三分，生地二钱，黄连一分。不必二剂。妙在补中带散无外阻，散中实补无内怯，毒大泄不外阻。世但知补，故多留后患。且呆补必变恶疮，人犹谓毒未净，用散火败毒药，至不救。哀哉。

一痘红盛烦渴，大便干燥，小便短涩黄赤，脉洪大不匀匀，舌上生疮，此阳症也。切忌温热。然火毒大盛，骤用寒凉，心火不遽退，热不骤解，反生变。宜寒中化热，凉中化火，则不违火性，自得寒凉。用**全痘散火汤**：玄参、炒荆芥三钱，黄芩、生草、栀子一钱，桔梗、生地、当归二钱❷。一剂愈。方用芩、栀清火，玄参退浮热。妙在荆芥、桔梗引火外出，生地、当归滋腑脏燥，则雨润风吹，必变火宅为清凉。故解散又无违背。

一痘空，色清白，发痒中塌，寒颤咬牙，腹虚胀，吐泄，脉沉微细弱，此阴症也。必大补气血，佐温热，则疮无冰冻。倘用寒散，则痘内陷，立亡。然色白，虚也，发痒，又有实症；身寒，凉也，发颤又有热症；腹胀，虚寒也，吐泄又多实热症。既非虚寒，一用温热，安得不死。不知舌红为热，白为寒。舌红带白，热中寒；舌白微红，寒中热；热极，大红又燥；寒极，纯白又滑。舌白又滑，阴症无疑。用**祛阴救痘丹**：人参、荆芥一钱，芪、归、白术三钱，附子三分。一剂色白即红，阳回阴寒之气尽散。此方补气血，气旺阴难留，血足阳自复。然必附子，奏功始

❶ 陈皮：《辨证录》用量为“三钱”。
❷ 二钱：《辨证录》作“一钱”。

神。又恐附子直攻其内，故加荆芥引之外散。

一痘隐不见，此气虚不能推送也。论理升、桔、羌、防能外泄，然不补则元气太虚，恐痘发他症又生。用**发痘散**：生芪二钱，甘草五分，当归、桔梗、荆芥一钱，防风二分。二剂尽出，不必再服。方虽用桔梗、荆、防，妙在芪、归属于推送，故火毒尽出。

一痘已见点，热气大盛，粒过多，人谓火毒太盛，谁知血虚不能润乎。若发散不补血，则火盛水干，痘难贯浆。用**养痘汤**：当归二钱，川芎、麦冬一钱，连翘五分，花粉、木通三分，甘草二分。二剂成浆。妙在芎、归、麦冬为君，少用连翘、木通、花粉则血旺，火不过炎，热消毒不内隐，故速效，又无后害。

一痘出四五日，大小不等，根窠不红泽，色暗，顶陷不起，人谓火毒倒塌，谁知血气虚乎？此必补气血中佐化毒、催浆。用**催痘汤**：人参三钱[1]，牛子、川芎、茯苓一钱，芪、归二钱，桔梗、肉桂五分[2]，陈皮二分，连翘三分。二剂效。妙在参、芪、归之多，发散化毒为佐。故气足不祛于中，血足不陷于内，自红润肥满。

一痘五六日，毒宜化，浆宜行，乃不红绽肥满，此气血大虚，切忌攻火败毒。宜补气血。用**护痘万全汤**：人参五钱[3]，黄芪、川芎、茯苓一钱，当归、白术二钱[4]，陈皮、牛子三分，花粉三分，桔梗五分。不必二剂。妙在不消毒攻火，但补气血，且补中有散，更非呆补。

一七八日，宜浆足，反疮平浆淡，食减，此气血不充也。人

[1] 三钱：《辨证录》作“三分”。
[2] 五分：《辨证录》作“半分”。
[3] 五钱：《辨证录》作“五分”。
[4] 二钱：《辨证录》作“一钱”。

脾胃气弱，则肝血不生，血不生，则脾胃更弱，何能致浆足疮突哉。宜大补脾胃气，少佐补血。气血旺，脾胃自健。脾胃健，痘自充。用**保痘汤**：人参、荆芥一钱，芪、归、术、麦冬二钱，陈皮五分。如痒，加白芷三分、蝉蜕二分。否则不加。如色白而薄，倍参、芪，一剂效。此纯补气血，补气尤多，以血得气易生也。气足血旺，自食增，浆老结靥。

一九日十日，浆淡痂薄，人谓痘毒内蕴，谁知气血亏乎。然气血虽虚，痘毒未清，不顾火毒，但呆补，则火毒内藏，痘后必有回毒。宜补中微散。用**全痘汤**：参、术二钱，牛子、通草、荆芥一钱，茯神、当归、银花三钱，陈皮三分，甘草五分。一剂愈。何用参不用芪？以黄芪过补气，不若参既补气，不增闷尤妙。况牛子、银花补中泄毒，得补益，又获散利。

一十一二日，潮热不思食，当靥不靥，痂落无托，此气血虚，毒多未化也。用**化痘仙丹**：银花、芪、归三钱，白芍二钱，人参、荆芥、牛子、甘草一钱，山楂五粒，防风三分。二剂全愈，不必三剂。妙在用牛子、荆芥、银花于参、归、芪、芍中，则胃气不伤，脾气大旺，肝血既润，复不克土，则毒解无留。大凡痘不补，则火毒不出，但补亦不出。今补中带散，故未出者能出，既出者尽出。

一痘已见形，又出一层红斑，或似斑非斑，或零星错杂，皆是夹疹。人谓痘毒深，后再发，谁知痘出时又感风寒，使内热留中，闭塞腠理，激腑毒尽出乎。宜脏腑并治，然治脏不若先治腑。盖痘毒出脏，毒深；疹毒出腑，毒浅。浅之毒散，深毒自难留，故治痘须先治疹。用**分痘汤**：升麻、生草[1]、荆芥一钱，玄参、麦冬、生地三钱，当归、青蒿二钱，半夏五分。一剂疹全散。此退阳明火，解肺热。妙在多用升麻引火向外，发皮毛，虽消疹，实成痘。何为治疹后，再治痘哉。

---

[1] 生草：《辨证录》用量为“二钱”。

一痘症已全，数日后复发热，出红斑，痒甚，愈抓愈痒，先如粟米，渐大如红云一片。人谓痘毒前未畅发，谁知痘毒全无，乃收痂后纵欲，饮食又兼风热[1]而成乎。此名盖痘疹，似痘非痘也。宜散风热，不必顾痘毒。然风热解，痘毒亦无不解。用**安痘汤**：玄参五钱，当归三钱，连翘、花粉一钱，白芍、丹皮、荆芥、甘菊二钱，升麻五分。二剂尽散。此化毒不耗气，解热不损血，故风热全消，痘无变症。

一痘五六日后色黑，或炭灰色，顶陷不起，食入即吐，此坏症也。然小儿纯阳，阳气易离，阴气难绝。倘一阴可续，则引阴接阳，每重生。用**起死救儿汤**[2]：参、归、麦冬、茯神三钱，玄参、银花一两，白术、荆芥、花粉二钱，甘草一钱。二剂愈。此妙全在银花、玄参之多，既解毒又散火，又加参、术、归、冬，以助二味祛除，故能转败成胜。切勿惊重与用参多。盖药不重，则火毒难消；参不多，则阴阳难复。

一前人稀痘或截痘法，多解毒，药损元气，元气虚，毒即难解。且毒成于火，清火又用寒凉，小儿一服寒凉，脾胃匮乏，火毒安能外泄？予用**止痘丹**：生草一钱，银花三两，玄参一两，贝母五分，苦参、丹皮三钱，黄芩二钱。天赦日，将水二碗煎至一碗，不必再煎。将此一碗汁，又熬至三分。用茯苓五钱为细末，将汁调为丸，如米大。儿半岁，蜜拌，二日服完，必下黑粪，永不出痘。

疹

一发热二三日，肌肤隐发红点，人谓发斑伤寒，谁知出疹发表，热毒外散，偶犯风寒生冷，皮肤闭塞，毒气壅住腠理乎。其

[1] 热：原作“寒”，今据《辨证录》改。

[2] 起死救儿汤：《辨证录》作“起死救儿丹”。

症皮肤片片皆红，红或变白，白或转红，红变紫，气喘腹满，甚而作痛。毒气入脏，欲出不能，存亡顷刻。必须化斑，不必治疹。盖疹与斑皆热毒。用**消斑化疹汤**：玄参、白芍五钱，归尾、石膏、骨皮、丹皮、青蒿、麦冬三钱，荆芥二钱，木通、升麻、甘草一钱。二剂消。方用微寒，以疹斑虽起大热，亦因脏腑干燥，内无水制而外现也。今滋津液，则水足制火。又得引火解毒，直走皮肤，毒自外泄解散。况玄参清浮游火，何必多用大黄扑灭其炎，伤脏腑乎。

一出疹大渴，恣饮，呕逆不止，变泄痢，咳嗽，小水不利，阴囊浮肿，胁痛筋软膨胀，人谓火热不解，谁知水蓄不消乎。夫心火亢炎，因而作渴，饮水必入心，心不受水，传脾为呕吐泄利；传肺，为咳嗽；传肾，为便闭囊肿；传肝，为胁痛筋软膨胀。夫水本克火，然水多则滞，火反得水以滋沸腾，疹消他症生。宜惟分消水势，疹自消。用**分水消疹散**：茯苓、前子、木通❶、白术三钱❷，猪苓二钱，苡仁一两，桔梗一钱，荆芥五分。二剂愈。方专治水，只桔梗、荆芥少提气，不特水气因升提下行倍速，且使疹亦从膀胱下泄。但不用升麻，以升麻提气，必使疹毒由皮毛出，反牵利水之肘。不若此二味提气不走皮肤，反佐诸药走膀胱，水疹同治。

一疹后牙根溃，肉腐出血，臭冲鼻，此症因医治疹不治浮火，使热积皮肤，不用解散清凉，致火毒入胃，久不散，因作祟。此症仍须散火热毒。倘恣食肥甘，湿热动虫，必变为走马疳，穿腮落齿，或面颊浮肿，环口青黑，唇崩鼻坏，生疮作痒，多不救。用**救疹散毒汤**：玄参、茯苓、青蒿、生地三钱，甘草、荆芥五分，黄芩、白薇、干葛一钱，白果十个，麦冬二钱❸，陈皮三分。三剂全愈。此和解，不大凉，以疹愈，势虽盛，火毒实

❶ 木通：《辨证录》用量为“二钱”。
❷ 三钱：《辨证录》作“三分”。
❸ 二钱：《辨证录》作“三钱”。

轻，毋以外证重，即用劫夺。苟轻用苦寒，每轻变重，重必死。

吃　泥

一吃泥，此肝旺也。肝过旺必克脾胃，土虚不能敌肝，思土以救。宜平肝补脾胃，则土气无亏，自见土不吃。用**六君加减**治。人参一钱，茯苓、黄土三钱，甘草、陈皮、黄芩五分，半夏三分，白术、白芍五钱。四剂不思吃泥。此方健脾胃，加黄芩清火，白芍平肝，肝平火清，土自得养，尤妙加黄土，投其所好，益足展健运。

胎　毒

一半岁或一二岁，忽生大疮，此父母或感杨梅，或受胎后感淫毒，贻害小儿。用：银花二两，生草、黄药、锦地罗三钱，人参、花粉二钱。二剂。倘外口不愈，另用：蜗牛、生草、儿茶、樟脑、黄丹、水粉、枯矾三钱，冰片，轻粉一钱，麝香三分，地龙粪五钱。为细末，麻油调，敷疮口上，数日敛。轻者，不必外治。切勿自秘，以受天谴。

卷十四

背 痈

一背间先发红瘰，渐红肿，此发背也。古云：外大如豆，内大如拳；外大如拳，内大如盘。然痈疽必须辨阴阳。有先阴变阳，有先阳变阴者，前后俱阳俱阴者。阳症虽重实轻，阴症似轻反重。先阴后阳生，先阳后阴死。何以辨之？阳症形高突，色纯红，初起必疼，溃烂多脓，收口身轻爽。阴症形平陷，色带黑，初起必痒，溃烂多血，收口身沉重。至变阳变阴，以此消息。倘红肿高突，乃阳症。乘毒初发，肉未化，急以散毒药治，随手而解。发背至横决，皆因循失治，以致阳症变阴。救痈如救火，宜急扑灭，否，必沿烧屋庐，不尽不止。毋谓阳症可轻缓。治用**急消汤**：忍冬藤二两，紫花地丁一两，茜草、生甘草、花粉、桔梗三钱，甘菊花[1]、贝母二钱，黄柏一钱。不必四剂。此阳毒初起最神，无迅烈之虞，有和解之妙。倘孟浪用毒药，毒幸散，真气耗损，变成别症，医之咎也。［批］一切大肿毒，不论部位阴阳，已溃未溃，肿毒通治，方最神。此方前已附《奇效医述》，兹不注。文守江。

一背心发瘰，痒甚，已而背重如山，陷隐发红晕如盘，此阴症初起形象，尤非前阳痈比。此冤孽病，必胡言乱语，将平日欺心事尽情发扬。此症本不治，然转阴变阳，医之事也。此症虽祟凭，然必正气大虚，邪乃得入。必须大补气血，佐散郁解毒，则正旺自散。用**变阳汤**：参、芪二两，银花半斤，附子一钱，炒荆

[1] 甘菊花：《辨证录》用量为“三钱”。

芥三钱，柴胡二钱，白芍一两，生划、花粉五钱。水十余碗，煎至二碗服，三剂愈。盖阳毒可攻，阴毒须补。方用参、芪补气，气旺则幽阴之毒不敢入心肺。银花性补，善解阴毒，得参、芪功益大。然非附子，则不能直入阴毒中，又出阴毒外。又益甘草以解余毒。然毒结于背，以气血之壅也，壅极郁极也。故加柴、芍、荆芥、花粉消痰通滞，开郁引经，自气宣血活，瘀散毒消。

一背痈溃烂，洞见肺腑，疮口黑陷，不能卧，口渴思饮，人谓阳症败坏，谁知阴虚不能变阳乎。背痈虽分阴阳，至溃后惟宜补，不消毒。至见肺腑，前此失补，毒过沿烧，好肉尽化为瘀而成腐肉，腐必洞见底里。倘胃气健能食，犹可救。若恶食，必无生者。然能用参、芪、归、地亦有生者，不可弃而不救。用**转败汤**：人参、熟地、麦冬二两，生芪、当归、枣皮一两，肉桂❶、远志、茯苓三钱，白术、银花四两，北味一钱。一剂。或胃开或少能饭，可救。惟杳无应验，是胃将绝。或服之饱闷，少顷安者，亦有生机。此补气血，更补肺肾阴。盖阴生则阳长，后以银花解余毒，则毒散血生，血生肉长，肉长皮合。倘但解毒，不补气血阴阳，阴毒不能变阳，哀哉。

一背痈愈，口不收，百药敷之不效，人谓余毒未净，谁知阴不能济阳乎。痈疽初起，毒盛变脓，毒衰脓尽。毒化疮口不收，乃阴气虚，非毒气旺。世用败毒药，是虚虚也，欲肌肉长，得乎？然但用阳药补阳，不补阴亦不效。盖独阴不生，独阳不长。脓血已净，阴必大虚。但补阳，则阳旺阴虚，虽阳欲济阴，阴不能济阳。补阳，阴愈虚，疮口愈难合。宜大补阴，使阴精盛，自灌注疮口，不必用生肌药，肉自生矣。用**生肤散**：麦冬、当归一两，熟地、忍冬二两❷，枣皮三两❸，参、术五钱❹，肉桂三钱❺。

❶ 肉桂：《辨证录》用量为“二钱”。
❷ 二两：《辨证录》作“一两”。
❸ 三两：《辨证录》作“一两”。
❹ 五钱：《辨证录》作“五分”。
❺ 三钱：《辨证录》作“一钱”。

六剂愈。此补阴多补阳少，使阴胜阳。然补阳仍补阴者，盖以能入阴中，以交于阳内也。用忍冬藤取其领诸药至疮口，非用解余毒也。

一背痈愈，肉长口平，忽开裂流水，此不谨色怒也。疮痈忌色，其次忌怒。犯恼怒，新肉开裂；犯色，新肉流水。然此论小疮耳。若背痈犯怒，不过多病，犯色多致死。疮口开裂，色必变紫黑，流水处，肉必败坏。必须药补气血，不可仍治其毒。倘前毒未净，断不收口，复腐败者，实新肉不坚，自求决裂也。况发背新愈，精神气血空虚。故犯色遂变出非常。然一木焉能支厦？又必须大剂救之。用**定变回生汤**[1]：人参四两，黄芪三两，归、术、麦冬、忍冬藤、茯苓二两[2]，北味二钱，肉桂三钱，枣皮五钱。四剂平复。若再犯，即再服此方，必死。此救疮疡坏症仙丹。人疑泄精决裂，何反置熟地不用？盖熟地补阴最缓，症犯实急，故多用气血药，非熟地不可用也。数剂后，宜减分两，多加熟地以善后。

一夏月发背痈，疮口不起，脉大无力，发热作渴，自汗盗汗，用参芪，加肢逆冷，大便不实，喘促呕吐，人谓火毒太盛，谁知大虚，补不足以济乎。疮口不起，本阴症，脉大又似阳，然无力非阴而何？发热作渴，乃水不济火，故随饮随汗。即阴症似阳，用参芪何反逆冷吐呕？正以未用附子，不能斩关入阵，祛荡阴邪也。用**助阳消毒汤**：人参八两，黄芪一斤[3]，当归、白术四两，陈皮一两，附子五钱[1]。水煎膏，作二剂服，顿退。数剂，疮起而溃，分两减半，数剂愈。此时此症非大补必立亡。大约阳痈用消毒，阴痈万不可用，舍痈从症，实善法也。

一背痈溃后，或发热，或恶寒，或痛，或脓多，或流清水，

---

[1] 定变回生汤：《辨证录》作“寒变回生汤”。

[2] 二两：《辨证录》作“一两”。

[3] 一斤：《辨证录》作“一两”。

[1] 五钱：《辨证录》作“一两”。

自汗盗汗，脓成不溃，溃不收，人谓毒未净，谁知血气大虚乎。凡气血盛，阴阳平，何能生毒？惟脏腑内损，毒始藏，久必外泄，乃痈发，毒自不留。然脏腑本虚，又加脓血则更虚。其外口未敛，似有余。气血未生，实不足。不可偏补一脏，致偏胜。然用大补汤[1]每不效，非方不佳，用不得法也。盖背痈非细小之剂所能补。余定一方，请正同人。参、归一两，黄芪、熟地二两，白芍、白术、茯苓五钱，肉桂二钱，川芎、生草三钱。自效。夫痈未溃，先化毒，已溃亟补虚。纵有余毒，不必败也。盖败毒，非寒凉即消耗，消耗损真，寒凉伤胃。真损则邪气盛，胃伤则谷气全无，何能生肌肉？惟大补汤助真益胃，故收全效。且不特治已溃，凡未溃皆效，惜人未知。

肺 痈

一胸膈作痛，咳嗽时更痛，手按痛处，尤气急，此肺热成痈耳。肺娇脏，药不能到，故难治。肝热害肺，已成痈，似宜泄火救肺，肺药难入。然脾，肺母；肝，肺仇；心，肺敌。三经未不尝受药。补脾土能生金，平肝木不侮金，清心火则不刑金，三经皆益肺无损。肺气得养后解肺邪，何痈不散。用**全肺汤**：玄参三两，生草五钱，银花五两，花粉、茯苓、白芍三钱，麦冬二两。二剂消。肺痈须内消，不可令出毒。内消不外脾肝心三经。或曰：肾，肺子，何不可治肾以消乎？然肺痈虽成于火烁，实肺气自虚。补肾虽使肾不耗肺，然肺肾相通，补肾恐肺气下降，火毒转不遽散，不若治三经，使肺得养，自化毒，不遗夫肾之妙也。

一胸膈痛，咳嗽吐痰更觉疼甚，按痛处难忍，咽喉间，先闻腥臭，随吐脓血，此肺痈已破也。肺痈未破易消，已破难治，以脓血难净也。盖肺生痈，因肺火不散。然肺火来，因肺气虚。不补肺以散火，未成何以消，已成何以散？既溃又何以愈？是肺虚不可不补。然胃，肺母，补胃气，肺气自旺。今痈破多吐脓血，

[1] 大补汤：《辨证录》作“十全大补汤”。

肺气尤虚，虽毒尚存，必于补气中，行攻散，则毒易化，正气无伤。用**完肺散**❶：人参一两，玄参、银花二两，蒲公英五钱，花粉、生草、桔梗三钱，黄芩一钱。六剂愈。此补胃气，即泻胃火，胃气旺，肺气自衰，胃火衰，肺火自不旺，故败毒又生肉。虽诸药亦入肺，不单走胃，然入胃十八，入肺十二，仍治胃益肺。或问：肺痈已破，病入里，似不宜升提肺气。喻嘉言谓：宜引胃入肠。今仍用桔梗开提肺气，恐不可为训。嗟乎！所用皆治胃药，入胃有不引入肠乎？然肺气困顿，清肃之令不行，用桔梗清肺，上气通，下行更速。

一久嗽后，肺管损，皮肤黄瘦，咽嗌音哑，自汗盗汗，眠卧不得，稠痰腥秽，毛悴色憔，嗽时必忍气须臾，轻轻吐痰，否则膈上大痛不已，气息奄奄，全无振兴，人谓肺痈，谁知肺痿生疮乎。此症本难治，肺痈生于火毒，治宜速；肺痿生于劳伤，治宜缓。火毒宜补中用泻，劳伤宜补中带清。泻与清不同，补则同。但泻中用补，可用大补；清中用补，可用小剂。忽亡勿助，虽有若无，始奏功。用**养肺去痿汤**：银花、麦冬三钱，款冬、贝母、白薇三分，生草❷、紫菀❸、百部五分，生地、百合二钱，天冬一钱。三十剂渐愈，六十剂全愈。方不寒不热，养肺气于将绝，保肺叶于将痿。倘求速效，必至倾危，宜忍耐全生，勿欲速送死。

一多食燔熬烹炙煎炒，美酝香醪，乘兴酣饮，至咽干舌燥，吐痰唾血，喘息膈痛，不得卧，人谓肺火炽，谁知肺痈已成乎。肺，五脏华益，喜清气薰蒸，最恶燥气炎逼。今饮皆辛热，则脏之中全是火，肾水无源，肾益加燥，势必取资肺金，而肺已病，不益虚更燥乎。况各经纷逼，火烈金刑，肺干生痈，必至之势。宜化毒，益养肺降火兼补火，庶已成可痊，未成可散。用**枝桑清**

❶ 完肺散：《辨证录》作“完肺饮”。
❷ 生草：《辨证录》用量为“五钱”。
❸ 紫菀：《辨证录》用量为“五钱”。

肺丹：桑叶五钱，紫菀、生草二钱，犀角屑五分，款冬一钱，百合、人参、阿胶、贝母三钱，杏仁七粒，银花、熟地一两。水煎，调犀角末服，数剂效。此肺肾同治，全不降火。盖火因饮而旺，乃虚火，非实火。故补火金坚，虚火息。补中带散，补非呆补，火毒易解。

肝痈

一素多怒，易动气，忽胁满，发寒热，久胁痛，手按痛不可忍，人谓肝火盛，谁知肝叶生痈乎。人但知肺痈，不知肝亦生痈。且《灵》、《素》未言，但古今气运不同，痈毒亦异。况肝生痈，未尝无理。恼怒，肝叶开张，肝气即逆。大怒，肝叶空胀，未易平。时时恼怒，肝不得安。且怒必动火，怒愈多，火愈盛。火盛，烁干肝血，则肝气大燥。肝无血养，更易怒，能不郁结成痈乎。凡肝痈者，痛必在左，左胁皮必红紫，舌必青。以此辨之，必不差。宜平肝泻火去毒，若因循至溃，不救。用**化肝消毒汤**：归、芍三两，炒栀子、银花五钱[1]，生草三钱。三剂减，七八剂愈。方用归、芍滋肝，则肝血骤生。又甘草缓急，栀子清火，银花解毒，安得不效。但火毒盛，肝血大亏，非大剂亦徒然。倘执肝火旺非肝痈，单用归、芍治胁痛，定不效。

一左胁疼痛非常，按更甚，此肝痈也。肝不只怒生痈，忧郁亦生。但恼怒痈急，忧郁痈缓。初起用大剂逍遥散治立止，因失速治，肝郁不宣，血亦因而结。血结不通，遂成痈。势似缓，然肝气急，痈成毒发甚骤。世有胁痛数日死者，正痈也，非胁痛即能死，可不急治乎。用**宣郁化毒汤**：柴胡、香附、薄荷二钱，归、芍、银花一两，陈皮、枳壳一钱，花粉、生草三钱。四剂全愈，后用四物大剂调治。肝痈不可见，胁痛世常有，吾特言急治，何至成痈。

[1] 五钱：《辨证录》作“五两”。

大肠痈

一腹痛甚，手不可按，右足屈不伸，人谓火盛存食，谁知大肠生痈乎。凡腹痛，足不能伸者，肠内生痈。大肠生痈，足尤不能伸。但大肠痈无不成于火，火盛不散，郁结成痈。然火有余，本水不足，水衰火旺无制，乃养毒不解。法宜壮水以制火，则毒自化。用**清肠饮**：金银花三两，当归二两，地榆、麦冬、玄参一两，生草三钱，苡仁五钱，黄芩二钱。四剂毒尽。方纯润肠，又活血解毒，虽泻火，实滋阴。故相济相成。倘不益阴润肠，惟攻毒降火，则大肠先损，何胜火毒之凌烁。

一大肠痈，右足不伸，饮食不思，腹痛甚，便脓血，肛门如刀割，此已溃也。能食生，不能食死。然亦有因火毒炽不能食者。凡疮以胃气为主。无胃气，毒无论阴阳多不救，故治痈以扶胃气为第一治法。加败脓祛毒，正无伤，火毒又散。今痈破，不思食，则胃气尽降，大危症。不补胃但治痈，必死。用**开胃救亡汤**：参、术、玄参、山药、苡仁一两，金银花二两，生草三钱，山羊血末一钱。水煎调服。四剂全愈。方救胃败毒，祛脓在其中。妙在金银花治毒仍滋阴，又得参、术助力，散毒尤神。山羊血止血消浊且通气，引药直入痈中解散之，合用则调和，抚绥有人，攻剿有人，自胃气大开，化精微，转输大肠。倘胃气未伤，尤效，勿疑畏以枉人命。

一大肠生痈，小腹痛甚，淋漓不已，精神衰少，饮食无味，面痿黄，肢软，自汗盗汗，不能卧，人谓火盛生痈，谁知水衰不润乎。大肠传导，全藉肾水灌注。今醉饱房劳，过伤精力，致火动水涸，又加生冷，致气血乖违，湿动痰生，肠胃痞塞，运化不通，气血凝滞成痈。然先本肾水不足，溃后复流其水，是因虚复虚。若作火毒治，必变死症。必大补肾水，并补脾胃气，则脾胃化精，生水更易，枯涸得滂沱，自淹贯重苏。不治痈，痈已化，气血足，肌肉生。用加味**六味地黄汤**[1]：熟地二两，山药、枣皮八钱，丹皮六钱，茯苓三钱，泽泻一钱，人参、麦冬一两，黄芪五钱。数剂顿愈。用六味补水，人参、芪、麦冬补脾胃土，土旺自生金。肺与大肠相表里，且又为肾母，自子母相需，表里相顾，故神。

小肠痈门

一腹痛口渴，左足屈不伸，按痛处更不可忍。夫大肠痈屈右足，小肠痈屈左足。此小肠生痈也。但大肠泄火从糟粕出，小肠泄火必从溺出。用**泄毒至神汤**：金银花三两，生草、车前子、刘寄奴、泽泻三钱，茯苓、苡仁一两，肉桂一分。不必四剂。方俱利水，只银花消毒，何独神？盖小肠毒必内消，内消舍银花无二味。以他药损正，小肠断不可损，故以银花为君。但不能直入小肠，用苡、苓、前、泻引入小肠。又加肉桂一分，得其气味引入膀胱，从溲化。又恐火毒盛，不能迅逐，更加刘寄奴速祛，甘草和调，既无留滞，复无峻烈，自火毒从溺出。

一腹痛呼号，痛却在左腹，按之不可忍，医谓食积大肠，谁知小肠外生痈乎。凡痈生肠内，在大肠屈右足，在小肠屈左足。痈生肠外，皆不屈足。但小肠痈左，大肠痈右。况食积时痛时止，不若痈痛不移不止，故痛在左，明是小肠生痈。痈生肠内尚可溃，生肠外，必不可使溃，以肠外无可出之路，小肠尤甚，必早治。用**内化丹**：金银花四两，当归二两，车前子五钱，生草三钱，茯苓、苡仁一两。四剂愈。此即前方之变方也。但前方于利水中，行败毒，此于利水中，补血以败毒。盖痈破利水，则毒随水出；未破，不补血，则水泄血虚，难于消化。然须早治，否则痈虽愈，瘀留肠外，必终身腹痛。

一腹痛骤甚，小水流血，左足不伸，人谓小肠生痈，谁知小

[1] 加味六味地黄汤：《辨证录》作“六味地黄汤加味”。

肠火盛乎。生痈必由于微，未有一旦骤生。痈久脓生，脓净血出，岂有不溃不脓，先出血者。然左足不伸者何？盖小肠细，大肠宽，宽可容邪，细难容邪，理也。受火熬煎，肠中逼迫，肠不能舒，左足应之，暂屈不伸。但不若生痈之长屈不伸也，切不可因足不伸，误作痈，妄用解毒。宜于初痛足屈，察小便无血，乃生痈；若小便有血，乃火痛，断不差。宜泄火邪，不必化毒，痛止足伸。用**小柴胡汤**加味治：柴胡、甘草、人参、半夏一钱，黄芩三钱，茯苓五钱。二剂愈。小柴胡汤非治小肠药，何效捷？因小肠火盛，起于肝胆之郁也。木郁火生，不犯心而犯小肠。火炎上，反下炽，拂火性矣，此小肠受之作痛也。小便流血者何？盖火逼小肠之血，血恐火烁，故越出于小肠，走膀胱，反违水道不行而流血。小柴胡舒肝胆气，则火自炎上，又茯苓清水气，水流血自归。

无名肿毒

一头面无故生小疮，痒甚，次日头重如山，又次日面目青紫。症至危，不速救，数日必身发青黑死。若青不至心胸，尚可救。此素服房中热药，热极变毒也。凡久战不泄，虽气主之，实火主之。气旺，非火济不足鼓兴久战。补气，断不能舍参、芪；用热药助火，非参多，不足以驾其猛烈。然人参价高，方士乃少减人参，多加热药以壮其火。金石、火煅药乱用，以助命门火。命门火，肾火也，非真阴水不养。且肾火壮，则外势刚强，自多御女，戎何伤？无如愈战愈酣，火炽水干，即不频泄其精，水且不足制火，热毒自结肠胃。况久战未有不尽情大泄者，泄多火更旺，阳易举再战。或服药以助势，不知药益多，火益烈，战愈频，水愈烁乎。久之，水涸火炎，阳虽举不能久战，必忍精勉强以斗，精不化而变毒，结于阴部成痈，结于阳部成毒。头面，正阳之部位，较阴部更可畏，必多用化毒药。用**回生至圣丹**：生草五钱，金银花八两，玄参、蒲公英三两，花粉三钱，川芎一两。不必三剂。此化毒不耗气，败毒不损精。此毒因水亏极，泻毒药多损阴阳，惟金银花攻补兼妙，故用为君。惟少用则味单力薄，多用味重力厚。又玄参去火，甘草泻毒，蒲公英清热，花粉消毒，川芎散结，相助成功。

一无名肿毒生于思虑不到处，其势凶恶，有死之关，皆可名之，不必分上中下也。前言头面，前后、左右、四肢尚未言，不知得其法，皆通治。大约生无名肿毒者，多起于淫欲无度，加气恼忧郁，火乘有隙之处，蕴藏结毒，故一发莫救，故此毒尽阴症，宜解阴毒。然解阴毒药多烁真阴，因虚结毒，复解毒亏阴，故此症每不救。宜补阴中行散郁，佐解毒，微助行经，多收奇效。用**黑虎汤**❶：玄参一斤，柴胡三钱，甘草一两。三味煎汤十碗，为主。生于头面，加川芎二两、附子三分❷。前后左右，加当归二两、甘菊一两、附子三分。生四肢，加附子五分、白术二两、茯苓一两，俱再煎汁，取三碗，二日服完。未溃即消，已溃即散，不必二剂。玄参最退浮游火，得甘即解迅速之威。辅柴胡能抒其抑郁。且有药引至结毒处，大为祛除。妙在玄参一斤，力更大且妙，是补中带散，解阴毒不伤气。切勿疑药料之重不敢用。若些小症与非阴症疮毒，不必用此重剂，又宜知。

对　口

一对口忽生小疮，先痒后痛，随溃烂。夫生于对口犹轻，生于偏旁者尤重。盖颈项、肾督部位属阴，多阴疽，非阳疽。阳疽高突，红肿疼痛；阴痈色黑黯，不甚重，身沉重，困倦欲卧，呻吟无力，疮不突起，或现无数小疮口，不能从何处觅头。然阴阳二症皆可内消，正不必分阴阳。惟已溃，不审阴阳，用药则祸生顷刻。内消用**三星汤**：银花二两，蒲公英一两，生草三钱。二剂全消。阳症已破亦效。阴症大溃，用**七圣汤**：参、术、生芪、当归一两，银花二两，白芥子三钱❸，肉桂一钱。六剂愈。方治各

---

❶ 黑虎汤：《辨证录》作“收黑虎汤”。

❷ 三分：《辨证录》作“二钱”。

❸ 白芥子三钱：《辨证录》作“白术一两，生甘草三钱”。

处毒，低陷不能收口者，皆神效，不只对口阴症。以阳症可凉泻，阴症必温补也。

脑疽

痈疽于脑顶，始名脑疽。若对口偏口，俱非真脑疽。脑疽九死一生。此肾火沸腾，脑为髓海，原通肾，肾无火，髓不能化精，多火不特不化精，随火升降，且化毒生痈。盖肾化精，必得脑中之气以相化。今脑中无非肾火，势必气化为火，火炎上，不及下降，即于脑中髓海自发其毒，较脑气下流为毒者更甚。故每更形改音，疮紫黑，烦躁，随饮随渴，甚至脑骨腐脱。倘饮食知味犹可救。用**五圣汤：**银花八两，玄参、麦冬三两，黄芪四两，人参二两。四剂渐愈。改用十全大补汤四两。服四剂❶，又饮八味汤❷恣饮，可全愈。此疽得于房术居多。丹石燥烈，或洗或嚼，噙于口，藏于脐，阻精久战，真阴枯烁，髓涸火发，遂溃顶门，多致不救。

囊痈

一阴囊左右生痈，名便毒。生囊下、谷道前，名囊痈。较之，便毒易治，囊痈最难疗。以囊下为悬痈。盖他处皮肉横生、直生，俱易合口，悬痈横中有直，直中有横，不易收口。此少年贪酒色，花街柳巷，忍精耐饥而斗，或已泄重交，或将败再鼓，或与毒妇疮妓合，多生此症。所谓欲泄不泄，化为脓血也。宜大补虚，佐消毒。用**逐邪至神丹：**银花四两，蒲公英、当归二两，人参、生草一两，大黄五钱，花粉二钱。三剂，已、未溃俱愈。此方未免过于霸道，且大虚又用大黄祛邪，似乎非宜。不知毒势盛，乘初起正未甚衰，大补泄火为得乎。倘因循畏缩，及流脓血，正必萧索，用参芪数斤，尚难复原。何若早用于解毒中，正

---

❶ 服四剂：此三字原无，今据《辨证录》补。

❷ 八味汤：《辨证录》作“八味地黄汤”。

无伤，毒易化，因势利导。

一饮烧酒入房，精不得泄，至夜半寒热，烦渴，小便淋赤，痰涎涌盛，次日阴囊肿，胀痛。又次日囊腐，玉茎贴囊者亦腐，人谓酒毒，谁知肝火得酒湿肆虐乎。缔湿何至腐？火酒大热，过饮醉死，身心腐烂。火酒乃气酒，过热自焚。人原有火，以火引火，安得不延烧。饮火酒入房，宜是命门火。然肝属木，肝木生火，理也。入房借火酒力，火势必猛，火动无根，何能久乎？精泄火可解。今阻抑，火无可泄，于是入肝，将依母自归也。然相火，内火，可附肝为家，火酒，外火，反得木焚体。囊与玉茎乃筋之会，入房火聚阴器，故囊肿而茎亦腐。宜解酒毒，益补气血，则湿热解，腐肉长。用**救腐汤**：参、术、白芍一两，芪、归二两[1]，茯苓、苡仁五钱，黄柏、泽泻、葛根、炒栀子三钱。八剂全愈。酒毒成于拂抑，平肝泄火，利湿解毒。何又用参、芪、归、术？大凡气血盛者，酣饮无碍。服火酒而腐势，亦气血衰，力不能胜酒，故两火合，遂焚身外腐。不急补气血，酒毒虽消，腐难速愈。

臂痈

一两臂忽生疮成痈疽，亦阴痈也。虽轻于头面、对口、肩背，然痛者阳症易治，用三星汤（见对口）立消。痒者，阴症难治，必大补气血，佐消痰化毒始效。阴主静，两手至动，至动生阴症，此反常，不可畏乎？况动变为静，又阳趋阴，非生近于死乎？欲阳返阴易，欲阴还阳难，谁谓臂痈可小视哉。仍宜慎重，用**消痈还阳丹**：人参、生草、花粉三钱，白术、生芪一两，银花二两，肉桂、乳香末一钱，当归五钱。三剂全消。此与七贤汤[2]同，义各异。七贤治已溃，以生肉为先，此方治未溃，以护肌为主。故七贤无乳香、花粉，以二味攻中有拥卫耳。

---

[1] 二两：《辨证录》作“一两”。
[2] 七贤汤：《辨证录》作“七圣汤”。

乳痈

一乳痈先痛后肿，发寒热成痈。此症男女俱有，盖女人生子食乳后贪睡，儿以口气吹之，使乳内气闭不通，遂至痛。此时以解散药治随愈。倘因循则痈成。若男子乃胃火盛，不上腾于口舌中，壅于乳房，乃生此症。此阳症，不比他痈有阴有阳，故但分初起多实邪，久溃为正虚。然邪有余，仍正不足，补中散邪，万全道也。正不必分先宜攻，后宜补。用**和乳汤**：贝母、花粉三钱，当归、蒲公英一两，生草二钱，穿山甲土炒，一片。为末，水煎。一剂愈。方用贝母、花粉消胃中壅痰。痰壅，乳房气不通。痰化，胃火失势。以公英、山甲解热毒，利关窍，自散。又恐药大迅逐，加当归、生草补正和解，正无伤邪又退，何至壅毒不行。

一乳痈已收，不慎房帷，复溃烂，变乳岩，现无数小口，如管非管，如漏非漏，似蜂窝，肉向外生，经年不愈。服败毒药狼狈，疮口更腐，此气血大亏也。凡乳房肉向外，筋束于乳头，故伤乳即伤筋，须急散，迟则筋弛难长。况泄精以伤元气乎。当泄精后，即用药补精填髓，尚不如此。既因循成岩，复见岩败毒，不虚虚乎。必大补气血以生精，不必再消毒。用**化岩汤**：参、芪、归、忍冬藤一两，白术二两，茜根、白芥子二钱，茯苓三钱。八剂愈，再二剂不发。此全补气血，不消毒，实为有见。虽忍冬消毒，性亦补，况同入补药中。但失精变岩，何不补精而补气血？盖精不可以速生，不若补气血，转易生精。且乳房属阳明胃，既生痈，未必能多气血。补之，则阳明之经旺，自生津液，滤注乳房。何必复补精，以牵制参芪乎。

一左乳结核如桃，不痛不赤，身体形渐瘦，人谓痰气郁结，谁知肝气不舒。乳属阳明，余何谓肝病？然阳明胃土见肝木郁，惟恐来克，于是胃亦伏而不扬。况乳近胁，正肝部位，与肝远，尚退畏舒，与肝为邻，何敢恣肆而吐气？气不舒，肿满之形成，气不敢舒，畏惧之色现，不痛不赤，正显其畏惧也。不必治阳明胃，治肝肿自消。用**逍遥散**加味治：柴胡二钱，白芍五钱，当、术、茯神、瓜蒌、半夏三钱，陈皮五分❶，甘草、川芎、人参一钱。十剂消。去瓜蒌，再十剂，不发。方最解肝滞，肝气解，胃气不解自舒。况瓜蒌、半夏专治胸中积痰，痰去，肿尤易消。

一产后忽两乳细小，下垂过小腹，甚痛，人谓乳悬，谁知胃血燥乎。胃，水谷之海，多气多血。产后亡血过多，则胃空虚，饮食不能遽进，即进，各脏腑取给甚急，则胃气困。胃困，胃血益燥，何以解各脏腑之纷争？子又索母乳，内外取资，胃无以应。乳房，胃外廓。乳头，胃门户。胃苦内之纷争，欲出不可，得外，不免儿口吮咂，细小下垂，乃逃遁难藏，入地无门之状，危症也。急补胃气，益补血之味。胃气升，胃不燥，内足分给脏腑，何至痛而倒悬哉。用**解悬汤**：人参、川芎二两，当归四两，荆芥、益母草三钱❷，麦冬❸、炮姜一钱。八剂愈。用人参生胃气，芎、归生血，荆芥、益母草分解各脏腑，使归其经络，用麦冬、炮姜因胃燥，未免火动炎烧，产后不便大用寒凉，故用麦冬微凉，少解火势。

肚　痈

一小腹生痈，断无阳症，以属阴部位也。阴生阴毒，似至重，然纯阴无阳，一用阳药立效。人多用阴药消毒，反成难救。然余谓阳药，补气温火味也。盖阴地结阴毒，乃虚寒故也。寒因虚不行，毒因寒相结，用热药祛寒，自能寒散毒。用**辟寒救腹丹**：白术、银花三两，茯苓、肉桂三钱，附子一钱，当归二两，蛇床子五钱。一剂消。已溃，四剂亦愈。方用白术为君，利腰脐气也。腰脐气利，下腹部位尽利。后用银花、蛇床子祛毒，则毒

❶ 五分：《辨证录》作“五钱”。
❷ 三钱：《辨证录》作“三两”。
❸ 麦冬：《辨证录》用量为“一两”。

易消。然寒极恐难人，又加附、桂，斩关而进也。一片干燥药，未免耗血，故用当归阳中之阴，少制其横，则阴寒尽散，又无阳旺，故奏功又免患。

多骨痈

一腿旁长强穴间疼痛，高肿成痈，久之，肉中生骨，取出又生，人谓多骨痈，谁知湿热毒之所化乎。此症因多食生果，湿热所成。治早，一二剂解散。因循失治与不得法，遂至湿壅添热，热盛化骨，日久迁延，卧床不起。或谓初起未尝有骨，可内散，生骨后，必须取出，药焉可解散？不知多骨乃无形所化，似骨非骨，非肉中真生骨也。真骨难化，似骨可化。宜利湿清热，佐补气血，骨自消。用**五神汤**：茯苓、前子、紫花地丁一两，银花三两，牛膝五钱。五剂全愈。方用车前、茯苓利湿，紫花地丁清热，银花、牛膝补中散毒，故神。

恶　疽

一四肢或头面生疽，头黑皮紫，疼痛异常，此阳症之毒[1]也。盖阳毒势骤，不急散毒，则养成大横，如贼初起，乌合易出，久则巢穴日大，非朝夕可破，人多轻视不急治，谁知小可变大乎？然痈溃于内，疽肿在外。溃内，难外治；肿外，易内消。虽毒尽由内发，疽病尤宜内治。用**消疽散**：生地、连翘、地榆、花粉三钱，忍冬藤、夏枯草、当归一两，白芷[2]、生草二钱。未溃，二剂消。已溃，四剂愈。凡疽，以此方投，神效。盖补血散毒，血活毒难留，凉血清火，血寒火易散。疽，阳毒，故咸宜。

---

[1] 阳症之毒：原作“阴疽”，今据钱本及《辨证录》改。
[2] 白芷：《辨证录》用量为“三钱”。

疔 疮

一疔疮，一时疼痛非常，亦阳毒。世以黄豆令病人嚼之，不知腥臭便是疔，以此辨，不错。疮头必发黄泡，中有紫黑色，更细看泡中，必有红白一线，通出于泡内外。疔生足上，红线由足入脐；疔生手上，红线由手走入心；疔生疮面，红线由唇面至喉。急于线尽处，用针刺出毒血，免攻心。若见白线，不必治。总以消毒泻火为主。用**拔疔散**：紫花地丁、甘菊一两。三剂全愈。不必外治挑开疔头。若已溃，加当归二两，亦不必四剂。

卷十五

杨梅门

一花街柳巷取欢，自觉马口如刀刺，此毒已过也。未几生鱼口，生疳疮，至遍身亦生疮，脓臭不堪。多用败毒药愈盛，有腐烂而死者。盖此毒中于泄精时，泄精元气虚，毒乘虚入。若元气大旺，毒难深入，即有传染，可一泄愈。今遍身毒疮，明是大虚，毒深不补虚，焉能效？倘只败毒，无异下石。用**三生汤**[1]：生芪、土茯苓三两，生草三钱。十二剂全愈。方妙在不解毒，用生芪补气，气旺，邪自难留。得生草化毒，土茯苓引毒，毒去，正无亏，气生血得养。

一龟头忽生疳疮，服败毒药，毒从二便出。倘大肠燥结，则毒不走大肠，必尽趋小水出。小水口小，毒难尽泄，毒不留肠中，反结外势。毒盛必发，安得不腐？每连龟身亦烂。人多用外药敷。外敷虽不可少，然必先消火毒。用**散毒神丹**：黄柏、生草、炒栀子三钱，茯苓一两，肉桂一分[2]。四剂，毒从小便出，痛少止。后用**生势丹**敷之。炒黄柏三两，儿茶、生草一两，麝[3]、片三分，大黄三钱，乳香、没药、朱砂一钱，忌火煅。各为极细末，和匀渗之。不数日，脓尽血干，肉长，一月愈，但不能长龟头。再用大补汤，服一二月，可种子。倘多服败毒，必用泻火。无论命门寒极，外势亦且冰冻，安得阳和骤生。此前后实有次序。

---

[1] 三生汤：《辨证录》作“二生汤”。

[2] 一分：《辨证录》作“一钱”。

[3] 麝：《辨证录》用量为“三钱”。

一瘖疮初发，鱼口将生，不急治，必遍身生疮，腐烂身体，多不救。人多以五虎散败毒，虽毒亦可下泄，伤元气正多。苟减败毒药，又恐留毒。盖毒气入，因元气虚也。今又败毒以重虚，无论毒尽下泄，已犯虚虚，况以败毒，毒更难散乎。宜于补中攻泄，毒尽出，正无亏。用**早夺汤**：参、归、苓、术、石膏、大黄、银花、生芪一两，远志、生草、花粉三钱，柴胡二钱。一剂，泄恶物，掘土埋之。二剂，臭秽尽。减大黄、石膏，加土茯苓二两，同前药煎，四剂必隐隐疮形现皮肤内。再二剂，尽消。再二剂，不发。方用大黄泄毒，石膏清毒，生草、银花化毒，柴胡、花粉散毒。妙在更用参、芪、归、术，以至仁佐至勇，战抚兼施，军声更振。少加祛除，贼化为良，岂民变盗哉。此方余实亲验，愿人留意。阴虚阳燥，加熟地数两，或玄参一两，余莫乱加。

一杨梅误服轻粉，毒虚于内，未几，自觉一裹臭气冲鼻出，次日鼻黑，不闻香臭。缓治鼻坏，便不治。且毒势甚盛，非杯水可救。况杨梅结毒于鼻，其毒更盛，以毒在肺也。毒气在肺，清气尽为毒气。肺气出于鼻，藏于肾。肾感毒移于肺，散于皮肤，则毒可外出。用轻粉收敛，发皮肤者，尽还肺中，肺欲还肾，肾不受，乃上冲于鼻，鼻孔细小不能遽泄，毒气尽结于鼻。须多药解毒，以肺不能直治，必隔一隔二治。用**护鼻散**：玄参、银花三两，麦冬二两，花粉三钱，生草一两，桔梗五钱。水煎，调生丹砂末三钱，四剂愈。更用**全鼻散**：玄参、银花、当归一两，生草三钱，麦冬五钱，人参二钱[1]，生丹砂一钱。如前服十剂尽愈。前方过猛以救急，后方和平以补虚。轻粉毒，非丹砂不能去，故前后皆用。轻粉，水银所烧；丹砂，水银之母。子见母，自相亲不相离，丹砂出，轻粉亦出，此人未知。倘鼻梁已倾，虽不重长，命可救。

---

[1] 二钱：《辨证录》作“三钱”。

一杨梅遍身皆烂，疼痛非常，人谓毒气在皮肤，谁知血虚毒结皮肤乎。杨梅发于髓之中，毒在骨髓难疗，在皮肤似易治。然毒未出皮肤，其毒蕴藏，泻骨中毒，可从下外泻。毒已出皮肤，其毒开张，敛肌中毒，不可由表入攻。宜补血，泻毒，引从小便出，实得法。用二**苓化毒汤**：白茯苓、当归二两[1]，土茯苓、银花二两，紫草[2]、生草二钱。水酒各半煎服。十剂全愈。方平淡，实有奇功。杨梅生于肾虚，不补虚治疮，反泻毒耗血，故世治杨梅多不效。

腰　疽[3]

一腰眼间忽长疽眼，疼痛呼号，似阳症，然腰肾至阴地，未可作阳疽治。若竟作阴症，又不可。此症本过忍不泄而成，似阴分之过。但腰间虽去肾不远，火盛毒成，则阴中有阳，未可纯以阴症治。须合阴阳并治以化毒，毒乃如扫。倘不补阴，竟治其毒，则肾气愈伤，毒难速化。补阴不补阳，则阴无阳不生，毒且深藏肾宫，不得泄。用**两治汤**[4]：白术、杜仲、当归一两，银花三两，防己一钱，豨莶草三钱。三剂愈。用白术、杜仲利腰脐，气通，毒自难结。又银花、当归补中有散，防己、豨莶直入肾逐湿热。阴阳无偏胜，邪正自解纷。

擎　疽

一手心忽肿突成疽，昼夜疼痛非常，所谓擎疽也。此冤家债主相寻，每多流血以死，似不必治。然自怨自艾，处仁迁义亦可救。此亦人有火热之毒，乘机窃发也。但火热非起乎一朝，解毒难凭于小剂。盖毒成于热，热起于火，火有余，终是水不足，非大料滋水，安得取胜。必大用补水之剂，少佐解毒，擎疽自愈。

---

[1] 二两：《辨证录》作“一两”。
[2] 紫草：《辨证录》用量为“三钱”。
[3] 腰疽：原无，《辨证录》作“腰疽门”，今补。
[4] 两治汤：《辨证录》作“两治散”。

用**释擎汤**：玄参、银花二两，生地、当归一两，紫花地丁五钱，贝母二钱。未溃三剂，已溃六剂，必愈。后苟迁善不减，改过不勇，未变他病。此方滋水治火，补正解毒，能自居无过，又何拟议。

脚　疽

一脚指忽先痒后痛，指甲黑，次日脚指黑，又次日足面俱黑，黑至脚上胫肚即死，此无名肿毒。因多服春药，是火热毒，非脚疽比。脚疽只黑脚指，不黑脚面。然虽不如无名肿之横而速，杀人则一。盖脚为四余，宜毒不到，今毒聚不散，反出指甲间，则毒盛非常，治转不可轻。人之气血周流，毒必不聚一处。惟气血大亏，不能遍行经络，火毒恶邪，乃团结骨节。脚疽，正气血亏，不能周到也。乌可单泻毒重虚其气血。必大补气血，加泻毒药，全胜道也。用**顾步汤**：芪、归、牛膝、金钗石斛一两，人参三钱，银花三两。三剂全愈。若已溃，多数剂自愈。银花解毒，非牛膝、石斛不能直达足指，非参、芪、当归，不能使气通血活以散毒。此方即名肿毒亦效。也有用刀去脚指。不若急用此方，补中带散，免痛苦又全生。

一脚腿忽肿一块，色如常，又不痛，人谓痈疽，谁知气虚乎。夫痈成于肿，未有肿而不变痈者，余何谓气虚非痈？盖气所以行血，气行则血行。气血行，纵有邪气，断难成肿。彼邪气盛每因血衰。肿而成痈，每作痛，色必红赤。今不痛不红，有肿之名，无肿之实，纯是气虚，血无所养，非邪盛气不能鼓也。惟补正气，不必化毒祛邪。用**补中益气汤**：参、归五钱，芪、术一两，柴胡、陈皮一钱，升麻五分[1]，生草、半夏二钱，茯苓三钱。十剂肿消。盖真气夺则虚，邪气盛则实。真既虚，邪愈盛，不补气，气何以行？肿何以化？此方善补气，故即消肿。况益消痰去湿之品，更易收功。

[1] 五分：《辨证录》作“五钱”。

鬓疽

一两鬓忽红肿生疽，高突数寸，头面眼鼻俱浮，状异平常，阳毒也。盖鬓近太阳，乃阳部位，阴气不能到，故当作阳症治。然每有变阴症者，故阳药中宜加阴分药，以预防之。若溃烂，更须阴药多，阳药少，消息善治。用**理鬓汤**，已溃烂、未溃烂俱收功。银花三两，白芷二钱，芎、归一两，夏枯草三钱。未溃，二剂消。已烂，四剂愈。方用银花、夏枯解火毒，得白芷、川芎入两鬓、太阳间，二味更得施其祛逐。又妙当归补气血，阴阳双益，邪自难变。

唇疔

一疔生口角旁，或在上下唇，不论大小，皆脾胃火毒也。宜速散，否则毒炽，且妨饮食，每腐烂而死。以疔愈小，毒愈横也。宜急泻火毒，不可损脾胃气，则毒不难散。用**救唇汤**：紫花地丁、银花一两，白果二十个，桔梗、生草三钱，知母一钱。三剂全愈，溃烂五剂奏功。治头面疔疮俱效，治口唇尤捷者，以白果、桔梗善走唇口，引银花、地丁至患处解毒也。

瘰疬

一痰块生颈项，硬如石，久成瘰疬，流脓血，自耳下串连不一，有流行患走状，故名鼠疮，又名串疮，言如鼠之能穿也。世谓因食鼠窃物而成，不尽然也。此症多起于痰，痰块多起于郁，未有不郁能生痰，亦未有无痰成瘰疬者，故必以开郁为主。然久则气血必耗，况流脓血乎。故消痰不开郁，开郁并化痰皆虚虚。用**消痺汤**❶：白芍、白术一两，柴胡二钱，花粉、蒲公英三钱，茯苓、紫贝天葵五钱，陈皮、甘草一钱，附子一片。八剂消，服

---

❶ 消痺汤：《辨证录》作"消串丹"。

一月全愈。再服六君，必不发。蒲公、天葵消痈神药，非佐以柴、芍，则肝木不平，非补以术、苓，则脾胃不健，何胜攻痰破块之烈哉。惟有攻有补，则调剂咸宜。得附子引之，直捣中坚，故愈沉疴于旦夕。

一瘰疬溃烂，颈下及胸膈皆痰块，已头破欲腐，遂发寒热，肌瘦食减，盗汗自汗，惊悸恍惚。大约瘰疬初起，先解郁，佐补虚消毒。倘执而用之，必速死。用**转败丹**：参、归二两，柴胡二钱，白芍、银花三两，白术一两，半夏五钱，生草三钱。八剂愈。前方减半，再十剂，疮口悉平不发。此补多于消，开郁化痰存其中。世但知攻毒，故愈攻愈坏。盍以此方试之。

痔　漏

一肛门内外四旁，忽生红瘰，先痛后痒成痔，日久不愈，此皆湿热所成。纵饮及江南人往往有之。正因地气湿热，又加酒毒也。肛门通大肠，凡有湿热，亦同大便出，何积而成痔？以湿热在大肠不能久留，必尽趋肛门。肛门，大肠锁钥，有关防之意。于是蓄久湿热之毒，肛门独受。有毒必外形，不生痔于门内，即生痔于门外，内外似殊，作楚则一，乌可舍湿热而他治乎？但肛门去脾胃远，化湿热，必假道于脾胃，恐肛门未受益，脾胃必先损。必须无损脾胃，有益肛门者始效。用**益后汤**：茯苓、白芍、山药、苡仁一两，地榆三钱，穿山甲一片，土炒为末。八剂消。每味再加十倍，以蜜为丸。每日未饮，先滚水下五钱。完一料，不再发。此利湿去热，脾胃无伤，肛门受益。

一肛门边生小疖，不慎酒色，腐烂成漏，不收口，后生肉管，流脓水甚苦。世人用刀针挂线，徒受苦，毒未除，口难长，经年不效，亦不戒酒色，治不得法也。盖他处皮肉，非纵则横，惟肛门皮肉有纵有横，最难生合。况大便出入，又易损，刀针挂线，已伤又伤，何能长皮肉。切戒轻用。惟消湿热毒为佳。然漏久，气血必虚。不治虚，无论漏不可止，气血反伤，终难奏功。

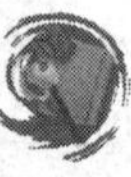

必补中用消，何漏不痊。用**青龟丸**：乌龟二个[1]，茯苓五两，苡仁六两[2]，羊蹄后爪四副，穿山甲五钱，二味土炒，参[3]、归三两，干青苔二两[4]，黄芪八两，松三条[5]，阴干，忌火焙，白芷、槐米一两。各为细末。将龟用古石臼捣死，拌药末，锅内蒸熟，将龟肉与甲火焙干，为末，同药蜜糊丸。日三钱，完，全愈不发。但非戒酒色三月，不能奏功。此方不可思议，去湿不散气，败毒不损血。愿人敬服，守戒以去病。

一大便先射血后溺粪，人谓便血，谁知肛门暗生血痔乎。久必变漏，宜流脓水。不知受病不同，症亦异。此饮烧酒过多，热毒走直肠不得泄，乃结小痔不化，久之皮破血出。此出血于直肠外，非出于直肠中，乃膀胱血也。膀胱化气不化血，酒毒渗入膀胱，将酒气化水，出于阴器，酒毒烁血，不从阴器出，不得不趋大肠，肛门无奈，门别户牢，无可出路，酒毒结于直肠外，毒向内攻，直肠痔生。痔生必破，有隙可乘，膀胱之血注之，久且以血引血，不只膀胱之血尽归也。乘大便之开合，血先夺门而出，故先射，正见欲出之速。若不清上游，但截下流，非计之善也。用**清源散**：黄连、槐米、地榆、人参、三七根末三钱，苓、术、白芍五钱，葛根、前子二钱，白芷三分，穿山甲，土炒，末一钱。水煎，调末服三剂，血更多，减黄连，再三剂愈。宜断酒，能禁女色三月，不发。妙在黄连多，以解酒热毒，先清源也。上游无病，下流自安，又分配得宜，去湿化热，堵截有方，故庆平成，何患洪水哉。

一胸生疮，不慎酒色成漏，窍长数头流血液，久则神形困倦，腰痛难伸，人谓心漏，谁知肾虚成漏乎。心气必得肾气以相生，肾气必得心气以相闭，心漏成于肾气泄也，可不急治肾衰

---

1 二个：《辨证录》作“一个”。
2 六两：《辨证录》作“六钱”。
3 参：《辨证录》用量为“二两”。
4 二两：《辨证录》作“一两”。
5 三条：《辨证录》作“二条”。

乎。然治肾，心气不闭，与不补同。盖有出气无止气耳。或谓：凡漏疮成于湿热，但闭心之窍，不去湿热，恐漏亦不愈。不知心漏成于肾虚，肾虚则寒非热也。肾虚，真水虚，非邪水盛。宜补真阴，邪水消，温肾寒，湿热退。用**温肾丹**：鹿茸、附子二个，青盐、人参二两，瓦葱二枝、红枣四两。为末，煮枣，捣为丸。日空心酒下三十丸。服月余愈。方奇在鹿茸既能益肾中水火，更补心中缺陷。又附子辛热，无经不达，引入心肾，填补空窍。加青盐，以转坚。盖漏疮必多窍孔，故流血。血得咸则止。瓦葱者，消湿热于无形，心漏非湿热，然少有存留，则孔窍难塞，故用以防变。又恐气虚不能运化，更益人参生气血，助茸、附通达上下，尤易成功。

顽疮

一手足或胸背头面生恶疮，终年不愈，臭腐不堪，外药内服药不效，世谓顽疮，言冥顽难治，不治未得其妙也。夫生疮乃气血不和，不和者，或湿浸，或热盛，或湿热寒邪交至，遂气结血滞，结皮肉而生疮，久之脓血不净，因生虫。人用杀虫药，反伤皮肉，气血愈虚，力难兼到，弃皮肉于膜外而不顾，疮乃顽。故治疮宜行气活血，虫与毒不必治。然气必补，始行于周身，血必补，始行于遍体。用**救顽汤**：芪、归、麦冬、白术、熟地一两，生草三钱，枣皮、茯苓五钱，柴胡[1]、防风、连翘一钱，半夏二钱，附子一片。二剂更红肿，切勿畏。再八剂，必愈。方活血行气，乃医之力。气行血活，虫将安寄？故不必杀虫而顽疮愈。

一内股生疮，敛如豆许，翻肉一块如菌状，人谓虫蚀外翻，谁知肝经风热烁血乎。肝热则生风，此内风也。外风清凉，内风蕴热，故外风宜散，内风宜清。然但清风不补血，则热不可解，风不可舒。必须养血之中益之清热，则燥不能燥，热退风自静。用**清风汤**：白芍一两，参、归五钱，白术、炒栀子、丹皮、沙

[1] 柴胡：《辨证录》用量为“一两”。

参、花粉三钱，甘草、柴胡、连翘一钱，川芎二钱。数剂疮自敛。此滋血养肝，非消肉化毒，何以愈？盖疮成于肝旺，平肝，血不燥，自风散热退。苟不平肝，内降火，外追蚀，则蚀又翻，翻又蚀，肉益大，气益虚，变且生矣。

接骨

一折骨，先将骨凑合端正，用杉木皮夹之，绳缚住，紧用布扎，无令动摇。若因疼痛少松反害事。收拾停当，然后用药。苟皮破出血，尤须外治。然皮未伤，内外夹攻，亦佳。内治必活血去瘀，血不活则瘀不去，骨不能接。用**续骨神丹**：当归二两，大黄五钱，败龟板为末、生地、白芍一两，丹皮、续断三钱，牛膝、乳香末、没药末、红花二钱，桃仁三十个，羊踯躅一钱。四剂，去大黄，又四剂全愈。外治用**全体神膏**：当归、生地、红花二两，续断、地榆、茜草、小蓟、木瓜、人参、川芎、刘寄奴、芪、术一两，甘草五钱，杏仁，去皮、柴胡、荆芥三钱，桑木枝四两，皂角二钱。用麻油三斤，熬数沸，麻布沥去渣，再熬至滴成珠，加黄丹末，水漂过二斤四两❶，另收为膏，毋使太老。再用乳香、没药、自然铜，用醋焠七次、花蕊石、海螵蛸三钱，麒麟竭五钱，白醋❷一两，为细末，乘未冷时投膏中，桑枝搅匀，瓦器盛。临用，火煨摊膏，重一两。用**胜金丹**：麝香、花蕊石、象皮三钱，血竭三两，古石灰、紫石英二两，海螵蛸、乳香末、没药末两，樟脑、人参、儿茶、三七根末、木耳炭一两，冰片，自然铜，如前淬干、地虱，干、土鳖、琥珀一钱，土狗十个，生草末五钱。和匀，罐盛，贴之。三方绝奇异。倘未甚伤，只须膏药一个，不必掺药末。此内外同治，旦夕收功。

一由高堕下，昏死不苏，人谓恶血奔心，谁知气为血壅乎。夫跌仆出于意外，若坠下自堕地必死，是先挟畏死之心，不比一

❶ 二斤四两：《辨证录》作“一斤四两”。
❷ 白醋：《辨证录》作“白蜡”。

蹶伤者，心不及动。故气血错乱，昏绝不救。宜逐瘀佐醒气，则血易散，气易开。倘徒攻瘀血，则气闭不宣，无益。用**苏气汤**：乳香末、没药末一钱，苏叶、荆芥、丹皮三钱，当归五钱，白芍五钱，大黄二钱[1]，桃仁十四个，羊踯躅、山羊血五分。三剂愈。此醒气活血兼用，故神。妙在羊踯躅与苏、荆，因气乱而乱之，血易活，气易苏。

金疮

一金疮，必多流血，血尽发渴，饮水则立亡，故金疮须忍渴。世有饮水愈者，何也？必素有热病，得水则热解，不可执以为常，是止渴，非补血不可。然疮口大开，所补仍然外泄，故补血仍须止血，止血更须生肉，则恶血不攻心，内火不烧胃，庶死可生，断可续。用**完肤续命汤**：生地、当归、麦冬、玄参三两，人参二两，生草、乳香末、没药末、刘寄奴、花蕊石三钱[2]，三七根末、续断、白术五钱，地榆一两。四剂愈。此补血加止涩，则血不流，肉易长。又助气者，盖血不速血，心补气以生血。且血生接肉，不若气旺接肉更易。凡刀伤皆效，但视伤之轻重，分药料之多寡。

物伤门

一虎伤，不论牙爪，流血必多，其孔一时便黑，痛难忍。急用生猪油或生猪肉塞之，肉入孔，随塞随化，庶不再腐。急用地榆末半斤敷伤处，血顿止，随用药解渴。盖流血多，虎又有热毒，直来犯心，故心渴必甚。切忌饮水，不得已，与小便饮之。用**制虎汤**[3]：芪[4]、归、生地、麦冬[5]、地榆、三七根末一两。一

---

❶ 二钱：《辨证录》作“一钱”。
❷ 三钱：《辨证录》作“二钱”。
❸ 制虎汤：《辨证录》作“治虎汤”。
❹ 芪：《辨证录》用量为“三钱”。
❺ 归、生地、麦冬：《辨证录》用量均为“三两”。

剂安卧，次日伤处大痒，又一剂，又卧。如是五日愈。此大补气血生肌，加地榆化虎毒，三七止血收口。药无奇，收实神。

一蛇伤，或足，或头面身腹极肿，三日不救，毒即攻心死。蛇，阴物，出洞口，尚未饮水，毒尤酷，必以解毒为主。但阳药解之，则毒愈炽。必须阴分药，顺其性解之。用**祛毒汤**❶：白芷、蒲公英、紫花地丁一两，生草五钱，夏枯草二钱❷，白矾三钱。三剂全愈。白芷得夏枯草，阳变为阴。地丁、公英、草、矾尽消毒，属阴，故助白芷直攻蛇毒。或疑蛇毒，即忌阳药，何又用白芷？不知蛇毒非用白芷不除，入阴分药中自效。又问：雄黄亦治蛇毒，何不用？盖白芷阳中有阴，若雄黄纯阳，外用可建功，内用必偾事。［批］本集中癫狗咬方用斑蝥、麝香、大黄等，不但孕妇、痨瘵人忌用，即常人服之，甚受苦楚。惟马钱子极佳，此方诸书未传，江归年屡用效，故集中方不载，方已附《奇效医述》后，用者查之，但以寅伤，印结痂愈。一言验癫狗吠去肉，大多不在此论。文守江。

癞

一发癞，皮厚生疮，血出如疥，或痛痒，或干湿，如虫非虫，人谓湿热留皮肤，谁知气血不能周到滋润乎。世以苦参汤或豨莶、白芷外治不效，正气血虚也。盖气足，经络无闭塞，血旺，毛窍不干枯。且气血旺，则湿热散消，何致瘀滞不通，散结皮肤。故治癞，以补气血为主，佐消湿散热。虽十载沉疴尚效，况目前乎。用**扫癞丹**：黄芪三两，当归、银花二两，防风二钱，苓、术、麦冬、白芍、熟地、玄参一两，生草、荆芥、花粉三钱，枣皮、川芎❸五钱。十剂全愈。此大补气血，何异槁苗逢甘霖，有何尘埃之飞野。

❶ 祛毒汤：《辨证录》作"祛毒散"。
❷ 二钱：《辨证录》作"二两"。
❸ 川芎：原无，今据钱本及《辨证录》补。

刑　杖

一受刑皮肉腐烂，疼痛呼号，似外治佳。然刑重徒外治，安能使血不犯心？是内治断宜急。然外治多神方，内治少应验，每一时心乱死。今内治用**卫心仙丹**：大黄、红花、丹皮、木耳三钱，当归、生地一两，桃仁三十粒，白芥子二钱。一剂血散，不必二剂。外治用**护身仙丹**[1]：大黄、当归、龟板一两，乳香、没药、三七根三钱，骨碎补五钱，麝香五分。将猪板油一两[2]、白蜡一两、松香五钱，铜锅内化开，各药为细末拌匀，为膏贴伤处，外以油纸包，布缠住。重者二膏。若夹棍，不必四个，可行步。内方使恶血尽散，外方使死肉速生，合用故神奇。

---

❶ 护身仙丹：《辨证录》作“护心仙丹”。
❷ 一两：原作“一斤”，今据《辨证录》改。